MANUAL PRÁTICO DO CORPO SUTIL

Cyndi Dale

MANUAL PRÁTICO DO CORPO SUTIL

O Guia Definitivo para Compreender a Cura Energética

Tradução
Claudia Gerpe Duarte
Eduardo Gerpe Duarte

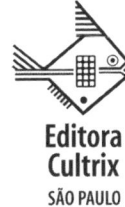

Editora Cultrix
SÃO PAULO

Título do original: *The Subtle Body Practice Manual — A Comprehensive Guide to Energy Healing.*

Copyright © 2013 Cyndi Dale.

Copyright da edição brasileira © 2017 Editora Pensamento-Cultrix Ltda.

Texto de acordo com as novas regras ortográficas da língua portuguesa.

1ª edição 2017.

2ª reimpressão 2021.

Esta obra destina-se exclusivamente ao desenvolvimento e educação pessoal. Ela não deve ser tratada como um substituto para a assistência profissional, atividades terapêuticas como a psicoterapia ou a orientação psicológica, ou a recomendação médica. Na presença de problemas físicos ou mentais, profissionais de saúde adequados devem ser consultados. A aplicação de protocolos e informações contidos neste livro é de total escolha de cada leitor, que assume a plena responsabilidade pelo seu entendimento, interpretação e resultados. O autor e a editora não assumem nenhuma responsabilidade pelas ações ou escolhas de nenhum leitor.

Ilustrações © Richard Wehrman

Editor: Adilson Silva Ramachandra
Editora de texto: Denise de Carvalho Rocha
Gerente editorial: Roseli de S. Ferraz
Preparação de originais: Vivian Miwa Matsushita
Produção editorial: Indiara Faria Kayo
Editoração eletrônica: Fama Editora
Revisão: Nilza Agua

Dados Internacionais de Catalogação na Publicação (CIP)
(Câmara Brasileira do Livro, SP, Brasil)

Dale, Cyndi
    Manual prático do corpo sutil : o guia definitivo para compreender a cura energética / Cyndi Dale ; tradução Claudia Gerpe Duarte, Eduardo Gerpe Duarte. — São Paulo : Editora Cultrix, 2017.

    Título original: The subtle body practice manual : a comprehensive guide to energy healing
    ISBN: 978-85-316-1392-0
    1. Cura - Manuais, manuais, etc. 2. Cura energética 3. Cura espiritual 4. Medicina alternativa 5. Medicina energética - Manuais, manuais, etc. 6. Saúde — Promoção I. Título.

17-02033   CDD-615.8

Índices para catálogo sistemático:
1. Cura energética : Terapia holística 615.8

Direitos de tradução para o Brasil adquiridos com exclusividade pela
EDITORA PENSAMENTO-CULTRIX LTDA., que se reserva a
propriedade literária desta tradução.
Rua Dr. Mário Vicente, 368 — 04270-000 — São Paulo, SP
Fone: (11) 2066-9000 — Fax: (11) 2066-9008
http://www.editoracultrix.com.br
E-mail: atendimento@editoracultrix.com.br
Foi feito o depósito legal.

Este livro é dedicado aos agentes de cura, sábios e profetas que carregaram a tocha da esperança ao longo dos séculos.

SUMÁRIO

INTRODUÇÃO

> "Enfrentamos a extraordinária possibilidade
> de moldar um sistema de saúde que enfatiza a vida
> em vez da morte, bem como a união e
> a unicidade em vez da fragmentação,
> da escuridão e do isolamento."
>
> DR. LARRY DOSSEY

Quer sejamos profissionais ou leigos, somos todos agentes de cura. Nossos papéis variam e mudam dependendo de um sem-número de fatores, tais como o nosso estado de saúde, a saúde daqueles que nos cercam, o período da vida em que nos encontramos e se escolhemos a cura como vocação. No entanto, em algum momento, cada um de nós tem a sua vez como agente de cura dos outros ou de si mesmo, como praticante e como paciente.

Se fizermos um exame mais profundo, poderemos observar que somos *todos* agentes de autocura o tempo *todo*. Mesmo quando estamos ajudando outras pessoas sob a égide de ser um praticante diplomado, cada programa de treinamento e cada sessão com um cliente representa mais uma oportunidade para trabalharmos em nós mesmos, para desintoxicar e renovar nosso corpo, nossa mente e nosso espírito de modo a sermos condutos mais desimpedidos para as energias sutis.

Foi esse entendimento que me levou a escrever e publicar *The Subtle Body: An Encyclopedia of your Energetic Anatomy*, meu compêndio que delineia a anatomia do corpo sutil. *The Subtle Body*, um relato detalhado das energias invisíveis que estão na base da realidade física e do nosso corpo físico, é um recurso abrangente a partir do qual agentes de cura de todas as crenças e níveis de experiência podem construir uma forte base de conhecimento. Ele serve como uma base sólida para o entendimento das complexidades da medicina da energia sutil (ou medicina energética) e a compreensão das modalidades e ferramentas que são utilizadas no mundo todo para despertar a nossa capacidade inata de cura.

Manual Prático do Corpo Sutil é a ampliação natural do guia de recursos original — um livro prático que apresenta um modo fácil, elegante e eficaz de colocar em prática a medicina da energia sutil. Você pode usá-lo sozinho ou com *The Subtle Body*. *The Subtle Body* apresenta o conteúdo, e este livro apresenta o método. E como *The Subtle Body* contém uma abundância de pesquisas científicas e espirituais, limitei essas informações aqui. Com exceção de algumas indicações em contrário, as referências às pesquisas e às informações científicas poderão ser encontradas em *The Subtle Body*.

A humanidade enfrenta diariamente pequenos incômodos, doenças graves, problemas emocionais, distúrbios mentais e, às vezes, a necessidade de um simples estímulo de energia. Existem muitas maneiras de abordar os nossos problemas quando nos desequilibramos. As ferramentas e técnicas escolhidas com cuidado para este livro podem ser úteis tanto para a pessoa que cura a si mesma quanto para o profissional de cura experiente. Como a cura é o propósito e a meta dessas informações, é proveitoso examinar o que a cura realmente é, especialmente quando é observada através da lente das práticas de energia sutil.

O QUE A CURA SIGNIFICA?

"Qual é a verdadeira natureza da cura?" Esta é uma das perguntas mais importantes que podemos contemplar como praticantes ou agentes de autocura que trabalham com a energia sutil. Na realidade, todos os praticantes, quer a sua abordagem seja convencional, quer seja holística, são agentes de cura energética, de modo que todos temos que fazer essa pergunta em algum momento. A resposta se revelará a nossa estrela-guia, indicando o caminho através de todos os tipos de terreno ao longo da jornada de cura (seja essa jornada uma sessão de uma hora de duração ou uma parceria de um ano entre o agente de cura e o cliente).

À medida que nos aventuramos nas esferas mais sutis, uma das distinções mais importantes que podemos fazer é entre curar e remediar. Remediar significa focalizar a erradicação dos sintomas, ao passo que curar significa enfatizar e respaldar o estado inerente de totalidade da pessoa. O praticante de energia sutil parte da premissa de que a pessoa é sempre completa no nível mais profundo, aconteça o que acontecer — mesmo que ela tenha perdido um membro, esteja lutando contra a depressão ou o câncer, ou tentando se livrar de uma gripe desagradável. O praticante de qualquer tipo que esteja concentrado em remediar está propenso a enfatizar o diagnóstico e o alívio dos sintomas. O praticante de energia sutil, por outro lado, trabalhará com a pessoa para obter alívio — e possivelmente a eliminação — da *causa* dos sintomas dela.

Os agentes de cura de energia sutil ajudam a si mesmos ou os outros a reconhecer e aceitar a sua totalidade inata, independentemente das aparências ou até mesmo do resultado do tratamento. Em vez de alcançar a totalidade, a cura é uma questão de recordar e recuperar a totalidade que já *existe*. Quer estejamos trabalhando com outras pessoas ou em nós mesmos, é fundamental que não tentemos fazer com que todas as supostas fragilidades desapareçam. As ferramentas e técnicas de energia sutil são bem mais eficazes quando compreendemos que a totalidade não se iguala à perfeição. Tive a sorte de ver com meus próprios olhos as extraordinárias mudanças que podem acontecer — o movimento em direção ao bem-estar — quando as pessoas se sentem apoiadas em um ambiente de compaixão e aceitação.

Entender e acreditar na totalidade é um estado profundamente otimista, estado esse que podemos encontrar com o nosso podólogo *ou* o nosso reflexologista, e que buscamos reconhecer dentro de nós mesmos. A confiança na nossa capacidade natural de retornar ao equilíbrio pode ser a ponte invisível (a ponte de energia sutil) que conecta o melhor da medicina alopática com a área brilhante de cura que, até algum tempo atrás, era chamada de "alternativa".

O MELHOR DOS DOIS MUNDOS: MÉTODOS COLABORATIVOS E COMPLEMENTARES DE CURA

O acupunturista dá um passo atrás e faz um aceno de cabeça. "Seu problema é causado por um bloqueio de energia no fígado", diz ele, apontando para o "*chi* do fígado estagnado" no seu dedão do pé.

A médica examina o exame de raios X e balança a cabeça. "Está vendo o que está acontecendo aqui?", pergunta ela, apontando para a imagem do órgão logo abaixo das costelas. "Este é o seu fígado. É nele que está o seu problema."

Quem está certo? O acupunturista, cuja perspectiva do fígado está associada a um complexo fluxo de energia em todo o corpo, fluxo esse que, de algum modo, envolve seus dedões do pé? Ou a médica convencional, que encara seu fígado como um órgão isolado, situado debaixo das costelas, cuidando dos assuntos dele?

Bem, ambos estão certos. Nossos órgãos — na realidade, muitas partes de nós — se firmam fisicamente em algum lugar. Mas eles também são energéticos, o que significa que se conectam com outras partes de nós mesmos de maneiras que são difíceis de medir, ver ou comprovar. Os aspectos sutis dos nossos órgãos fazem parte da anatomia energética que vamos examinar na Primeira Parte, um conjunto complexo dos velozes canais de energia, órgãos e campos que compõem o que eu considero o "você embaixo ou em volta de si mesmo", as energias que estabelecem as regras e a base da saúde e do bem-estar físico. Essa anatomia energética e seus sistemas são a base da medicina energética sutil. E embora os praticantes de energia sutil não raro trabalhem com sistemas de energia que transformam a energia *sensorial* ou física em energia *sutil* (ou vice-versa), um dos temas do Capítulo 1, eles também podem trabalhar com sistemas concretos, como aqueles presentes no corpo físico.

Por causa do nosso condicionamento cultural ocidental, a maioria das pessoas normalmente não considera seu clínico geral, ginecologista ou dermatologista praticantes de energia sutil. (Os médicos tampouco pensam em si mesmos dessa maneira.) Ao contrário da opinião popular, a medicina alopática — que chamamos de medicina ocidental ou medicina convencional — é na verdade uma prática baseada na energia. A cirurgia e os remédios de venda controlada atuam sobre os nossos sistemas de energia física, enquanto os raios X e os ECGs (eletrocardiogramas) medem os padrões energéticos presentes em nosso corpo. Como o nosso corpo é composto por energia, qualquer prática ou método que envolva o corpo é uma prática de energia sutil. A medicina da energia sutil não pode ser reivindicada apenas pelos praticantes holísticos, médicos naturopatas e agentes de cura "alternativa". Por conseguinte, nós, nas profissões de ajuda e de cura, podemos oficialmente abandonar o "nós e eles", a perspectiva dualista, e juntar forças. Saber que toda medicina é realmente uma medicina da energia sutil pode resultar em maiores benefícios e resultados mais favoráveis para todos os envolvidos — praticantes, médicos, agentes de cura, pacientes, clientes e aqueles que os amam.

Quando se trata das modalidades de cura e dos tipos de praticantes, existe uma abundância de opções disponíveis. Segue-se uma lista de amplas categorias e da maneira como normalmente são utilizadas:

A **medicina alopática**, também conhecida como medicina ocidental ou convencional, é necessária para os cuidados intensivos, casos crônicos, necessidades de diagnóstico, cirurgias, intervenções físicas, traumatismos, fisioterapia, prescrição de remédios controlados ou se você tiver dúvida a respeito de uma situação.

A **terapia de saúde mental** é fundamental para o tratamento da depressão, da ansiedade, do estresse, do trauma emocional ou do abuso.

As **terapias baseadas nos meridianos**, como a acupuntura, a acupressura e os estilos de massagem orientais, são ideais para o estresse ou a dor, vícios, problemas emocionais e categorias físicas amplas, como problemas do ouvido, do nariz e da garganta; incômodos comuns, como infecções; problemas de pele; entre outros. (Consulte o Capítulo 3.)

As **terapias baseadas nos chakras** são úteis em todos os tipos de problemas físicos, emocionais, mentais e espirituais. (Consulte o Capítulo 4.) Elas normalmente são recomendadas como um complemento do tratamento alopático ou outras práticas de energia sutil.

As **terapias baseadas no campo** auxiliam na resolução de todo tipo de problemas físicos, emocionais, mentais e espirituais. Elas também são recomendadas para problemas que envolvem limites, proteção e também para sensibilidades ambientais. (Consulte o Capítulo 2.) Elas normalmente são recomendadas como um complemento do tratamento alopático ou outras práticas de energia sutil. Alguns exemplos da prática dessas terapias são a desobstrução e o equilíbrio da aura, a aromaterapia e a cura pelo som.

A **cura natural** respalda o tratamento alopático, além de equilibrar o corpo, a mente e a alma por meio de tratamentos de baixo impacto. A utilização da fitoterapia, dos suplementos vitamínicos, da cura pelas mãos, da cura espiritual, da homeopatia, da aromaterapia, das essências florais, do Ayurveda, de imagens guiadas, da odontologia holística, da medicina alimentar/nutricional, do exercício e de outras formas de cuidados naturais promove a cura. (Consulte todos os capítulos da Terceira Parte.)

O **trabalho com o corpo** reduz o estresse e alivia a dor física dos problemas crônicos, além de respaldar o tratamento alopático. A massagem, os tratamentos quiropráticos, a osteopatia, a colonterapia e a reflexologia são formas de trabalho com o corpo. (Consulte o Capítulo 12 para técnicas específicas de cura pelas mãos.)

Certas formas de medicina da energia sutil, como o Toque de Cura, o reiki, a cura pela cor e a cura pelo som, se encaixam em várias categorias. Por exemplo, o Toque de Cura e o reiki usam as mãos para desobstruir, equilibrar e energizar o sistema de energia, mas eles também alcançam os mesmos resultados que o trabalho com o corpo. A cura pela cor e pelo som podem efetivamente acalmar os nervos e, por conseguinte, ser auxiliares da terapia da saúde mental, mas eles também modificam o campo energético. Você vai descobrir que muitos tipos de medicina energética alcançam várias metas.

As modalidades das diferentes categorias podem complementar umas às outras de diversas maneiras, e efetivamente o fazem. Por exemplo, uma pessoa que esteja passando por um extenso período de ansiedade e depressão pode trabalhar com um massoterapeuta e um psiquiatra. Em algum momento do processo, eles podem acrescentar a Técnica de Libertação Emocional (EFT,* consulte a página 23) ao seu plano de cura. Uma mulher grávida, além de se consultar com seu ginecologista obstetra e sua parteira, poderá descobrir que trabalhar com um agente de cura especializado em aromaterapia (consulte a página 280) e com a cura pelo som (consulte a página 293) aumenta exponencialmente o seu nível de energia e senso de equilíbrio emocional.

Sem dúvida, você é alguém que combina e correlaciona o melhor dos dois mundos. Sei que isso é verdade no que me diz respeito. Consumo alimentos orgânicos e integrais, caminho diariamente, e utilizo as minhas técnicas de equilíbrio de energia e de cura de uma maneira ou de outra praticamente todos os dias. E também emprego os serviços de praticantes alopáticos e tomo medicamentos quando considero necessário. Acredito que é importante não depender de uma única modalidade. Somos seres complexos, e nossas necessidades de saúde também são complexas. Sugiro que você escolha modalidades e terapias como parte de um plano global de bem-estar que respalde suas metas mais elevadas. Como as nossas necessidades mudam com o tempo, também é importante "nunca dizer nunca" ou descartar uma modalidade de imediato — especialmente as modalidades alopáticas. Um osso fraturado vai requerer tratamento alopático; a homeo-

---

* Sigla em inglês para *Emotional Freedom Technique*. (N. T.)

patia não vai manter esse osso no lugar. A depressão grave pode ser tratada de várias maneiras; não é interessante que você exclua os remédios controlados. Toda medicina é medicina energética e, quando ministrada de maneira adequada, pode impulsionar e fortalecer a sua saúde.

ASSUNTOS ABORDADOS NESTE LIVRO

Este livro oferece uma grande quantidade de informações a respeito da cura da energia sutil. Na Primeira Parte, você vai aprender a respeito da medicina energética e da anatomia energética, que é formada por campos, canais e centros de energia. A Segunda Parte o prepara para atuar como agente de cura de energia sutil, quer você seja leigo ou um profissional com muitos diplomas.

Os praticantes de energia sutil têm considerações especiais que as pessoas que curam a si mesmas não possuem, e abordamos essas preocupações na Segunda Parte. Por exemplo, a fim de criar e manter uma atividade próspera como agente de cura de energia sutil de qualquer tipo, precisamos promover a confiança junto aos clientes e pacientes. Precisamos estar bem informados a respeito de outras modalidades além da nossa e estar totalmente dispostos a recomendar opções complementares quando uma situação o exigir. Precisamos também seguir um código de ética que incorpore as considerações às vezes incomuns de trabalhar com a energia sutil, como a utilização da intuição ou de energias espirituais. Este livro vai lhe oferecer um conjunto de filosofias e ferramentas que o ajudarão com a confiança e a ética; a usar a intuição, a intenção e a prece; a estabelecer limites energéticos; e até mesmo a montar um consultório e conduzir uma sessão com um cliente. Além disso, esta obra oferece as ferramentas que desenvolvi ao longo de quase trinta anos de estudos sobre a energia sutil e de serviço profissional. São técnicas sem as quais eu não poderia viver. Elas proporcionam segurança e conforto energéticos quando utilizadas em conjunto com praticamente qualquer outra modalidade de energia sutil.

As ideias e técnicas da Segunda Parte são certamente vitais para o profissional de energia sutil, mas também são aplicáveis à pessoa leiga. Todas as vezes que limpamos os olhos de uma criança que está chorando e pegamos um medicamento homeopático para curar o machucado, estamos atuando como um praticante de energia sutil. Oferecer conselhos sobre ervas para os nossos amigos significa vestir o manto do praticante de energia sutil. E, portanto, temos todos a responsabilidade de aprender o máximo possível a respeito do protocolo da energia sutil, bem como os métodos disponíveis para os cuidados de nós mesmos e dos outros.

É na Terceira Parte que você vai aprender a pôr a mão na massa. São oferecidas centenas de técnicas disponíveis para o agente de cura de energia sutil para a cura do corpo, da mente e da alma. É a referência prática para o seu trabalho de cura, que apresenta técnicas da antiguidade à época contemporânea, desenvolvidas no mundo todo. Da homeopatia à cura pelas pedras preciosas, da meditação ao uso da comida como remédio, está tudo aqui, pronto para ser usado. Esta obra não apenas expandirá o seu entendimento da arte e da ciência da medicina da energia sutil, como também lhe mostrará de que maneira aplicar esse entendimento usando técnicas e métodos práticos, acessíveis, eficazes e divertidos.

AVANÇANDO COM A TOCHA

Na condição de agente de cura de energia sutil, você é essencialmente um portador da tocha. Se somos todos agentes de cura — e todos somos — participamos dos nossos próprios Jogos Olímpicos, carregando e passando adiante a tocha mais importante de todas: a da esperança. Somente trabalhando com as energias sutis, além do corpo físico, é que podemos deslocar a medicina, a cura e este mundo para fora das suas atuais constrições para a verdade da totalidade. Na realidade, na condição de agente de cura de energia sutil, você é uma ponte entre o passado e o futuro, um agente de cura participativo que valoriza mais do que o processo de cura — um agente de cura que dá valor à vida. À medida que você descobrir a generosidade e a beleza dos métodos e ferramentas oferecidos neste livro, no qual o Oriente encontra o Ocidente, e o céu encontra a Terra, você compreenderá por que foi chamado para a prática e o processo da cura. *Você* é uma luz. A *sua* luz é necessária.

PRIMEIRA PARTE
FAZENDO A MEDICINA DA ENERGIA SUTIL TRABALHAR PARA VOCÊ

Albert Einstein, junto com outros grandes cientistas, abalou o universo newtoniano ao afirmar que os seres humanos não são ilhas isoladas em si mesmas. Somos constituídos de energia e campos de energia, os quais nos interconectam com todas as coisas.

A energia é informação em movimento. Essa frase curta é imensamente complicada. Significa que tudo que nos diz respeito, até mesmo nossos pensamentos inaudíveis, desejos secretos e a vibração dos mais minúsculos átomos dentro de nós, se comunica em um cenário mais grandioso. Também indica que o que quer que aconteça no mundo conhecido e desconhecido à nossa volta cria uma mudança dentro de nós.

As informações abordadas na Primeira Parte refletem o fato de que tudo é energia. Os praticantes de energia sutil são especialistas em notar, monitorar, diagnosticar e deslocar a energia — a energia perceptível e a menos concreta que cria a doença e conduz ao desequilíbrio, mas que também é o elemento fundamental do bem-estar e da saúde.

Na Primeira Parte, vamos investigar os princípios da medicina da energia sutil, que envolve diagnosticar e resolver problemas com energia — em outras palavras, analisar as informações e a vibração para restabelecer o equilíbrio. Você também será introduzido à sua anatomia energética, o belo caleidoscópio dos sistemas de energia que compõem o seu corpo de energia sutil. Esses três sistemas são formados por seus campos de energia — que emanam de você e circulam à sua volta; canais de energia — rios de luz que conduzem a energia através de você; e centros de energia — corpos de energia com funções transformacionais.

Você poderá voltar às informações da Primeira Parte ao realizar qualquer um dos exercícios deste livro, pois essas informações são a base de um grande número das técnicas.

1

MEDICINA DA ENERGIA SUTIL

"Milagres... não residem tanto nas
faces ou vozes ou poder de cura
que se aproximam de repente de nós vindos
de uma grande distância, e sim nas nossas percepções
se tornando mais refinadas, de modo que no momento
os nossos olhos podem ver e os nossos ouvidos podem
ouvir o que sempre existe sobre nós."

WILLA CATHER

A medicina da energia sutil basicamente envolve o estudo e a aplicação do relacionamento do corpo com os campos elétrico, magnético e eletromagnético, bem como com a luz, o som e outras formas de energia. O corpo produz essa energia e também responde às energias que estão no ambiente externo. Independentemente do método utilizado, o principal propósito é modificar a frequência dos campos de energia, canais e centros do corpo, os três principais aspectos da anatomia energética.

Na prática, a medicina da energia sutil envolve cuidados com a saúde que detectam e analisam os desequilíbrios de energia; é a medicina que trata da pessoa como um todo. A filosofia que sustenta a medicina da energia sutil se baseia no ideal de uma vida equilibrada — não necessariamente uma vida que esteja equilibrada de forma perfeita em todos os momentos, mas que valoriza os aspectos físicos, emocionais, mentais, relacionais, financeiros, criativos e espirituais da vida. Falando de modo geral, as pessoas tendem a se voltar para a medicina da energia sutil quando desejam cuidados completos, quando querem examinar todos os aspectos de um problema. Com frequência, elas vão ao consultório de um praticante de energia sutil quando seus antigos métodos de lidar com uma dificuldade da saúde física, emocional ou mental simplesmente não estão funcionando. Nesse sentido, eu diria que as pessoas com frequência optam por investigar a medicina da energia sutil quando desejam voltar a se sentir esperançosos com relação à sua saúde, à sua felicidade e ao seu futuro.

Hoje em dia, o termo *medicina energética* vem se tornando bastante conhecido, o que indica a emocionante evolução que está ocorrendo no vasto campo dos cuidados com a saúde. Embora o termo *medicina da energia sutil* possa soar um tanto misterioso para algumas pessoas (uma forma de medicina esotérica praticada por um grupo exclusivo de adeptos secretamente treinados), a verdade é bem mais acessível e *inclusiva*: a medicina da energia sutil abrange *todas* as formas de medicina, até mesmo a alopática. Quer eles sejam doutores em medicina com um foco holístico ou praticantes de reiki especializados em trabalhar com pacientes de câncer, os praticantes de energia sutil são treinados para procurar os desequilíbrios energéticos que causam a doença e reequilibrar as nossas energias a fim de restabelecer nosso estado natural de saúde.

Muitos termos são usados para fazer referência a métodos de cura que se concentram nas energias sutis do corpo — ou no corpo sutil como um todo —, entre eles a *cura energética*, a *cura do biocampo*, a *cura bioenergética*, o *trabalho da energia*, a *anatomia energética*, a *medicina vibracional*, a *cura espiritual* e, é claro, *a cura da energia sutil*. Cada um desses rótulos diz respeito à medicina da energia sutil, que é qualquer prática que analise as energias sutis que estão por trás de um problema de saúde, a fim de determinar a sua verdadeira causa e encontrar soluções eficazes. Você talvez já esteja bastante familiarizado com algumas dessas práticas, como o feng shui, o qigong e a cura dos chakras, ao passo que outras, como a ThetaHealing, o equilíbrio do ponto de reunião e o acu-yoga, talvez sejam relativamente novas para você.

De qualquer forma, quer você esteja investigando o fenômeno do corpo sutil pela primeira vez, quer seja um praticante com anos de treinamento, firmar-se na ciência básica que forma a base da medicina da energia sutil o ajudará a colocar em prática as numerosas ferramentas e técnicas deste livro.

DISTINÇÃO ENERGÉTICA: DO FÍSICO AO SUTIL

Existem dois tipos de energia: a *energia sensorial*, que é a energia física; e a *energia sutil*, que envolve os pensamentos, sentimentos, a intuição e outras informações energéticas. A energia física ou sensorial se desloca mais lentamente do que a velocidade da luz e tem que obedecer à lei natural, ou às regras apresentadas pelos cientistas clássicos, como Isaac Newton. Quando falamos sobre os germes que "causam" um resfriado, estamos falando a respeito da energia sensorial. A energia sutil se desloca a velocidades mais rápidas do que a da luz. Essa complexa energia segue as regras da física quântica e também pode ser considerada energia espiritual.

Embora neste livro o foco principal sejam as energias sutis, é importante enfatizar a conexão entre os dois tipos de energia. Às vezes, precisamos fazer alguma coisa física para estimular essas energias sutis, mas também precisamos estimular as energias sutis para encontrar um equilíbrio físico. O trabalho quiroprático é um exemplo de prática na qual os ajustes físicos afetam tanto o corpo físico quanto o corpo sutil. Essa interconexão também pode ser vista na acupuntura, na fitoterapia e em muitas outras modalidades.

Nos manuais sobre o tema, a energia é geralmente definida como a fonte de força que pode ser usada para executar um trabalho, cumprir uma meta ou criar um efeito. Outra maneira de pensar nela é como uma vibração que "fala". Por que o seu suco de laranja não flutua para fora do copo pela manhã? A informação contida na força da gravidade diz a ele que se comporte. A energia é na verdade apenas uma informação que carrega uma mensagem. A medicina da energia sutil o ajuda a abrir a garrafa e chegar a essa mensagem, para que você possa responder e "dizer" a ela para trabalhar a seu favor, e não contra você.

A maior parte da energia não é tradicionalmente mensurável, motivo pelo qual ela é chamada de energia sutil. No entanto, a lacuna entre a energia mensurável ou verificável e a energia sutil, ou presumida, está desaparecendo rapidamente. Todos os dias, a ciência faz uma contribuição para a comprovação e o entendimento da energia sutil. Parte dessa pesquisa está registrada em *The Subtle Body*, a fonte de informações científicas deste livro, salvo indicação em contrário.

ENERGIAS VITAIS INTERCONECTADAS

Para o agente de autocura ou o praticante de energia sutil, a verdadeira questão é: como funciona a energia sutil? A resposta pode ser sintetizada na palavra *interconexão*, a ideia de que tudo está unido por campos.

Entre as energias vitais mais básicas estão a eletricidade, o magnetismo e os campos eletromagnéticos. Cada célula e órgão do nosso corpo pulsa com eletricidade. Essa eletricidade gera campos magnéticos, que circundam todas as nossas partes, inclusive *cada* uma das nossas células e órgãos, bem como todo o nosso corpo. *Biocampos* ou *campos biomagnéticos* são termos usados para fazer referência aos campos de energia do nosso corpo ou ao nosso corpo como um todo. Esses campos magnéticos se combinam para criar campos eletromagnéticos, que não apenas se estendem a partir de nós, mas também nos conectam a todos os outros seres vivos. A energia é propagada entre os seres vivos por meio desses campos.

Sabe-se que os biocampos existem porque a imagem deles foi formada com uma nova tecnologia, inclusive a fotografia Kirlian, a imagiologia da aura e a visualização da descarga de gás. Esse equipamento mostra diferenças impressionantes no biocampo das pessoas antes e depois dos tratamentos com energia sutil. Os campos de energia de duas pessoas podem se sobrepor e se interconectar, e a energia pode ser transferida de uma pessoa para outra por meio dos campos que emanam de cada parte do nosso corpo. Se você já teve a impressão de "estar sentindo a vibração de uma pessoa", você efetivamente *estava*. Não apenas podemos sentir a vibração de uma pessoa, como também a frequência ou ressonância dos pensamentos dela — seja alegre e animada ou pesada e deprimida — pode penetrar o nosso campo e nos afetar de maneira direta. A energia da pessoa pode nos inspirar ou nos abater, e vice-versa. Até mesmo os padrões de doenças, que são vibracionais e, portanto, móveis, podem ser transferidos de pessoa para pessoa através dos campos biomagnéticos sutis que compõem todos os seres humanos.

Um estudo, por exemplo, empregou um magnetômetro para quantificar os campos biomagnéticos provenientes das mãos dos meditadores e dos praticantes de yoga e qigong. Os campos que emanavam das mãos dos praticantes eram mil vezes mais fortes do que o mais forte campo biomagnético humano. A força dos campos das mãos era tão grande quanto a dos campos de baixa intensidade e frequência (entre 2 e 50 hertzianos) usados nos laboratórios de pesquisas médicas para acelerar a cura de tecidos biológicos machucados. Outro estudo, envolvendo o que é chamado de dispositivo supercondutor de interferência quântica (SQUID), demonstrou que grandes campos biomagnéticos de frequência-pulsante emanavam das mãos de profissionais do toque terapêutico durante os tratamentos.

Como observado, esses biocampos se estendem bem além do corpo físico, e a física quântica explica de que forma o campo de uma pessoa pode interagir com o de outra que está a milhares de quilômetros de distância, por meio do que é conhecido como *realidade não local*. Essa realidade não local não é simplesmente um espaço vazio. Ela é composta por um campo universal, ou campo do ponto zero, de energia que circunda e associa todas as coisas e todas as pessoas.

Uma teoria chamada *entrelaçamento quântico* mostra como, por meio desse campo universal, podemos efetuar uma mudança em pessoas que conhecemos ou encontramos. De acordo com essa teoria, dois ou mais objetos ou partículas que estiveram um dia conectados podem se inter-relacionar e afetar um ao outro, mesmo quando estão separados. A distância entre as duas pessoas pode ser pequena, como demonstrado em uma pesquisa realizada pelo Institute of HeartMath, na Califórnia, em que o sinal cardíaco de uma pessoa era assinalado no registro cardíaco de outra quando ambas estavam sentadas quietas uma diante da outra. No entanto, outras pesquisas mostram que a distância não faz diferença. A intenção, e não o envolvimento anterior, é suficiente para criar uma conexão através do campo universal.

A PERMUTABILIDADE DA ENERGIA

Como os dois tipos de energia, a sutil e a física, são com frequência a mesma em um determinado nível, apenas ocupando diferentes extremidades em um *continuum*, elas são permutáveis. Você pode trabalhar fisicamente para produzir mudanças sutis. O oposto também é válido. A transferência de energia funciona nos dois sentidos — do sutil para o físico e do físico para o sutil.

Por exemplo, no espectro físico para sutil, um praticante da medicina tradicional chinesa (MTC) aplicará em uma pessoa com erupção cutânea uma série de tratamentos de acupuntura, para respaldar o livre deslocamento de *chi* (energia da força vital) ao longo do canal de energia bloqueado que deu origem à erupção. O que é físico (a erupção) começa a ser removido do corpo quando a energia sutil passa a fluir, e em pouco tempo o problema de pele desaparece.

No nível sutil para físico, uma pessoa que esteja sofrendo de severa insônia poderia escolher as Técnicas de Libertação Emocional (EFT), o que envolve dar pancadinhas em pontos-chave do corpo ao mesmo tempo que verbaliza declarações e afirmações. A capacidade de dormir é restaurada por essa prática de energia sutil que altera a energia que está causando as desordens e os distúrbios na química do cérebro, restabelecendo o fluxo de energia que promove padrões de sono saudáveis.

Todas as técnicas deste livro enfatizam o fato de que a energia sutil pode se transformar em física e vice-versa.

COMO SENTIR A ENERGIA SUTIL: TORNANDO O QUE É REAL (PORÉM INVISÍVEL) MAIS REAL

Quando buscamos curar a nós mesmos ou outra pessoa, a ferramenta para criar resultados positivos é a *intenção*. É a intenção que vai ligá-lo a uma pessoa conhecida ou desconhecida para proporcionar cura, é a intenção que vai ajudá-lo a descobrir seus próprios aspectos fragilizados e é a intenção que vai determinar a mistura de efeitos energéticos sutis e físicos em seu trabalho. Os exercícios a seguir se destinam a ajudá-lo a reconhecer os seus campos magnéticos e os de outras pessoas e a trabalhar com eles. Embora sejam exercícios preparatórios, podem ser usados durante uma sessão de cura para você mesmo ou outra pessoa.

PALMA COM PALMA: UM EXERCÍCIO COMPARTILHADO

Escolha um parceiro que esteja disposto a dedicar de três a cinco minutos para ajudá-lo a sentir e perceber o fluxo da energia sutil através das mãos.

1º passo: palma com palma. De pé e um diante do outro, os dois parceiros levantam as mãos com as palmas voltadas para a frente e juntam-nas, de maneira a que as palmas se toquem. Enviem energia um para o outro através da mão direita, e recebam energia um do outro com a mão esquerda. Dediquem cerca de trinta segundos para enviar e receber a energia e sentir o que vocês percebem.

2º passo: afastados por trinta centímetros. Recuem de maneira a ficar afastados por uma distância de trinta centímetros. Mantenham as mãos na mesma posição, com as palmas voltadas uma para a outra, mas sem que elas se toquem. Dediquem outros trinta segundos para enviar e receber energia, sintam o que vocês percebem nessa distância.

3º passo: afastados por 180 centímetros. Recuem de maneira a ficar afastados por uma distância de 180 centímetros. Com as palmas de um ainda voltadas diretamente para as palmas do outro, enviem e recebam energia durante mais trinta segundos, percebendo o fluxo e a troca de energia nessa distância.

(**Observação:** Nas distâncias de 30 e 180 centímetros, você está experimentando o entrelaçamento quântico em ação. Os nossos campos se expandem, e o envio e o recebimento de energia não dependem mais do contato físico com alguém.)

4º passo: trocando os circuitos. Recomecem agora, mas dessa vez enviem a energia com a mão esquerda e recebam com a direita. Vejam se os resultados obtidos são os mesmos. Em média, de oitenta a noventa por cento das pessoas enviam com a direita e recebem com a esquerda, e cerca de dez por cento fazem ao contrário.

5º passo: fale a respeito de sua experiência. Você sentiu ou percebeu diferenças nas diversas distâncias? Se foi esse o caso, qual foi a diferença? Como você se sentiu ao enviar energia? E ao receber? Como você se sentiu quando inverteu o fluxo? Essa inversão foi mais difícil, mais fácil ou semelhante? No todo, o que o exercício lhe ensinou a respeito da energia?

A LUZ NAS SUAS MÃOS: UM EXERCÍCIO INDIVIDUAL

Este exercício individual é uma maneira simples porém poderosa de você sentir a energia sutil dentro e ao redor do seu corpo. Também é um método para levar a cura, o equilíbrio e as qualidades energizantes da cor para o seu corpo.

1º passo: a energia nas suas mãos. Esfregue vigorosamente as palmas das suas mãos uma na outra durante dez segundos. Em seguida, eleve as mãos e mantenha-as em uma posição vertical separadas por mais ou menos 2,5 centímetros, com as palmas voltadas uma para a outra, porém sem se tocar, e sinta a energia que você criou entre as mãos.

2º passo: energia vermelha circulante. Com essa energia circulante, imagine que uma energia vermelha passa agora através da parte de trás do seu coração, entra no tórax, desce pelos braços e passa através de suas mãos. Você sente uma diferença acentuada entre as suas mãos?

3º passo: energia azul circulante. Imagine que uma energia azul está circulando pela parte de trás do seu coração, derramando-se no seu tórax e braços e passando através das suas mãos. Que sensações você experimenta nas mãos com essa energia azul? Você sente alguma coisa acentuadamente diferente nas mãos com a energia azul em comparação com a vermelha? Você experimenta alguma sensação em qualquer outro lugar do corpo? (Tenha em mente que você pode praticar com qualquer outra cor, além do vermelho e do azul.)

4º passo: formando uma bola de energia. Retorne agora para uma zona neutra, dissipando as energias coloridas. Junte as mãos como se estivesse concentrando energia e forme uma bola de energia (como uma bola de neve de luz). Crie essa bola de energia com cuidado, verificando até onde você consegue estender as mãos antes de não poder mais perceber a energia.

5º passo: registrando a sua experiência individual. O que você experimentou em cada passo deste exercício? Talvez ache proveitoso anotar de forma resumida os seus pensamentos em um diário. Você também pode experimentar fazer este exercício em diferentes momentos do dia e em locais distintos, caso deseje levar a investigação a outro nível.

SUA CHAMA ESPIRITUAL: UM EXERCÍCIO INDIVIDUAL

Este simples exercício individual é uma maneira relaxante, reconfortante e edificante de experimentar a interconexão entre o seu coração e o seu campo áurico, a parte do seu biocampo que se estende a partir do entorno de todo o seu corpo físico. Alguns sistemas consideram esse campo áurico como sendo composto por sete camadas; a minha preferência é trabalhar com um campo áurico de doze camadas, no qual cada camada é associada ao chakra que compartilha com ela o mesmo rótulo numérico. Este exercício também apresenta uma maneira de você *ver* o seu campo de energia com seus próprios olhos e pode ser usado para qualquer atividade de autocura.

1. Você deve ficar o mais relaxado possível, talvez você possa se sentar em uma cadeira confortável ou se deitar na cama. Vá para um local privativo pouco iluminado — uma vela no canto, a luz se infiltrando por baixo da porta, ou a lua ou a luz dos postes da rua passando através da janela do seu quarto são suficientes. Quando seus olhos se acostumarem com a relativa escuridão, estenda as mãos à frente e olhe para elas. Os seus olhos devem estar vidrados; na verdade, o interessante é que você olhe para um pouco além das suas mãos e as mantenha na sua visão periférica.

2. Agora, mova os dedos de uma das mãos na direção dos da outra, para que eles se toquem, um a um. Respire de maneira profunda, sentindo a chama espiritual dentro do seu coração. Convide conscientemente a chama a emanar do seu coração e descer pelos braços, atravessar as suas mãos e entrar nos seus dedos.

3. Depois de sentir a passagem dessa chama espiritual entre os dedos, examine a borda externa de ambas as mãos. Você talvez veja um halo de luz branco, nebuloso e um tanto mortiço.

4. Agora, separe delicadamente os dedos e observe a carga elétrica que continua a conectá-los. Se quiser, envie essa eletricidade energética de maneira consciente para o espaço entre os seus dedos e depois desloque-a sobre a sua pele, para cima e para baixo nos dedos, e sobre as mãos. O que acontece? Você consegue notar uma mudança no branco nebuloso que percebeu anteriormente?

5. Você pode brincar com essa energia pelo tempo que desejar. Quando terminar, afaste delicadamente os dedos e leve a energia de volta para o coração. Respire de maneira profunda e retorne à consciência do dia a dia.

2

CAMPOS DE CURA

A ENERGIA QUE NOS CERCA

"A Força é o que dá ao Jedi
seu poder. É um campo de energia
criado por todas as coisas vivas.
Ela nos cerca e nos penetra.
E une toda a galáxia."

STAR WARS

Cada um de nós, junto com o mundo que habitamos, é formado por campos de energia mensuráveis e sutis que criam e sustentam a vida. Quer eles sejam óbvios ou estejam ocultos dos nossos sentidos, todos os campos interagem para criar efeitos benéficos e nocivos nos organismos vivos.

As principais diferenças entre os campos físico e sutil consistem com frequência apenas na velocidade das informações e da vibração envolvidas. Em um certo nível extraordinário, tanto o campo lento quanto o rápido, ou sensório e sutil, podem ser percebidos como o mesmo campo — um fluindo para o outro, um criando e sustentando o outro. Dentro da divisão de energia material e sutil existe ainda outra subdivisão: a da forma *versus* o pensamento. Certos campos são controlados pela forma pura, outros são controlados pelos nossos pensamentos e outros ainda pelo nosso coração físico. No entanto, em um determinado nível, tudo afeta tudo. Por exemplo, o coração afeta os pensamentos, e os pensamentos afetam o coração. Para trabalhar com os campos e garantir a saúde e a felicidade, precisamos distinguir as funções dos nossos vários campos.

CAMPOS FÍSICOS E CAMPOS SUTIS: A DISTINÇÃO ENTRE OS CAMPOS VERDADEIROS E OS CAMPOS PRESUMIDOS

Existem diversos tipos de campos, e cada um deles se encaixa em uma de duas categorias: a *verdadeira*, que pode ser medida, e a *presumida*, que não pode ser medida.

Os campos de energia verdadeiros, ou mensuráveis, são físicos na natureza e incluem o som e as forças eletromagnéticas, como a luz visível, o magnetismo, a radiação monocromática e os raios do espectro eletromagnético. Nosso corpo produz ou é afetado por todas essas energias.

Os campos de energia presumidos também são chamados de *biocampos* ou *campos sutis*. Embora não sejam separados dos campos mecânicos ou mensuráveis, eles ocupam um espaço e operam em frequências que só podem ser percebidas por meio dos seus efeitos. Eles estão conectados ao corpo por canais de energia conhecidos como meridianos e os nadis, e corpos de energia conhecidos como chakras, todos os quais são capazes de transferir ou converter as frequências velozes (frequências chamadas de *chi* e *prana*) nos campos e forças mecânicos, ou verdadeiros, mais lentos (eletricidade, magnetismo e som, entre outros). Esses canais e corpos de energia (descritos mais detalhadamente nos Capítulos 3 e 4) atuam como antenas, recebendo e enviando informações por intermédio dos campos de energia e também transformando essas informações para que possam ser usadas pelo corpo.

O corpo humano é afetado e cria ambos os tipos de campos de energia — o mensurável e o sutil. O coração, por exemplo, atua como o centro elétrico do corpo humano. Sua atividade elétrica molda a formação dos biocampos que circundam o corpo porque ele emite milhares de vezes mais eletricidade e magnetismo do que os outros órgãos.

Os biocampos humanos e pessoais também se interconectam com campos maiores que funcionam em duas direções:

- recebendo e extraindo energia de nós;
- fornecendo energia para nós.

O incrível fato de que tanto nós quanto o mundo somos compostos por campos é um convite para que nos vejamos como intimamente interconectados e parte do mundo maior, em vez de independentes e autossuficientes.

DOS CAMPOS ÀS ONDAS E AOS ÁTOMOS: UMA TRAJETÓRIA QUÂNTICA

A fim de estabelecer uma base de conhecimento útil para o entendimento dos campos sutis, é importante compreender os campos verdadeiros (mensuráveis), junto com os campos eletromagnéticos e sonoros que os geram e sustentam. (Para um estudo detalhado de cada um deles, recomendo que consultem *The Subtle Body*, Capítulos 18 a 27.)

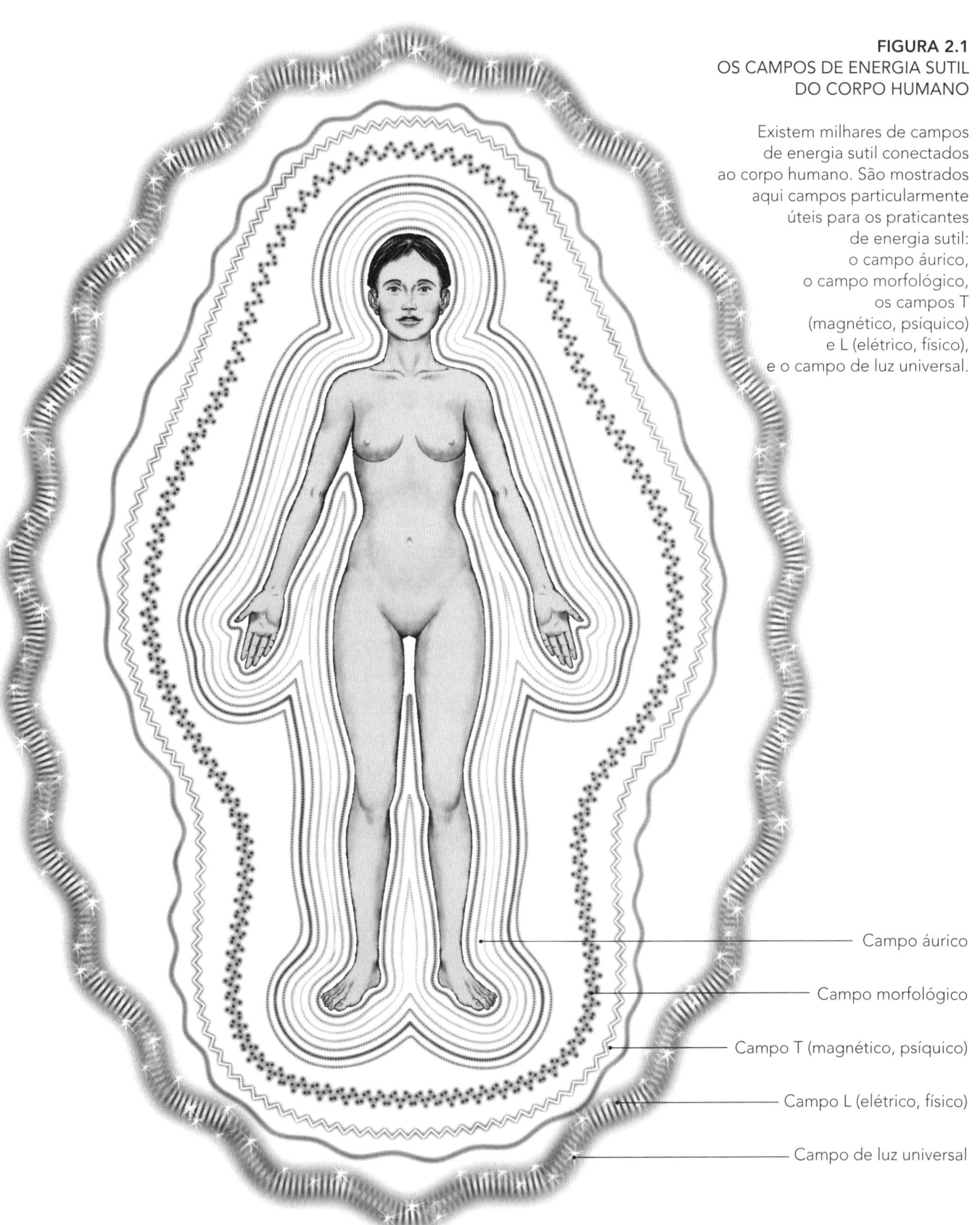

FIGURA 2.1
OS CAMPOS DE ENERGIA SUTIL
DO CORPO HUMANO

Existem milhares de campos
de energia sutil conectados
ao corpo humano. São mostrados
aqui campos particularmente
úteis para os praticantes
de energia sutil:
o campo áurico,
o campo morfológico,
os campos T
(magnético, psíquico)
e L (elétrico, físico),
e o campo de luz universal.

Campo áurico

Campo morfológico

Campo T (magnético, psíquico)

Campo L (elétrico, físico)

Campo de luz universal

CAMPOS SUSTENTADORES DA VIDA

O campo principal que gera e perpetua a vida é o espectro eletromagnético, geralmente percebido como luz. Cada parte do espectro eletromagnético se manifesta como uma radiação que vibra a uma velocidade específica e, portanto, é chamada de radiação eletromagnética. Nosso corpo requer uma quantidade específica de cada parte desse espectro para a saúde física, emocional e mental. Podemos ficar doentes ou desequilibrados se formos expostos a um excesso ou a uma insuficiência de qualquer parte específica do espectro. A outra categoria dos campos sustentadores da vida consiste dos campos sonoros, também chamados de ondas sonoras ou sônicas.

ONDAS

Tanto o espectro eletromagnético quanto os campos sonoros incluem ondas de luz e ondas mecânicas.

Ondas de luz. A radiação eletromagnética é descrita como um fluxo de fótons, partículas de onda que são a base da luz. São partículas desprovidas de massa que se deslocam à velocidade da luz. Cada uma contém um feixe de energia e, por conseguinte, informação. (Energia *é* informação.) A única diferença entre os tipos de radiação eletromagnética é a quantidade de energia encontrada nos fótons. As ondas de rádio têm fótons com as mais baixas energias mensuráveis, ao passo que os raios gama possuem a maior quantidade de energia. É importante compreender esse fluxo de fótons porque os fótons na verdade compõem o corpo físico, criando um campo gigantesco chamado Campo de Luz.

O espectro eletromagnético é compreendido sob a óptica de baixa e alta energia, comprimento de onda e frequência. Os termos *baixa energia* e *alta energia* simplesmente descrevem a informação ou energia dos fótons. Essa energia é medida em elétrons-volts. O comprimento de onda é uma maneira de medir a distância entre dois pontos em uma onda. A frequência é o número de vezes em que as ondas passam por um ciclo por unidade de tempo.

A premissa básica do eletromagnetismo físico é a seguinte: a eletricidade gera o magnetismo. A maioria das interpretações clássicas do eletromagnetismo se apoia no fato de que quando a eletricidade ou os elétrons carregados circulam em uma corrente, eles criam um campo magnético. Essas forças reunidas compõem o eletromagnetismo.

Ondas mecânicas. As ondas sonoras são consideradas ondas mecânicas. Elas são um importante conjunto de ondas que não apenas nos afetam como seres humanos como também emanam de nós. Elas são definidas como distúrbios que transportam energia através de um veículo por meio do mecanismo da interação de partículas — o que significa que as ondas sonoras são geradas por uma espécie de interação. Em outras palavras, elas só podem se mover se forem movidas. As ondas sonoras operam em vibrações específicas e penetram toda a existência. Assim como os oceanos e os planetas, o nosso coração, quando bate, cria o som. Podemos ouvir alguns desses sons e não ouvir outros, mas isso não significa que os sons inaudíveis não nos afetam. Essas ondas mecânicas nos afetam tanto positiva quanto negativamente.

ÁTOMOS

Toda a matéria, inclusive a célula humana, é criada a partir dos átomos. Os átomos são compostos por prótons e nêutrons, que criam o peso dentro do átomo; por elétrons, que conduzem carga; e por pósitrons, que representam os antielétrons e ligam o átomo ao anti-eu. Cada uma dessas unidades atômicas se desloca à sua própria velocidade e, quando combinada a outras unidades, cria uma certa oscilação ou vibração para o átomo — e é isso que conhecemos como um *campo*. Em outras palavras, o movimento produz pressão, e essa pressão cria ondas que se deslocam em um fluxo interminável em todas as direções.

Na condição de praticante da medicina da energia sutil, quando você trabalha com todos os campos gerados por um grupo de átomos (ou até mesmo com um único átomo), você pode, potencialmente, determinar a saúde ou as necessidades dessas estruturas atômicas, promovendo assim a cura.

CAMPOS DE ENERGIA DA TERRA

Embora nosso foco principal neste capítulo seja os campos de energia do ser humano, o praticante de energia sutil bem informado deverá ter conhecimento abrangente dos vários campos terrestres, que afetam todas as áreas da nossa vida, inclusive a nossa saúde.

A Terra é circundada por um grande campo magnético. Esse campo é gerado pelo movimento de metais fundidos no núcleo do planeta, mas também é afetado pela radiação que emana do Sol e de outras fontes no Sistema Solar. A magnetosfera resultante se estende por milhares de quilômetros no espaço.

Somos seres eletromagnéticos e, nessa condição, estamos energeticamente conectados dentro desse campo e por ele. Centenas de pesquisas clínicas indicam que a magnetosfera, bem como outras energias naturais, afetam a nossa saúde, tanto de forma positiva quanto de forma negativa. Por exemplo, vários estudos, entre eles um que se baseia em treze anos de pesquisas na África do Sul, indicam uma ligação entre as tempestades geomagnéticas, causadas por grandes explosões solares, e a depressão clínica. Outras pesquisas revelam uma conexão entre essas tempestades, que aumentam a radiação na magnetosfera, e taxas de suicídio mais elevadas.[1] As erráticas energias eletromagnéticas da Terra podem causar câncer, problemas no coração, desequilíbrio mental, insônia, transtorno do déficit de atenção com hiperatividade (TDAH), deficiências autoimunes, entre outros problemas.[2] Essas pesquisas conduziram a novos tratamentos de saúde — entre eles os que usam ímãs, minerais, terapia de oxigênio, eletricidade e até mesmo mudanças alimentares — para estabelecer o equilíbrio nos corpos de energia humanos desequilibrados pelos campos terrestres.

CAMPOS TERRESTRES VERDADEIROS (MENSURÁVEIS)

Segue-se uma breve síntese dos campos verdadeiros, ou mensuráveis, da Terra, inclusive dos campos eletromagnéticos e outros chamados *campos bioenergeticamente ativos*, ou campos que criam sinais naturais que afetam de maneira intensa seres bioenergéticos (biológicos e energéticos), como os humanos.

Às vezes chamados de campos geopáticos, os campos ou as energias dentro do principal campo eletromagnético da Terra, ou magnetosfera, incluem:

- Ondas de rádio
- Micro-ondas
- Radiação infravermelha
- Luz visível
- Radiação ultravioleta
- Raios X
- Raios Gama
- Raios T (radiação terahertz)

Os campos bioenergeticamente ativos da Terra são os seguintes:

Ondas Schumann, uma forma de onda criada pela ionosfera que circunda a Terra. Essas ondas vibram com a harmônica primária de 7,83 hertzianos, a mesma frequência presente nos principais centros de controle do cérebro humano. Essa frequência também está associada à onda cerebral teta de nível elevado, que agentes de cura como William Bengston, Ph.D., autor de *The Energy Cure*, sugere que nos abre para o estado cerebral necessário para a execução da cura energética.[3]

Ondas geomagnéticas, ou vibrações que emanam dos 64 microelementos na crosta da Terra que influenciam o campo magnético do planeta. Os mesmos elementos estão presentes nas células vermelhas (glóbulos vermelhos) do sangue dos seres humanos. Alguns cientistas acreditam que a semelhança representa parte da razão pela qual as forças geomagnéticas afetam os humanos.

Ondas solares, ou comprimentos de onda produzidos pelo Sol, inclusive as ondas acústicas ou sonoras, a radiação eletromagnética e as ondas gravitacionais. Muitas pesquisas mostram que somos afetados por essa emissão solar.

Ondas sonoras, que são cientificamente definidas como vibrações que passam através de um objeto ou material. As ondas são na verdade criadas quando o som atinge uma barreira e o choque cria uma vibração. Ouvimos o som quando ele atinge um objeto e o ar circundante vibra. Por sua vez, o ar que vibra faz com que o nosso tímpano (ou outras partes do corpo) vibre, e o cérebro interpreta essas vibrações como

som. Somos bastante afetados pelas ondas sonoras, tanto adversa quanto benefica-
mente. (Consulte o Capítulo 21.)

Funcionando como a ponte entre os campos verdadeiros e os sutis da Terra estão as
ondas escalares. Seguidores do pesquisador Nikola Tesla afirmam que essas ondas longi-
tudinais se deslocam mais rápido do que a velocidade da luz, proporcionando assim o
mecanismo da comunicação instantânea.

CAMPOS SUTIS DA TERRA

Os campos sutis da Terra são os seguintes:

Linhas ley, linhas de energia eletromagnética que existem sobre a Terra ou dentro
dela. Algumas pessoas acreditam que essas linhas sejam feitas pelo homem, criadas
por formações de pedras elaboradas pelos seres humanos que resultam em um poder
armazenado. Já outras acreditam que as linhas ley são trajetórias de energia naturais
na Terra; elas são mais intensas nos locais onde se entrecruzam, de modo que as pessoas naturalmente constroem edificações nesses pontos para tirar proveito do poder
da Terra.

A rede Hartmann, uma rede de linhas carregadas que ocorrem naturalmente na
Terra e que se estendem de norte a sul, separadas umas das outras por uma distância
de cerca de dois metros, e de leste para oeste, separadas por uma distância de cerca
de meio metro. Elas podem enviar energia para cima a uma altura de até 180 metros.
Linhas alternadas têm, em geral, cargas positivas e negativas, e surgem dificuldades
energéticas nas interseções. Entre essas linhas geométricas, situam-se as zonas neutras.

O Sistema Cúbico Benker, que compreende linhas de energia separadas umas das
outras por cerca de dez metros, de modo que parecem blocos quadrados empilhados
uns sobre os outros. Elas estão magneticamente alinhadas de norte para o sul e do
leste para o oeste. Esses muros de energias estão polarizados de forma alternada. As
interseções são consideradas nocivas para o sistema imunológico humano.

A rede Curry, que se baseia na ideia de que a Terra está coberta por um campo de
força místico. A rede é formada por linhas de energia que se entrecruzam a distâncias
regulares. As interseções produzem pontos de radiação que podem ser benéficos ou
nocivos e que podem ser detectados por meio do *dowsing* ou de uma vara de vedor.
As linhas estão separadas umas das outras por cerca de três metros, são diagonais
aos polos e se estendem de leste para oeste.

Linhas negras, ou energias terrestres naturalmente geradas que não formam uma
rede e que são muito provavelmente conjuntos localizados de energias mortíferas.

Elas podem ser curvas ou retas. Também são chamadas de fluxos negros e, às vezes, consideradas como sendo causadas pela água corrente subterrânea e por falhas geológicas. Seu poder se intensifica durante as tempestades solares e descargas elétricas, bem como na presença de outros fatores. Seu efeito tóxico e venenoso pode se espalhar através das vigas de aço de uma construção, podendo fluir para cima até os últimos andares de um prédio.

A VIVAXIS: CONECTANDO OS SERES HUMANOS À TERRA

Entre os campos de energia humanos e os campos de energia terrestres existe uma conexão energética especial chamada Vivaxis. No livro *The Vivaxis Connection*, Judy Jack a descreve como um ponto ou uma esfera de energia que liga a pessoa ao seu lugar de origem (o local na Terra onde a mãe dela passou as últimas semanas de gravidez). Por mais que essa pessoa se afaste desse lugar, a Vivaxis continua a conectá-la a ele. A Vivaxis é formada a partir de ondas magnéticas e funciona como um cordão umbilical invisível bidirecional, ligando-nos à Terra através de todo o nosso corpo. As energias planetárias e terrestres influenciam o nosso corpo por intermédio da Vivaxis, determinando até mesmo o fluxo de *prana* através dos nadis.[4] (Para mais informações, inclusive sobre uma técnica para trabalhar com a Vivaxis, consulte o Capítulo 13.)

CAMPOS DE ENERGIA DO CORPO HUMANO

Assim como a Terra possui campos mensuráveis e sutis, nós também os possuímos. Nesta seção, você vai encontrar informações sobre os campos sutis humanos que são mais aplicáveis ao praticante da medicina da energia sutil.

Em primeiro lugar, é importante saber que esses campos, embora aparentemente circundem o corpo humano, também o *interpenetram*. Os campos não param na pele. Eles são energias que se deslocam através de todos os veículos do corpo — entre eles a pele e o tecido corporal. É bastante provável que esses campos sutis determinem a natureza e a saúde de todo o nosso ser. Eles não apenas interagem com os nossos chakras e meridianos, mas também, como todos os campos verdadeiros e sutis, respondem a tudo que existe dentro e fora de nós, frequentemente passando energia do nosso suposto interior para o exterior, e vice-versa. Na realidade, a ciência tem confirmado que a doença e a cura podem ser detectadas nos campos sutis antes que se manifestem no corpo físico.

Cada célula no corpo e cada pensamento gera um campo. Cada corpo de energia, meridiano e chakra pulsa o seu próprio campo.

O CAMPO DE LUZ UNIVERSAL

O *campo de luz universal*, também chamado de campo do ponto zero, consiste de fótons ou unidades de luz que regulam cada coisa viva. O nosso DNA é feito de luz, estamos cercados por um campo de luz, formando um microcosmo e um macrocosmo que dançam em conjunto. Basicamente, somos "luz congelada", ou máquinas de biofótons. Estamos interconectados através do campo de ponto zero em uma realidade não local que permeia o cosmos. Uma realidade não local é uma realidade sem mediação, absoluta e imediata. Isso significa que os eventos podem ocorrer por meio de forças desconhecidas, que a força de um evento não depende da proximidade das forças e que mudanças podem ocorrer de forma instantânea, apesar da distância entre a força, o evento e nós. Muitos físicos concluíram que a realidade tem, de fato, uma natureza não local, já que duas partículas, tendo estado alguma vez em contato, podem ser separadas e, no entanto, interagir até mesmo a grandes distâncias.

CAMPOS L E CAMPOS T

Os campos L são campos de vida, campos físicos sutis que são medidos eletricamente. Os campos T são campos de pensamento. Cada um deles oferece um modelo e um projeto para um lado diferente da realidade. Eles representam a natureza dualista da vida como a conhecemos — o yin e o yang da filosofia oriental, Shakti e Brahma da religião hindu. Eles também representam frequências elétricas e magnéticas, os dois lados da matéria que se combinam para criar a radiação eletromagnética que nos banha e nos estimula de maneira constante.

CAMPOS MORFOGENÉTICOS

Na biologia, um *campo morfogenético* é um campo sutil que conecta um grupo de células que cria estruturas ou órgãos específicos do corpo. Por exemplo, um campo cardíaco se transforma em tecido cardíaco. Os campos morfogenéticos (também conhecidos como morfológicos) possibilitam uma troca entre espécies com mentes afins e transferem informações de uma geração para outra. Essas informações penetram a aura e também o sistema elétrico do corpo.

OS CAMPOS ETÉRICOS

Como a palavra *etérico* é frequentemente utilizada como um substituto para os termos *sutil* ou *áurico*, uma descrição um pouco mais detalhada é adequada. Existem, de fato, campos etéricos independentes ao redor de cada unidade de vida vibratória, seja ela uma célula, planta ou pessoa.

O termo *etérico* deriva da palavra *éter*, que é considerado um veículo que permeia o espaço, transmitindo ondas de energia transversas. As ondas transversas são aquelas que só passam através de materiais nos quais as partículas estão estreitamente conectadas. (As ondas de água e de luz são exemplos de ondas transversas.)

Quando associado à totalidade do campo áurico, o campo etérico circunda todo o corpo e atua como um modelo para o corpo humano físico.

Na condição de um corpo de energia separado, o corpo etérico conecta o corpo físico a outros corpos sutis e, portanto, atua como uma matriz para o crescimento físico. Barbara Ann Brennan, a aclamada professora e especialista contemporânea da aura, sugere que o corpo etérico já existe antes que as células se desenvolvam. Outros pesquisadores afirmam que o mesmo é verdadeiro com relação ao campo áurico, indicando que ele permeia cada partícula do corpo físico e funciona como uma matriz para ele. Kim Bong Han, Ph.D., cuja pesquisa é resumida em *The Subtle Body*, associa o corpo etérico e os meridianos, sugerindo que os meridianos são uma interface entre o corpo etérico e o corpo físico. O corpo etérico cria os meridianos, os quais, por sua vez, formam o corpo físico. Existe também um campo etérico para a alma.

Cada um dos nossos campos etéricos regula várias funções mentais, emocionais, espirituais ou físicas. A lista de campos etéricos independentes a seguir tem como base o trabalho de Barbara Ann Brennan e de outros pesquisadores e clínicos. Embora sejam campos etéricos separados, todos afetam o corpo humano.

ESTRESSE GEOPÁTICO

O *ESTRESSE GEOPÁTICO* se refere aos efeitos nocivos dos campos naturais e artificiais, e à radiação dos campos verdadeiros e sutis. A existência do estresse geopático é respaldada por pesquisas científicas, que confirmaram que a exposição constante ou extrema a estressores geopáticos pode resultar em consequências que vão de brandas a graves nos seres vivos expostos a elas.

O estresse geopático pode ser a causa de doenças como:

- Incômodos e dores no corpo
- Irritabilidade e ansiedade
- Fadiga crônica
- Insônia
- Distúrbios cardiovasculares
- Infertilidade e aborto espontâneo
- Dificuldades de aprendizado
- Problemas de comportamento nas crianças
- Câncer
- Distúrbios autoimunes

Existem dois tipos de estressores de campos mensuráveis, ou fontes de poluição de campo natural. O primeiro é a radiação eletromagnética; os outros são a Terra e o espaço. Na Terra, o estresse geopático ocorre principalmente nos pontos de cruzamento das linhas de energia naturais do planeta, mas também acontece por causa da radiação emitida pelas águas correntes subterrâneas, de certas concentrações de minerais, de cavidades subterrâneas e de falhas geológicas. Essas são energias naturais, mas não são benéficas para os seres vivos por longos períodos de tempo. Existem também campos de energia que emanam do espaço, os quais também podem perturbar o sistema eletromagnético do nosso corpo.

Na condição de seres humanos, podemos ser afetados pelos seguintes tipos de poluição do campo natural:

Poluição do espectro eletromagnético, ou exposição excessiva aos campos elétricos estáticos, aos campos magnéticos, à radiação de frequência extremamente baixa (ELF), a radiofrequências, à luz visível, à luz ultravioleta, aos raios gama, à luz infravermelha, às micro-ondas e aos raios X.

Campo físico: o de menor frequência. Regula o corpo humano. Às vezes é chamado de campo grosseiro.

Campo emocional: regula o estado emocional humano.

Campo mental: processa ideias, pensamentos e convicções.

Campo astral: um nexo entre as esferas física e espiritual. Não é afetado pelo tempo ou pelo espaço.

Padrão etérico: só existe no plano espiritual e contém os mais elevados ideais da existência.

Campo celestial: tem acesso às energias universais e atua como um padrão para os campos etéricos.

Campo causal: também chamado de campo ketérico. Possibilita o acesso à sabedoria divina.

Poluição dos campos físicos naturais, ou exposição excessiva ao estresse solar, aos campos geomagnéticos, ao estresse geopático e à Vivaxis.

Poluição dos campos sutis naturais, ou exposição excessiva às linhas negras e às linhas da rede Hartmann, ao Sistema Cúbico Benker e à rede Curry.

O que causou o nosso nível atual de estresse geopático? Por que estamos presenciando tantas doenças decorrentes do estresse do campo? Duas razões se destacam.

Um declínio no campo magnético. Em primeiro lugar, o campo magnético natural da Terra teve a sua potência reduzida ao longo do tempo. Há cerca de 4 mil anos, ele gerava de dois a três gauss, mas agora tem uma intensidade de aproximadamente apenas meio gauss, o que representa uma redução de quase 80 por cento. Em um nível microscópico, o declínio do campo magnético da Terra reduz o nível de carga nas partículas subatômicas, diminuindo a carga global dos átomos. Os corpos vivos dependem de átomos e moléculas carregados para ser supercondutores, ou para manter o fluxo adequado de nutrientes e mensagens ao longo do sistema nervoso e através dos sistemas fluidos do corpo. Não apenas o sistema nervoso humano primário, que inclui o cérebro e o sistema nervoso central, requer esse equilíbrio iônico, como também o sistema nervoso secundário, que provavelmente interage com os meridianos e nadis, também o requer. Por conseguinte, a entrada magnética insuficiente afeta os corpos e campos sutis de maneira negativa.

Radiação artificial. Em segundo lugar, a radiação artificialmente produzida pode causar um dano considerável aos organismos vivos, e estamos bombardeando o planeta com uma abundância de campos elétricos e magnéticos gerados pelos seres humanos, além de enormes quantidades de ondas de rádio, micro-ondas e outros tipos de radiação.

O CAMPO ÁURICO

O campo de energia humano é composto pela aura, um conjunto de faixas de energia que mudam gradativamente de frequência e cor à medida que se afastam do corpo. Cada um desses campos áuricos se abre para diferentes planos e corpos de energia, e também se associa a um chakra, possibilitando assim uma troca de informações entre os mundos interno e externo do corpo.

Alguns especialistas esotéricos acreditam que a aura contenha sete camadas; outros afirmam que são oito ou nove. Trabalho com um sistema de doze chakras e doze camadas áuricas que serão destacadas ao longo deste livro.

Cientistas vêm investigando e confirmando a existência da aura — o campo que circunda todo o nosso corpo — há mais de cem anos, contribuindo para o conhecimento que os nossos ancestrais já possuíam. A aura é conhecida por vários nomes em muitas culturas. Os artistas cristãos retrataram Jesus e outras figuras cercados por halos de luz. As escrituras védicas e os ensinamentos da ordem Rosa-Cruz, dos budistas tibetanos e indianos, e muitas tribos de nativos norte-americanos descrevem o campo de forma detalhada. Até mesmo Pitágoras discutiu o campo, que os gregos percebiam como um corpo luminoso.

Então, o que *é* o campo áurico? Cientistas como James Oschman, autor de *Energy Medicine*, o consideram um campo biomagnético ilimitado que circunda o corpo. "Ilimitado" significa que o nosso campo áurico, composto por até doze camadas, se estende para fora, indefinidamente, a partir do corpo físico.

Existem indicações de que o campo áurico é efetivamente formado tanto pela radiação (em especial o magnetismo) quanto pela antimatéria que possibilita uma passagem de energia entre este mundo e outros. É a antimatéria que torna possível a cura por meio da intenção. Quando um praticante transmite a energia de cura com base na intenção, seja por meio da imposição das mãos ou na cura a distância, essa energia é transmitida, como uma mensagem instantânea enviada pela internet, para o campo de energia de outra pessoa.

Os dois próximos capítulos mostrarão a relação entre os três principais elementos do corpo sutil — os campos, os meridianos e os chakras. Além disso, os capítulos da Terceira Parte oferecerão uma rica gama de ferramentas e técnicas de energia sutil que se destinam a manter ou restabelecer o equilíbrio e a saúde dos campos. Uma atenção especial deve ser dada aos seguintes Capítulos: 12 e 13 (modalidades de cura pela imposição das mãos e a distância), 23 (geometria sagrada, formas, símbolos e números), e 21 e 22 (cura pelo som e pela cor), todos os quais contêm recursos muito eficazes para o trabalho com os campos de energia sutil humanos.

CANAIS DE CURA

A MAGIA DOS MERIDIANOS

"Além do meu corpo
as minhas veias são invisíveis."

ANTONIO PORCHIA
Voices

A acupuntura, a acupressura, as ervas chinesas, o qigong, o tai chi, a massagem tui na — na condição de praticante de cura, você talvez esteja bem versado na utilização de alguns desses métodos e ferramentas, ou talvez esteja ansioso para começar a aprendê-los. Na qualidade de referências da medicina tradicional chinesa, uma das mais antigas formas de medicina, todas essas modalidades e práticas de tratamento têm algo em comum: cada uma delas é uma terapia baseada nos meridianos que ajudam na distribuição do *chi*, a energia sutil necessária à vida.

Não importa o tipo de modalidade de energia sutil na qual você seja especializado, o conhecimento dos meridianos — o que eles são, o que fazem e como trabalhar com eles — contribuirá para a qualidade e eficácia do seu trabalho. Em outras palavras, você não precisa ser um acupunturista para se beneficiar do entendimento dos meridianos e dos princípios que os sustentam.

TERAPIA DOS MERIDIANOS: UMA ABORDAGEM DE TODO O SER

Os *meridianos* são os canais de energia que fornecem estrutura ao corpo como sistema energético. Eles são os canais que fornecem nutrição ao corpo de energia sutil na forma de *chi*, um dos termos chineses para energia vital. Às vezes eles são descritos como avenidas de energia que interligam o universo físico fora de nós com o tecido vivo dentro de nós.

Há mais de cinco mil anos, a descoberta desses canais de energia sutil pelos chineses deu origem a um sistema complexo e altamente evoluído, baseado mais no holismo do que na anatomia, a percepção de que a pessoa é um ser completo e não um conjunto de partes. O princípio básico da terapia dos meridianos é que você precisa tratar da causa fundamental de um problema que se apresenta — o corpo, a mente, o espírito e as emoções —, e não apenas os sintomas. Os antigos chineses visualizavam a pessoa como um círculo em vez de um agrupamento de unidades. Mas esse círculo não abarca apenas o indivíduo. Cada pessoa — cada organismo vivo — está conectada a uma matriz universal de energia e, portanto, interconectada por essa matriz. O que está "aqui dentro" está essencialmente conectado a tudo que está "lá fora".

A terapia tradicional dos meridianos recorre à *teoria de cinco fases* (às vezes chamada de *teoria de cinco elementos*) — uma explicação complexa e cumulativa das terapias baseadas nos meridianos. Ao contrário das ideias por trás da medicina alopática, a teoria de cinco fases descreve o relacionamento entre todas as coisas, em vez de delinear fatores independentes. Além de expressar que tudo se reduz a cinco elementos básicos, ela defende quatro ideias principais:

- Yin e yang (ou polos opostos)
- As fontes internas e externas da doença
- A ordem cíclica da vida (revelada nos ciclos das estações)
- A existência de canais de energia que distribuem o *chi* — os meridianos

Em essência, a teoria de cinco fases explica o eu como um ser energético.

Tendo superado a ideia de ser um sistema de cura esotérico ou uma simples medicina popular, a medicina tradicional chinesa e os sistemas baseados nos meridianos estão se integrando aos sistemas ocidentais de cuidados com a saúde. Amplas pesquisas verificaram que os meridianos transportam energias químicas, elétricas e etéricas. Assim como os meridianos têm uma natureza energética, eles também possuem natureza e influência físicas. Nós somos tanto físicos quanto energéticos.

Nesse sentido, a abordagem da cura da medicina tradicional chinesa (MTC) exemplifica a medicina da energia sutil. Ela se baseia no entendimento de que a doença é um distúrbio ou desequilíbrio energético e que a cura é um processo de restabelecimento do equilíbrio energético. Embora ela reconheça totalmente os sintomas físicos mais óbvios, ela também olha além deles para descobrir a desarmonia nos canais sutis que podem preceder a doença.

Além do corpo abrangente de informações pertencentes aos canais e à teoria de cinco fases contido na enciclopédia *The Subtle Body*, não há escassez de informações minuciosas pertencentes a esse brilhante sistema de cura. O restante deste capítulo se destina a ser um guia de consulta rápida; as informações básicas que ele contém se baseiam na minha experiência como alguém que estudou e pesquisou amplamente esses assuntos e como uma praticante que integra os princípios ao seu próprio trabalho. Tomei o cuidado de incluir exercícios e técnicas que são poderosos e, no entanto, fáceis de ministrar, como o emprego de certos pontos da acupressura, técnicas do qigong e as Técnicas de Liberdade Emocional (EFT). Eu me abstive de apresentar processos que precisam ser aplicados por um acupunturista habilitado, como o emprego de agulhas, a utilização de agulhas nos pontos de acupuntura, e o uso de ventosas especiais para liberar os bloqueios do *chi*. Informações como os "Três Tesouros" incluídas neste capítulo também são tomadas como referência para o trabalho de cura. Quer você esteja pesquisando quais funções são governadas pelo meridiano da Bexiga, que órgãos são mais afetados pela preocupação ou pela tristeza, que desarmonias estão relacionadas com o meridiano do Fígado ou em que hora do dia o meridiano do Coração está mais ativo (a propósito, isso acontece entre 11h e 13h), este capítulo será uma referência extremamente útil. Descobri que mesmo que um praticante de energia sutil não empregue terapias baseadas nos meridianos para a autocura ou a cura de outras pessoas, é fundamental que ele compreenda os conceitos básicos, entre eles a ciência que confirma a existência dos meridianos. Entender essas ideias com clareza poderá ajudá-lo a utilizar todas as terapias alternativas disponíveis e a compreender os tipos de terapias de meridianos que um cliente talvez esteja usando.

OS MERIDIANOS E CANAIS PRINCIPAIS

Existem doze meridianos principais e vários secundários, que são às vezes chamados de vasos. Vamos enfocar aqui os doze meridianos principais e os dois vasos mais importantes.

Existem vários sistemas de abreviação que representam os meridianos de forma sucinta. Este é um dos sistemas mais usados:

Pulmão (Pu)	Rim (R)
Intestino Grosso (IG)	Pericárdio (Pe)
Estômago (E)	Triplo-aquecedor (TA)
Baço (B)	Vesícula Biliar (VB)
Coração (C)	Fígado (F)
Intestino Delgado (ID)	Vaso da Concepção (VC) ou Ren Mai
Bexiga (B)	Vaso Governador (VG) ou Du Mai

Cada um dos meridianos principais governa certas funções do corpo. A desarmonia, ou a interrupção do fluxo de energia através de um meridiano particular, resulta em sintomas específicos.

Meridiano do pulmão. O meridiano do pulmão regula o *chi* em todo o corpo, além de regular a respiração e muitos canais de água, como os meridianos do Rim e da Bexiga, que controlam a distribuição de fluidos no corpo. Entre os sintomas de desarmonia estão a distensão do tórax ou a sensação de que ele está cheio, a asma, as alergias, a tosse, o ofego, o arroto, a inquietude, membros frios e palmas das mãos quentes, falta de ar e fadiga generalizada.

Meridiano do Intestino Grosso. O meridiano do Intestino Grosso governa a eliminação e se comunica com os pulmões para regular as funções de transporte do corpo. Por exemplo, ele leva os resíduos para fora do corpo e absorve água antes que os resíduos sejam eliminados. Os problemas desse meridiano com frequência são a causa por trás das doenças que afetam a cabeça, o rosto e a garganta. A desarmonia é indicada por dor de dente, corrimento e sangramento do nariz, inchaço no pescoço, olhos amarelados, boca seca e sede excessiva, dor de garganta, dor nos ombros, nos braços e nos indicadores, além de cólicas intestinais, diarreia, prisão de ventre e disenteria.

Meridiano do Estômago. O meridiano do Estômago trabalha estreitamente com o meridiano do Baço para auxiliar a digestão do corpo e as funções de absorção. Juntos, os dois meridianos são chamados de *base adquirida*, já que eles representam a base da saúde digestiva do corpo. O meridiano do Estômago assegura que o *chi*, que pode ser energeticamente acondicionado como nutrientes, pensamentos ou emoções, desça ou passe para o sistema interno do corpo, de modo a ser utilizado. Se ele subir em vez de descer, os efeitos podem incluir náusea e vômito. As doenças que envolvem o meridiano do Estômago em geral têm como sintomas distúrbios gástricos, dor de dente e problemas mentais (como ficar pensando obsessivamente na mesma coisa), assim como problemas que aparecem no trajeto, ou perto do trajeto, do meridiano (como na frente na canela, para o meridiano do Estômago, e outros locais), como é mostrado nas figuras 3.1 e 3.2. As irregularidades nesse meridiano podem se manifestar como dor de estômago, aftas, distúrbios digestivos, fluido no abdômen, fome, náusea, vômito, sede, problemas bucais, edema, inchaço no pescoço, dor de garganta, tremores, bocejos e testa acinzentada. Entre as disfunções mentais estão o comportamento antissocial e fóbico.

Meridiano do Baço. O baço é um órgão imunológico vital e é essencial para a transformação da comida em *chi* e sangue. Ele faz isso mudando a essência da comida, que é ao mesmo tempo sutil e física, e trabalhando também com o meridiano do Estômago para, com o tempo, incorporar os nutrientes e o *chi* da comida ao sangue. Ele também abriga os pensamentos e governa a qualidade dos pensamentos disponíveis para a mente. Entre os sintomas de desarmonia estão o abdômen distendido, a perda de apetite, a hepatite, os distúrbios de sangramento, os distúrbios menstruais, fezes soltas, a diarreia, a flatulência, a anorexia, a rigidez, joelhos ou coxas inchados ou rígidos, e dor na base da língua.

Meridiano do Coração. O coração governa o sangue e a pulsação, bem como a mente e o espírito. Como seria de esperar, os problemas no meridiano do Coração geralmente resultam em problemas do coração. A desarmonia é indicada pela secura na garganta, dor no coração e palpitações, e sede. Entre outros sintomas estão a dor no tórax ou na parte interna do antebraço, calor na palma da mão, olhos amarelados, insônia e dor ou frio ao longo do trajeto do meridiano.

Meridiano do Intestino Delgado. O meridiano do Intestino Delgado separa o puro do impuro, o que inclui alimentos, fluidos, pensamentos e convicções puros e impuros. Os problemas no meridiano do Intestino Delgado geralmente causam doenças no pescoço, ouvidos, olhos, garganta, cabeça e intestino delgado, bem como certas doenças mentais. Os sintomas de desarmonia podem incluir febre; dor de garganta; inchaço no queixo e na parte inferior da maçã do rosto; pescoço rígido; postura fixa da cabeça; problemas de audição ou surdez; olhos amarelados; dor intensa do ombro, na mandíbula, no braço, no cotovelo e no antebraço; e distúrbios intestinais, inclusive a síndrome do intestino irritável.

Meridiano da Bexiga. O meridiano da Bexiga controla o armazenamento e a eliminação dos resíduos líquidos. Ele recebe o *chi* do meridiano do Rim e o utiliza para transformar os líquidos antes de eliminá-los. A disfunção do meridiano do Rim causa problemas e sintomas na bexiga, como distúrbios urinários e incontinência. Causa também problemas na cabeça, inclusive dor de cabeça, globo ocular protuberante, corrimento no nariz, congestão nasal, tensão no pescoço, olhos amarelados, olhos lacrimejantes e sangramento nasal. Entre os problemas da parte inferior do corpo estão dor na coluna, nas nádegas e nos músculos da panturrilha, dor na região lombar, rigidez nas articulações dos quadris, problemas na virilha, e músculos enrijecidos ao redor do joelho e da panturrilha.

Meridiano do Rim. De acordo com fontes clássicas, os rins "captam o *chi*". Eles são a residência do yin e do yang. Eles também governam os ossos, os dentes e as glândulas suprarrenais. A falta de nutrição energética e física resulta em problemas como inchaço, diarreia e prisão de ventre. Entre outros sintomas de desarmonia no meridiano do Rim estão as dores de cabeça, os problemas no ouvido, a anorexia, a inquietude, a insônia, a visão deficiente, a falta de energia, o medo constante, secura na língua e calor na boca, dor na coluna e na coxa, imobilidade dos membros inferiores, e frio, entorpecimento e dor nas solas dos pés.

Meridiano do Pericárdio. O pericárdio é uma bolsa que envolve o coração, protegendo-o de invasões externas, de modo que é apropriado que o meridiano do Pericárdio trabalhe em conjunto com o meridiano do Coração. O meridiano do Pericárdio governa o sangue e a mente (junto com o meridiano do Coração), afetando desse modo o sangue e a circulação, bem como os relacionamentos pessoais. A desarmonia no meridiano do Pericárdio é causada pela desarmonia dentro do coração e das funções sanguíneas do sangue. Os problemas mais comuns são os do tórax e do coração, e os sintomas podem incluir mal-estar no tórax, taquicardia e outras arritmias, inchaço nas axilas, rosto avermelhado, espasmos no cotovelo e no braço, e mania. **Observação:** O coração armazena *shen*, uma energia espiritual ou mental que afeta a alma. Muitos problemas mentais ou emocionais estão relacionados com um desequilíbrio no *shen*, de modo que o Pericárdio é um importante meridiano para quaisquer sintomas relacionados com a doença mental. O Pericárdio protege o coração de distúrbios, entre eles as emoções opressivas, que podem causar desequilíbrios físicos e mentais. Pontos *shen* específicos, relacionados na MTC e nos manuais de acupuntura, podem ser usados para proteger o coração das emoções excessivas que afluem dos outros meridianos. (Para mais informações sobre o *shen*, consulte "Os Três Tesouros", na p. 51, neste capítulo. Consulte também "Acupressura para Produzir a Calma: um Ponto *Shen* do Pericárdio", na p. 49.)

Meridiano do Triplo-aquecedor. O Triplo-aquecedor não é representado por um órgão físico. Mas ele é importante por causa da sua função, que é distribuir energia líquida aos órgãos. O Triplo-aquecedor distribui um *chi* especial chamado *chi original*, que é produzido pelos rins. Ele governa o relacionamento entre os diversos órgãos, distribuindo *chi* entre eles. Como o seu nome indica, o Triplo-aquecedor contém três partes:

O Triplo-aquecedor Superior, que distribui *chi* do diafragma para cima e em geral está associado aos pulmões e ao coração (respiração);

O Triplo-aquecedor Médio, que distribui *chi* para as áreas do corpo entre o diafragma e o umbigo e está associado ao estômago, ao baço, ao fígado e à vesícula biliar (digestão e assimilação);

O Triplo-aquecedor Inferior, que transporta *chi* abaixo do umbigo e está associado à reprodução e à eliminação.

Os problemas com o Triplo-aquecedor em geral se manifestam como retenção de água, rigidez no pescoço e incômodos nos ouvidos, olhos, tórax e garganta. Entre os sintomas estão aqueles relacionados com o desequilíbrio da água, como o inchaço, a incontinência urinária e dificuldade para urinar, e o tinido (zumbido no ouvido).

Meridiano da Vesícula Biliar. O meridiano da Vesícula Biliar governa a vesícula biliar, que produz e armazena a bile. Em uma base energética, esse meridiano governa a tomada de decisões. Ele está estreitamente conectado ao fígado; por conseguinte, a desarmonia no meridiano da Vesícula Biliar pode se manifestar como problemas hepáticos, o que inclui boca amarga, icterícia e náusea. Entre outros sintomas estão os suspiros frequentes, dor de cabeça, dor na mandíbula e no canto externo dos olhos, inchaço nas glândulas, doença mental, indecisão, febre e dor ao longo do meridiano.

Meridiano do Fígado. Para alguns praticantes chineses, o fígado é considerado o "segundo coração" do corpo. O meridiano do Fígado garante o fluxo das emoções, do *chi* e do sangue; controla a reação imunológica do corpo, bem como os tecidos fibrosos (tendões, ligamentos e músculos esqueléticos); absorve o que é indigerível; e está associado aos olhos. Os problemas do meridiano do Fígado se manifestam com mais frequência nos sistemas hepático e genital. Entre os sintomas podem estar a tontura, a hipertensão arterial, as hérnias, distensão no abdômen inferior nas mulheres, náusea, fezes aquosas com alimentos não digeridos, incontinência, espasmos musculares, retenção da urina, problemas oculares, e mau humor ou raiva.

Vaso da Concepção (Ren Mai). O Vaso da Concepção distribui *chi* para os principais órgãos e mantém o equilíbrio adequado do *chi* e do sangue no corpo. O Vaso da Concepção se estende pela parte da frente do corpo, começando logo abaixo dos olhos. Ele contorna a boca e passa pelo tórax e abdômen até chegar ao períneo. Entre os problemas desse vaso estão a inquietação, as hérnias e os distúrbios abdominais.

Vaso Governador (Du Mai). Assim como o Vaso da Concepção, o Vaso Governador transporta *chi* para os principais órgãos e equilibra o *chi* e o sangue no corpo. O Vaso Governador começa no períneo e se desloca para o cóccix antes de se encaminhar para a parte de trás da cabeça. Ele circula sobre a cabeça e depois se desloca para baixo pela frente do rosto e termina nos caninos no maxilar. A desarmonia nesse vaso pode causar sintomas como rigidez e escoliose.

As figuras 3.1 e 3.2 mostram os trajetos dos catorze meridianos ao longo do corpo. Para os mapas dos meridianos individuais e os seus principais pontos de acupuntura ou acupontos, consulte as páginas de 187 a 201 de *The Subtle Body*.

PONTOS DE ACUPUNTURA OU ACUPONTOS

Os pontos de acupuntura ou acupontos são os pontos de entrada para os meridianos. Também são chamados de *pontos de meridianos*. No corpo humano, foram identificados de quatrocentos a quinhentos pontos de acupuntura. (Os números variam de acordo com o sistema de cura que estiver sendo utilizado.) Cada um dos pontos tem um efeito particular sobre os diferentes canais e órgãos do corpo. Esses pontos são descritos e retratados em numerosos livros sobre a medicina tradicional chinesa (embora seus nomes e propósitos difiram ligeiramente de sistema para sistema). No Capítulo 12, "A Cura pela Imposição das Mãos", você encontrará uma descrição dos dez principais pontos de acupuntura e importantes exercícios e técnicas que os utilizam para a cura e o restabelecimento do equilíbrio.

COMO OS MERIDIANOS E OS PONTOS DE ACUPUNTURA FUNCIONAM?

Os meridianos são passagens para muitos tipos diferentes de energias físicas e sutis. Embora não sejam visíveis a olho nu, eles são circuitos de energias positivas e negativas, bem como de líquidos corporais. As energias dentro dos circuitos podem ser medidas por vários métodos. Usados na acupuntura, os pontos de acupuntura exibem características elétricas viáveis exclusivas que os distinguem da pele circundante. Esses pontos são de natureza eletromagnética e podem ser encontrados com a mão, por meio de testes com voltímetros microelétricos e por meio da utilização da cinesiologia aplicada, ou teste de força muscular, que avalia as reações do corpo a substâncias, situações e ideias.

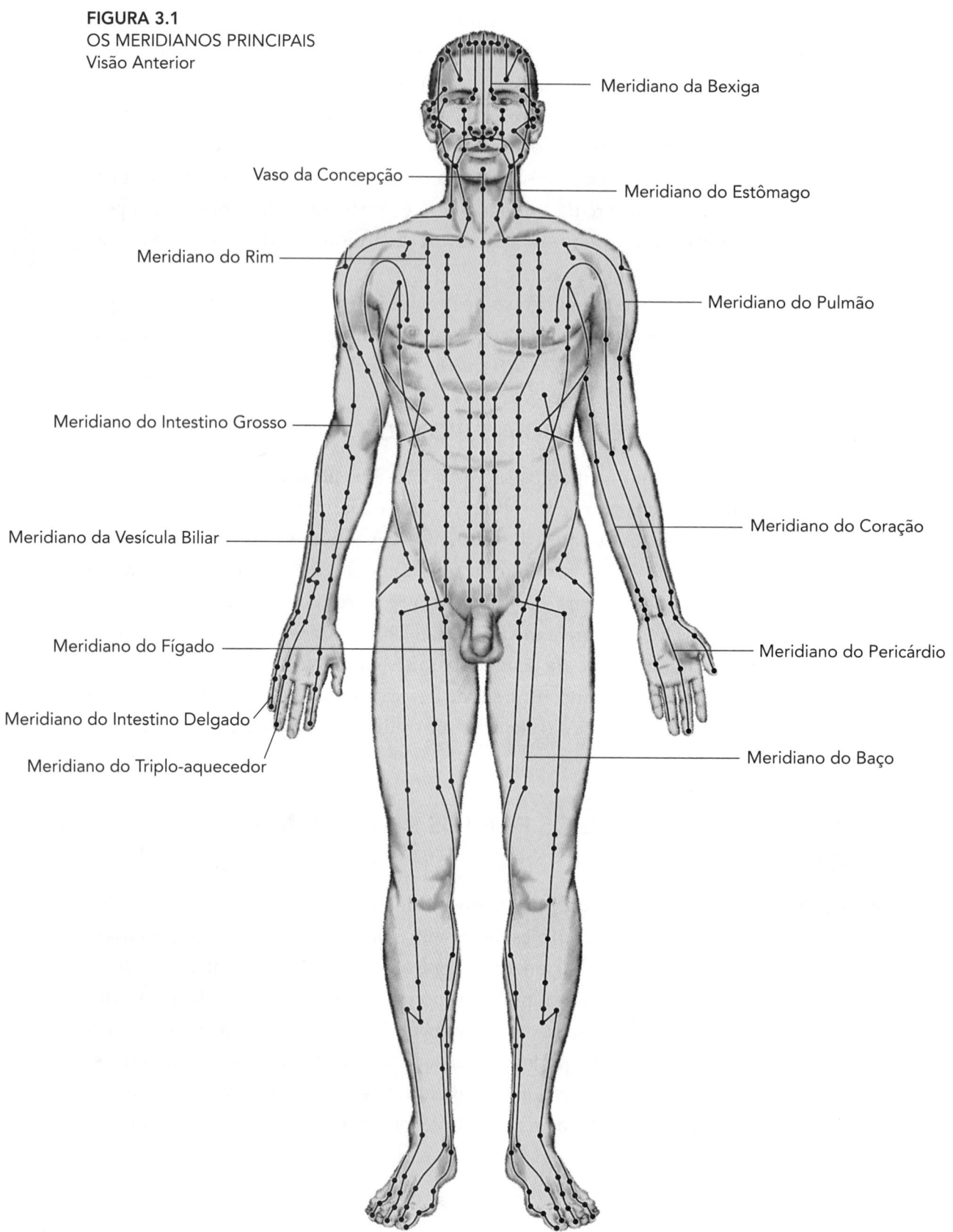

FIGURA 3.1
OS MERIDIANOS PRINCIPAIS
Visão Anterior

Meridiano da Bexiga

Vaso da Concepção

Meridiano do Estômago

Meridiano do Rim

Meridiano do Pulmão

Meridiano do Intestino Grosso

Meridiano da Vesícula Biliar

Meridiano do Coração

Meridiano do Fígado

Meridiano do Pericárdio

Meridiano do Intestino Delgado

Meridiano do Triplo-aquecedor

Meridiano do Baço

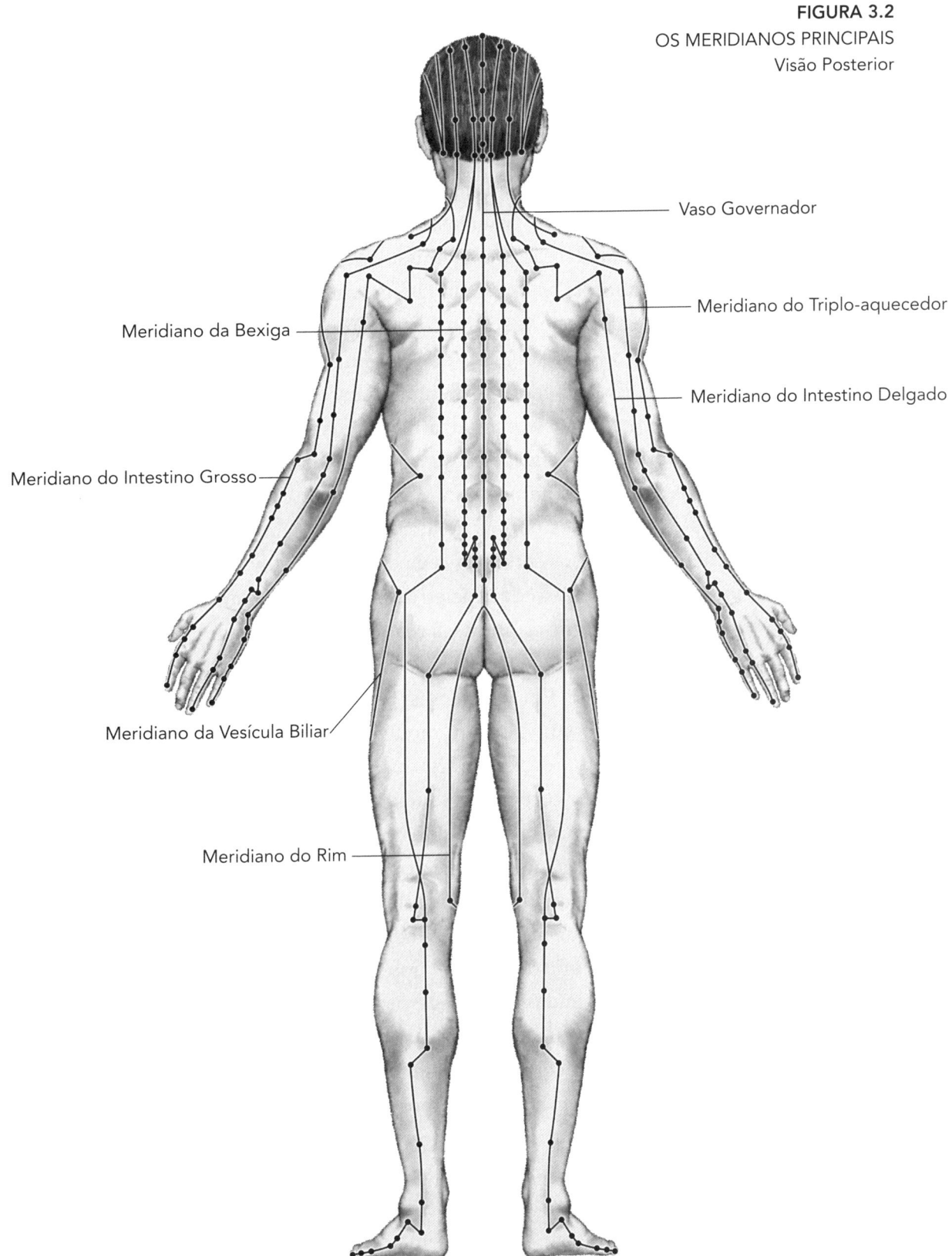

FIGURA 3.2
OS MERIDIANOS PRINCIPAIS
Visão Posterior

Vaso Governador

Meridiano do Triplo-aquecedor

Meridiano da Bexiga

Meridiano do Intestino Delgado

Meridiano do Intestino Grosso

Meridiano da Vesícula Biliar

Meridiano do Rim

Pesquisas científicas respaldam cinco teorias diferentes, porém inter-relacionadas, a respeito de como os meridianos e os pontos de acupuntura atuam para promover a cura.

Teoria biomecânica. A explicação biomecânica se baseia em pesquisas que buscam validar a existência dos meridianos. Estudos que envolvem o rastreamento do sistema de meridianos com detectores radioativos e a identificação da localização de pontos de acupuntura nos nervos motores mostram que os meridianos fazem parte da estrutura mecânica do corpo e interagem com o sistema anatômico.

Teoria bioeletromagnética. Baseada na premissa de que o corpo humano é um fenômeno eletromagnético, esta teoria se centra no fato de que o corpo é composto por correntes elétricas. Existem dentro e ao redor do corpo campos polarizados eletricamente gerados, inclusive ao redor de cada uma das nossas células, os quais estão associados a uma rede de circuitos que enviam continuamente minúsculas quantidades de corrente direta (também chamada de corrente contínua) através do corpo. As células responsáveis por essa condução, denominadas *células perineurais,* estão localizadas ao redor de fibras nervosas. A corrente resultante é altamente influenciada por campos eletromagnéticos externos. Dentro desse contexto, os pontos de acupuntura atuam como amplificadores da corrente e dos meridianos, vasos condutores da eletricidade, ou o *chi.* O trabalho nos pontos de acupuntura facilita o fluxo da bioeletricidade de uma maneira benéfica. Um grande número de pesquisas explica como essa realidade fisiológica torna eficaz a estimulação dos pontos de acupuntura.

Teoria da onda estacionária. Em 1986, dois pesquisadores, Fritz-Albert Popp e Changlin Zhang, se associaram para criar um modelo denominado *hipótese da superposição da onda estacionária.* Em resumo, eles caracterizaram o sistema geral de meridianos como uma imagem holográfica do corpo representada nos ouvidos e nos pés. Essa teoria também buscou explicar a interconectividade dos pontos de acupuntura por meio de um processo chamado *superposição,* no qual duas ou mais ondas semelhantes se combinam para encontrar uma terceira onda, mais complexa. Quando essas duas ondas estão cadenciadas, a onda resultante é mais poderosa e benéfica do que quando elas não estão cadenciadas. De acordo com a teoria de Zhang-Popp, as ondas dos pontos de acupuntura e dos meridianos criam essas ondas benéficas e melhoram a nossa saúde.

Teoria do tecido conjuntivo. Essa teoria se baseia na existência de estruturas citoesqueléticas em cada célula do corpo. Com efeito, essas estruturas formam o tecido conjuntivo. A ressonância magnética nuclear mostrou que os nossos músculos estão organizados em estruturas de aparência líquido-cristalina que mudam drasticamente quando expostas a campos eletromagnéticos. Essa alteração ocorre porque o tecido conjuntivo conduz cargas de eletricidade estática e é influenciado pelo pH, pela concentração de sal e pela constante dielétrica do solvente que compõe o cristal líquido, como os lipídios das membranas celulares, o DNA, e as proteínas, especialmente as proteínas citoesqueléticas, como as encontradas no tecido conjuntivo. Muitos cientistas hoje acreditam que os meridianos residem dentro dessa rede líquida, ou que os meridianos simplesmente estimulam a rapidez de resposta da rede. Em outras palavras, essa rede líquida conduz as respostas eletromagnéticas extraídas da acupuntura.

Teoria dos dutos. Uma pesquisa realizada pelo professor Kim Bong Han indica que os meridianos são uma série de dutos, ou tubos, que conduzem o *chi*. Ele descobriu que os meridianos são formados depois da amalgamação inicial do espermatozoide e do óvulo. Eles então se desenvolvem e se espalham por todo o corpo que está se desenvolvendo no útero.

Teoria do sistema elétrico secundário. Um crescente número de cientistas propõe que o sistema de meridianos faz parte de um sistema elétrico secundário — que poderia incluir os sistemas circulatório e nervoso central consagrados, mas que também é diferente deles.

A ciência ocidental já reconhece como a eletricidade — e, por conseguinte, a informação — circula através dos neurônios que compreendem o sistema nervoso central (a coluna vertebral e o cérebro). Por meio de sua pesquisa, o respeitado radiologista sueco Björn Nordenström descobriu que a eletricidade também "alimenta" um segundo sistema elétrico, separado porém inter-relacionado. Esse sistema secundário atua entre o nosso tecido conjuntivo e o sistema cardiovascular. A principal ideia é que a eletricidade é criada pelo fluxo do sangue dentro das artérias e das veias, transformando os vasos sanguíneos em cabos cercados por campos eletromagnéticos. Quando as células são danificadas, o fluxo da corrente para uma área machucada, ou que emana dela, se modifica, criando efeitos elétricos que estimulam a reparação. Basicamente, esses campos formam um "circuito fechado", ou um sistema de energia e eletricidade que circula continuamente e interage com o tecido conjuntivo.

O modelo de Nordenström sugere que as forças elétricas que circulam nesse sistema secundário são comparáveis ao *chi* e que os polos negativo e positivo da energia elétrica

ACUPRESSURA PARA PRODUZIR A CALMA: Um Ponto *Shen* do Pericárdio

SHEN É ENERGIA mental ou espiritual; existem pontos *shen* em cada meridiano. O sexto ponto do meridiano do Pericárdio, Pe 6 ou Nei Guan, é um ponto perfeito a ser pressionado para gerar calma quando você sentir emoções perturbadoras. Esse ponto acalma o coração, estabiliza o *shen* ou as emoções, e alivia a dor. Reduz a dor de estômago, a náusea, o vômito, o enjoo durante as viagens, as palpitações, a compressão no tórax, a insônia, a irritabilidade, a hipertensão e os distúrbios mentais, além da dor no cotovelo e no braço.

Para localizar o Pe 6, junte os dedos indicador, médio e anular de uma das mãos. Agora, coloque esses três dedos sobre o pulso na parte de dentro do braço oposto; posicione o dedo anular sobre a dobra entre a mão e o pulso, e o dedo indicador se posicionará naturalmente em uma posição perpendicular aos dois tendões mais proeminentes do pulso. O Pe 6 está situado exatamente entre esses dois tendões, bem perto do dedo indicador. Esse ponto pode parecer macio ao toque.

Use a ponta do polegar para massagear esse ponto, ao mesmo tempo que sustenta o pulso e o antebraço com os dedos da mesma mão. Mova o indicador por meio de um minúsculo movimento circular durante dois a três minutos.

são equivalentes ao yin e yang. É bastante possível que os canais do fluxo sejam os meridianos.

TEORIA DAS CINCO FASES

Como foi mencionado, a medicina tradicional chinesa se baseia na teoria das cinco fases ou dos cinco elementos (*wu-hsing*). A essência da teoria das cinco fases é o fluxo da energia da força vital. O *chi* circula através dos meridianos em perfeito equilíbrio, a não ser que sofra distúrbios por forças internas ou externas que perturbem as unidades elementares da vida.

A teoria das cinco fases pode ser resumida por meio das cinco afirmações a seguir:

- Existem cinco elementos na natureza: Terra, Metal, Água, Madeira e Fogo.
- Cada elemento é representado por uma certa cor.
- O corpo humano é formado por esses materiais elementares naturais.
- Esses elementos se deslocam através do corpo humano e dos seus órgãos em um ciclo sazonal.
- O tratamento adequado do corpo envolve trabalhar com o elemento correto e o seu *timing* cíclico.

Os cinco elementos representam energias que sucedem umas às outras em um ciclo contínuo de cinco fases. Os chineses não enfatizam os elementos propriamente ditos, e sim o movimento entre eles. Juntos, esses movimentos compõem o *chi*, a força vital.

Cada elemento está associado a um sistema corporal particular, bem como a um órgão interno. Cada órgão é yin ou yang. Os órgãos e os elementos geram uns aos outros em um padrão particular.

Madeira	*alimenta*	Fogo
Fogo	*cria*	Terra
Terra	*produz*	Metal
Metal	*recolhe*	Água
Água	*alimenta*	Madeira

Os elementos também governam ou destroem uns aos outros. Essas ações degenerativas são com frequência chamadas de interações dominadoras, já que envolvem um elemento sendo dominado ou alterado por outro.

Madeira	*separa*	Terra
Terra	*absorve*	Água
Água	*apaga*	Fogo
Fogo	*derrete*	Metal
Metal	*corta*	Madeira

Compreender esse ciclo é a chave para criar o equilíbrio dentro do sistema. O praticante diagnostica que elementos poderão precisar ser gerados ou reduzidos, e se o equilíbrio entre yin e yang foi perturbado, e depois define o tratamento compatível.

Consulte o Capítulo 14 para obter mais informações sobre o qigong e o tai chi, cujas versões em geral incorporam as ideias por trás da teoria das cinco fases, e o Capítulo 19 para encontrar informações adicionais sobre a teoria das cinco fases e os alimentos.

OS TRÊS TESOUROS

Os Três Tesouros, às vezes chamados de as Três Joias, são pedras angulares na medicina tradicional chinesa. A partir da perspectiva taoista, esses Três Tesouros são como três faces da mesma substância essencial, a força da vida. Os Três Tesouros são:

Jing, a essência básica ou nutritiva representada no espermatozoide, entre outras substâncias.
Chi, a força vital conectada ao ar, ao vapor, à respiração e ao espírito.
Shen, a essência espiritual associada à alma e ao supernaturalismo.

Jing é quase sempre relacionado com a energia do corpo, *chi* com a energia da mente e *shen* com a energia espiritual, ou o tipo de energia mental que afeta questões da alma. Essas energias passam por um ciclo: *jing* atua como a base para a vida e a procriação; *chi* anima o desempenho do corpo; e *shen* espelha o estado da alma. Uma das muitas maneiras pelas quais os taoistas propõem combinar essas energias essenciais é usar o *chi* físico para nutrir o nosso *jing*, ou energia sexual ou herdada. Empregamos então o *jing* para acentuar o nosso *chi*, levando-o a um nível mais alto ou refinado. Nesse ponto, usamos esse *chi* refinado ou mais mental para intensificar o nosso *shen*, o nosso eu espiritual. Reunimos agora o nosso *shen* com o Tao ou o Todo.

Várias técnicas neste livro, inclusive o exercício deste capítulo, "Acupressura para Produzir a Calma: Um Ponto *Shen* do Pericárdio", envolve o trabalho com o *shen*. O *chi* é abordado em vários exercícios, e tanto o *chi* quanto o *shen* são abordados em outras seções, entre elas "A Comida e as Emoções na Medicina Tradicional Chinesa: A Abordagem das Cinco Fases para Acalmar o Coração e a Mente" no Capítulo 19. Quando faço um trabalho de cura, com frequência associo o problema ou a questão que se apresenta a um dos Três Tesouros, e em seguida adapto o meu trabalho à profundidade apropriada.

Segue-se a minha "cola" pessoal para questões que correspondem a cada uma dessas energias.

Questões de *jing*. Questões familiares, questões herdadas e genéticas, problemas sexuais básicos, crescimento, desenvolvimento, questões de fertilidade. Esta é a mais densa das três energias. Examinam questões causais relacionadas com a herança; razões de vidas passadas que a pessoa poderá exibir em uma característica congênita; e considerações relacionadas com o DNA. Para a cura, também respaldam o envelhecimento natural e os processos de amadurecimento, bem como hábitos de estilo de vida, como a alimentação e o sono adequados.

Questões de *chi*. O foco quando somos afetados por questões relacionadas com o movimento e a atividade, a nossa capacidade de genuinamente "viver a vida". Todos os fenômenos do universo são uma manifestação do *chi*, de modo que você deve procurar rastrear o trajeto do *chi* se a energia estiver bloqueada, estagnada ou imobilizada. Você precisará seguir o fluxo da energia no corpo para procurar bloqueios, encontrar fatores patológicos que entram ou saem do corpo, avaliar a produção e a transformação de líquidos corporais, e avaliar a sua capacidade de reter nutrientes e calor, seja a partir de substâncias físicas ou até mesmo de fontes emocionais.

Questões de *shen*. Essas são, de longe, as questões mais sutis relacionadas com os Tesouros e requerem que examinemos as nossas supostas crenças a respeito do nosso relacionamento com o eu e o Espírito. As questões de *shen* com frequência se manifestam como ansiedade, depressão ou inquietude. *Shen* pode ser fortalecido por meio de um exame psicológico dos problemas, da meditação e de formas espirituais de exercício, como o qigong.

AS SETE EMOÇÕES E OS ÓRGÃOS

Os praticantes da medicina tradicional chinesa entendem que as emoções afetam a fisiologia. Por conseguinte, eles em geral avaliam e tratam as emoções, especialmente no que diz respeito aos meridianos que elas afetam. Na medicina chinesa, as emoções fortes são consideradas a principal causa interna da doença. Embora as emoções sejam reações normais ao nosso ambiente externo, quando ficam descontroladas ou são reprimidas, causam dano aos órgãos e aos sistemas dos órgãos e abrem a porta para as doenças, causando desequilíbrios no yin-yang, perturbando a circulação do sangue e do *chi*, e bloqueando os meridianos, principalmente aqueles relacionados com um tipo específico de emoção. No Ocidente, nós separamos o pensamento do sentimento, mas no Oriente, isso não acontece. As emoções são, na realidade, pensamentos combinados com sentimentos. Os pensamentos controlam os nossos sentimentos, e estes, por sua vez, criam o ambiente químico, atitudinal e até mesmo elétrico que afeta órgãos e meridianos específicos.

A **alegria** excessiva consome energia do meridiano do Coração, resultando em uma deficiência de energia. Isso também relaxa o coração, de modo que ele não pode funcionar de maneira eficaz. O resultado pode ser sentimentos de agitação, insônia, palpitações, a superexcitação e a mania.

A **raiva** excessiva consome energia do meridiano do Fígado, o que conduz a uma deficiência de energia. Isso também sobe para a cabeça, gerando dores de cabeça, pressão arterial elevada e, potencialmente, derrame cerebral. Também resulta em sentimentos de fúria, ressentimento e frustração.

O **pesar e o sofrimento (tristeza) excessivos** destroem a energia do meridiano do Pulmão, conduzindo a uma deficiência de energia, provocando também a dor e o inchaço abdominais. Entre os sintomas comuns estão o choro, aperto no tórax e problemas pulmonares.

O excesso de **pensamentos ou preocupação**, também chamado de elucubração, consome energia do meridiano do Baço, resultando em deficiência de energia e provocando congestão no baço. Entre os sintomas resultantes estão a estimulação mental excessiva, ao ponto de ocorrer fadiga ou letargia.

O **susto** espalha o *chi* e perturba a energia do meridiano da Vesícula Biliar. O susto, e não o medo, é causado por coisas que são assustadoras no momento presente. Ele causa indecisão, confusão e falta de coragem, e pode, com o tempo, provocar um dano à energia do meridiano do Rim se a situação assustadora se tornar crônica, como no caso de abuso que se estende por um longo período.

O **medo** a longo prazo consome energia do meridiano do Rim, conduzindo a uma deficiência de energia. O medo também força para baixo a energia do meridiano do Rim, causando problemas na parte inferior do corpo e nos rins. Você talvez se conscientize de que está vivendo com medo, e essa conscientização pode, com o tempo, gerar depressão ou inquietude.

Observação: Na maioria dos sistemas da medicina tradicional chinesa, o pesar e o sofrimento são considerados emoções separadas, ambas afetando os pulmões. Quando se juntam aos sentimentos de alegria, susto, raiva, pensamento ou preocupação e medo, o resultado são sete emoções. Em outros sistemas, a preocupação e o pensamento (elucubração) são considerados emoções separadas.

PASSOS PARA A CURA EMOCIONAL ORGÂNICA

No Capítulo 17, "A Cura dos Antigos", você encontrará um exercício de meditação para curar as emoções e os órgãos. O processo a seguir pode ser usado para restabelecer o equilíbrio em todos os níveis quando você tiver detectado uma forte reação emocional.

1º passo: rotule a emoção opressiva. Consulte a lista de emoções baseada nos meridianos. Qual das emoções básicas parece estar consumindo você? Se você estiver confuso, respire na parte do corpo que estiver experimentando a maior tensão. Sob essa tensão reside a emoção opressiva.

2º passo: associe essa emoção a um meridiano. Procure as funções desse meridiano para verificar como o distúrbio emocional o está afetando, física, mental, emocional e, até mesmo, espiritualmente.

3º passo: identifique a mentira que está criando essa tensão. O que você está dizendo subconscientemente a si mesmo que está criando um distúrbio emocional? Feche os olhos e peça para perceber ou ver uma imagem que explique um evento no passado que ainda o esteja afetando. Com base nessa experiência, que crença você considera verdadeira? Como essa crença parece protegê-lo de um trauma adicional? Você consegue encontrar a mentira ou inverdade nessa crença?

4º passo: substitua a mentira por uma verdade. Você ficou imobilizado em um modo reativo, o que causou o desequilíbrio emocional. Que crença restabeleceria o equilíbrio na sua vida? Você pode conceber uma verdade mais elevada criando uma afirmação positiva? Forme essa afirmação começando a frase com "Eu" e escolhendo um verbo na voz ativa, como: "Estou reconhecendo que sou amado" ou "Estou determinado a escolher pessoas que são gentis comigo".

O RELÓGIO BIOLÓGICO E OS CICLOS DO CHI

Na medicina tradicional chinesa, *o relógio biológico* fornece um *feedback* importante para o diagnóstico e o tratamento dos desequilíbrios do *chi*. E se você souber quando um órgão particular está no seu estado mais ativo ou menos ativo, você poderá auxiliá-lo por meio de uma série de técnicas, entre elas tratamentos tradicionais, alimentos adequados, exercícios, respiração, foco emocional e práticas como o *qigong*, que oferece movimentos para órgãos específicos.

Ao longo de um dia, o *chi* se desloca através de cada meridiano por duas horas, de modo que, durante duas horas, cada meridiano atinge o seu desempenho ideal.

Cada meridiano também é considerado *yin* ou *yang*. Os meridianos *yin* deslocam o *chi* para cima no corpo, e os meridianos *yang*, o deslocam para baixo. Os meridianos *yin* são inibitórios, estáticos e calmantes, ao passo que os meridianos *yang* são excitatórios, dinâmicos e ativadores. Quando combinadas, essas energias criam uma energia unificada, a que se originou no universo e continua a fluir através dele — e de nós, através dos meridianos.

Os meridianos se associam como pares *yin/yang* de duas maneiras diferentes. Em ambos os casos, os meridianos complementares com frequência são tratados, já que apoiam sinergisticamente um ao outro. A primeira abordagem de tratamento é por meio dos relacionamentos dos órgãos. Por exemplo, o Pulmão (*yin*) e o Intestino Grosso (*yang*) são meridianos correlacionados, assim como o Estômago (*yang*) e o Baço (*yin*) também o são. Você notará que esses meridianos estão bem perto um do outro no relógio biológico (mostrado a seguir) e compartilham um elemento em comum. Os sintomas aparecem durante as horas de pico, ou ativas, se um meridiano estiver processando um excesso de energia. Os sintomas de deficiência de energia são óbvios durante a onda de partida ou sedativa do *chi*. Os praticantes fortalecem o *chi* de um meridiano logo depois de seu pico e reduzem uma superabundância de *chi* pouco antes do período de pico. Os períodos de pico, as ocasiões mais ativas dos meridianos, são delineados na lista que se segue. Seus momentos sedativos ocorrem exatamente doze horas depois.

Por exemplo, o meridiano do Baço, que é *yin*, está mais ativo entre 9h e 11h; o Triplo--aquecedor, que é *yang*, está mais ativo entre 21h e 23h. Desse modo, o relógio biológico é desmembrado em ciclos de duas horas:

Pulmões	3h às 5h	*Yin*	Metal
Intestino Grosso	5h às 7h	*Yang*	Metal
Estômago	7h às 9h	*Yang*	Terra
Baço	9h às 11h	*Yin*	Terra
Coração	11h às 13h	*Yin*	Fogo
Intestino Delgado	13h às 15h	*Yang*	Fogo
Bexiga	15h às 17h	*Yang*	Água
Rim	17h às 19h	*Yin*	Água
Pericárdio	19h às 21h	*Yin*	Fogo
Triplo-aquecedor	21h às 23h	*Yang*	Fogo
Vesícula Biliar	23h às 1h	*Yang*	Madeira
Fígado	1h às 3h	*Yin*	Madeira

Outra maneira de usar o relógio biológico é trabalhar com os polos opostos, a segunda principal abordagem da associação *yin/yang*. Enquanto um dos meridianos atinge o seu pico durante duas horas, o meridiano oposto a ele em doze horas está no mínimo. Esses meridianos correlacionados se associam a diferentes elementos, assim como acontece com a diferenciação de opostos *yin/yang*. De um modo geral, quando um meridiano está "desligado", o que lhe é diametralmente oposto também precisará de assistência. Em geral, um deles estará excessivamente energizado enquanto o outro estará subenergizado.

Existem várias maneiras de utilizar o relógio biológico. A primeira é viver em harmonia com o fluxo do nosso *chi*. Por exemplo, o meridiano do Rim, uma fonte de energia vital, está ativo entre 17h e 19h, o que torna esse período ideal para fazer exercícios e tirar proveito da energia disponível. É interessante tomar o café da manhã entre 7h e 9h, quando o meridiano do Estômago é capaz de promover a digestão. No entanto, será proveitoso acordar entre 5h e 7h, quando o meridiano do Intestino Grosso está mais forte; nessa hora do dia, podemos liberar as toxinas da véspera por meio de uma evacuação intestinal nas primeiras horas da manhã e ficar purificados para um novo dia. Por que não preparar-nos para dormir quando o meridiano do Pericárdio vai nos ajudar a relaxar, entre 19h e 21h?

É proveitoso usar também o relógio biológico para seguir os sintomas, especialmente os problemas crônicos, até o meridiano que lhes deu origem e tratá-lo, bem como o meridiano que lhe é diametralmente oposto. Você acorda todas as noites às 3h? Seu meridiano do Pulmão pode estar ativando questões de pesar não resolvidas, e seria benéfico se você as abordasse durante o dia. Como os pulmões são responsivos à respiração profunda, você também pode ajudar a si mesmo fazendo meditação com atenção plena nessa hora. Outro período em que as pessoas costumam acordar é entre 1h e 3h. Muitas pessoas que sofrem de insônia ficam deitadas sem conseguir dormir durante esse período, que é governado pelo meridiano do Fígado. Podemos nos ajudar concentrando-nos nas nossas frustrações e raiva, mas também ingerindo ervas e alimentos que reforçam a saúde do meridiano do Fígado.

Recomendo que você consulte o relógio biológico de maneira contínua, não importa o exercício que você esteja executando no manual prático, para ter uma ideia melhor de quais meridianos poderão ser mais eficazes para o seu trabalho.

4

CORPOS DE CURA

OS CHAKRAS

"O sistema de chakras, na realidade, faz parte dos antigos mistérios perdidos.
E, no final, é por meio do sistema de chakras no nosso corpo
que encontramos o caminho de volta para o mais
antigo mistério de todos — Deus, a Unicidade, o Onisciente."

ROSALYN L. BRUYERE
Wheels of Light

Imagine entrar em uma clínica médica para fazer um exame, mas em vez de se despir e colocar um avental, você se coloca atrás do que se parece com uma tela de televisão do tamanho de um ser humano.

O clínico do outro lado da tela avisa que está ligando a máquina. De repente, em vez de estar de pé atrás de uma tela, você está dentro de uma caixa enorme que lembra um elevador. Você ouve um zunido suave, e em seguida se vê cercado por luzes multicoloridas rodopiantes.

Depois de alguns minutos, a voz amigável diz o seguinte: "Obrigado, pode sair agora". Você obedece. As cores desaparecem, a caixa se desintegra e, uma vez mais, você está de pé atrás de uma tela comum, que você contorna para se sentar em uma cadeira na frente do médico. Uma mesa separa vocês dois.

"Vamos ver o que temos aqui", diz ele, enquanto aperta um botão.

Várias imagens holográficas aparecem em cima da mesa, imagens suas em 3-D. O médico não aponta para os seus órgãos; em vez disso, ele examina prismas de luz rodopiantes que emanam da figura holográfica.

"Hummm", diz ele. "Está vendo aquele ponto escuro?" Ele aponta para o vórtice que está girando a partir da imagem do seu quadril. "Esse é o seu primeiro chakra", diz ele.

"Parece que você está com um bloqueio. Vamos descobrir se ele ainda está na esfera sutil ou se já está causando um problema físico."

O que o médico do futuro está examinando? Os seus *chakras*. Ele está avaliando o seu estado com base na coloração, forma, rotação e velocidade desses centros de energia que governam ocorrências físicas, emocionais, mentais e espirituais do corpo. Embora ainda não tenhamos máquinas que possam tirar fotos dos chakras, alguns praticantes de energia sutil são capazes de avaliar esses órgãos ultrassônicos e ajudá-lo a melhorar a sua saúde e o seu bem-estar trabalhando com eles.

O QUE É UM CHAKRA?

Os chakras são órgãos de energia sutil que controlam o fluxo de energia relacionado com todas as partes da nossa vida; eles são os nossos centros de poder pessoal. São semelhantes aos órgãos físicos no corpo, como o coração ou o fígado, mas atuam em uma frequência mais elevada — uma frequência que não é visível para o olho humano ou mensurável por métodos científicos atuais. Cada um dos chakras está relacionado com uma camada particular no *campo áurico*, o conjunto de doze faixas de energia envolvidas na troca sutil de informações entre os mundos exterior e interior do corpo (consulte o Capítulo 2 para uma revisão do campo áurico).

É impossível exagerar a importância dos chakras na esfera da cura da energia sutil. Eles ajustam e manipulam tanto a energia física quanto a sutil, transformando uma na outra e depois revertendo o processo; por conseguinte, eles comunicam as informações sensoriais e físicas. Como cada chakra funciona em uma frequência ou nível vibratório diferente, eles têm cores diversas, e cada um absorve, interpreta e envia informações ou energia compatíveis com o seu próprio nível vibratório. Eles também armazenam todas as informações recebidas, de modo que elas ficam disponíveis eternamente. Portanto, eles são a razão fundamental pela qual a medicina energética funciona.

Existem centenas, e possivelmente milhares, de sistemas energéticos que são usados em todo o mundo, muitos dos quais incluem os chakras e outros corpos de energia. Vamos focalizar aqui, principalmente, o sistema de sete chakras dos antigos hindus, já que ele é o sistema mais utilizado pelos praticantes de energia sutil e pelos médicos esotéricos. (Consulte o texto "Corpos de Energia de Outras Culturas" para obter uma síntese de outros sistemas de energia.) Vamos também examinar brevemente cinco chakras adicionais (chakras de 8 a 12) que contribuem de maneira significativa para o nosso bem-estar, desenvolvimento pessoal e crescimento espiritual. (Consulte *The Subtle Body* para obter informações mais abrangentes sobre os chakras.)

OS CHAKRAS E A ENERGIA DA KUNDALINI

Em sânscrito, a palavra *chakra* significa "roda giratória de luz". Os chakras são vórtices arco-irisados oriundos da coluna vertebral e que rodopiam na frente e atrás do corpo, e também acima e abaixo do corpo. Para compreender a função e o poder dos chakras, é importante observá-los no seu contexto mais amplo. O sistema hindu dos antigos seguidores dos Vedas inclui numerosos corpos e canais de energia sutil.

Os chakras, as energias circulares de luz que regulam o corpo físico e estão à espera da ativação espiritual.

Os nadis, correntes ou condutos de energia sutil que interagem com os chakras e o corpo físico. Eles transmitem o *prana*, ou energia sutil, para purificar o corpo físico e estimulam a energia conhecida como *kundalini* a subir através dos chakras. Muitos profissionais esotéricos, bem como pesquisadores científicos, acreditam que os nadis e os meridianos sejam a mesma coisa.

Os koshas, os cinco revestimentos de energia que contêm ou sustentam o espírito ou eu essencial. Cada um desses véus é erguido à medida que a pessoa evolui física, mental, espiritual e energeticamente.

Dezenas de outros corpos de energia contêm as dimensões humana e física. Muitos desses corpos adicionais são descritos em *The Subtle Body* e em outras obras.

A profunda força energética que une esses corpos independentes é conhecida como a energia *kundalini*. A energia *kundalini* reside no chakra da raiz (primeiro chakra), de modo que ela é frequentemente retratada como uma serpente enrolada que repousa na base da coluna vertebral. Ela é a energia divina que se manifesta quando se move — subindo através da densidade do corpo físico, despertando o corpo sutil, e amalgamando e unificando as nossas energias femininas e masculinas na realização da consciência suprema.

CONFIRMAÇÃO CIENTÍFICA DOS CHAKRAS

VALERIE HUNT, EdD (Doutora em Educação), como professora de cinesiologia (o estudo do movimento humano) na Universidade da Califórnia em Los Angeles, é pioneira na área de pesquisa que está confirmando a existência dos chakras. Há mais de vinte anos, Hunt tem realizado a medição da emissão eletromagnética humana em diferentes condições. Usando um eletromiógrafo, instrumento que mede a atividade dos músculos, ela descobriu que o corpo físico emanava radiação nos locais normalmente associados aos chakras. Além disso, ela descobriu que certos níveis de consciência estavam associados a frequências específicas.

Por exemplo, nas pesquisas de Hunt, quando as pessoas estavam pensando em situações do dia a dia, seus campos de energia tinham medições de frequências na faixa de 250 hertz (Hz). Essa é a mesma frequência do campo do coração. Quando pessoas paranormais tiveram seus campos de energia testados no eletromiógrafo, sua frequência variou em uma faixa de 400 a 800 Hz. Os médiuns ou canalizadores de transe ficaram na amplitude de 800 a 900 Hz, e os místicos, que estão sempre conectados ao seu eu superior, registraram um campo de energia acima de 900 Hz.

Para informações detalhadas sobre as pesquisas baseadas nos chakras, consulte *The Subtle Body*.

Do ponto de vista científico, os campos L e os campos T que discutimos no Capítulo 2 formam frequências unificadas que espelham a atividade e o fluxo de *kundalini*. Somos todos feitos de "masculino" e de "feminino", do elétrico e do magnético. Quando integramos essas forças inatas, encontramos o equilíbrio, a harmonia e a cura do corpo, da mente e do espírito.

OS SETE CHAKRAS HINDUS

De acordo com a filosofia hindu, os chakras são corpos de energia sutil localizados na medula espinhal e abrigados no núcleo mais profundo do *Sushumna nadi*. Esse núcleo é chamado de *Brahma nadi*, o condutor da energia espiritual. Os nadis transportam a energia sutil por todo o corpo e são, como mencionado acima, aliados fundamentais na ascensão da energia *kundalini*.

O núcleo do *Sushumna nadi* é considerado um corpo de energia espiritual, não um corpo de energia material; por conseguinte, os chakras são na maioria das vezes considerados como tendo uma natureza sutil. Alguns sistemas hindus, contudo, associam os chakras aos plexos nervosos grosseiros, situados na parte externa da coluna vertebral. Nesses sistemas, os chakras são considerados físicos e também sutis, e são vistos como a base de toda a existência, tanto psicológica quanto fisicamente.

A medicina da energia sutil se baseia em grande medida no trabalho com os chakras, já que os chakras governam aspectos importantes da nossa vida. Várias técnicas concentradas nos chakras estão incluídas no restante do livro. Você vai aprender práticas para descobrir as causas de um problema por meio dos chakras, usando a cor e o som para equilibrar os seus chakras, entre outras coisas.

As descrições que se seguem abordam vários detalhes importantes a respeito dos chakras. O significado do nome sânscrito do chakra fornece uma pista para o propósito do chakra. A missão dele é o trabalho global confiado a esse chakra particular; conhecer a missão de cada chakra pode ajudá-lo a diagnosticar rapidamente o chakra com o qual você talvez deseje trabalhar.

O foco emocional diz respeito aos tipos de emoções (sentimentos e crenças) administrados por esse centro de energia; assim como os meridianos discutidos no último capítulo, cada chakra sedia um diferente conjunto de emoções. Ao descobrir que emoções estão perturbando você ou outra pessoa, você pode localizar o chakra com o qual deve trabalhar.

A "competência espiritual" de um chakra abarca dois focos: a percepção espiritual proporcionada quando olhamos para a vida através da lente desse chakra e a capacidade psíquica inata carregada de antemão nesse chakra. Cada chakra apresenta um vislumbre psíquico exclusivo da realidade, tema de uma discussão que será mais bem detalhada no Capítulo 6.

Cada chakra corresponde e se conecta a uma localização particular dentro do corpo físico. Cada chakra também está relacionado com um órgão endócrino específico. Se você estiver se perguntando onde deve concentrar a cura de um chakra, pode sempre trabalhar com a glândula endócrina correspondente. Você também vai aprender quais dos órgãos físicos são afetados por cada chakra. Esse conhecimento o ajudará a examinar mais detalhadamente o chakra que corresponde aos sintomas físicos.

Por fim, cada chakra está relacionado com uma cor e um som específicos baseados na frequência. No Capítulo 22, você encontrará maneiras de desobstruir um chakra, e portanto os desafios da vida, usando a cor; e no Capítulo 21, descobrirá maneiras de amalgamar o som e a cor para a cura.

O PRIMEIRO CHAKRA: *MULADHARA*

Significado do nome: *muladhara* combina *mul*, ou "base", e *adhara*, "apoio". O nome reflete o propósito supremo desse chakra: atuar como a sua base na vida física. Esse chakra é com frequência chamado de *chakra da raiz*

Missão: segurança e sobrevivência

Foco emocional: sentimentos primitivos

Competência espiritual: merece existir; solidariedade física, capacidade de sentir a energia física

Localização: na base da coluna vertebral, entre o ânus e os órgãos genitais

Glândula endócrina: suprarrenais

Órgãos físicos e funções governados: órgãos genitais e suprarrenais; ossos e a estrutura esquelética; vértebras coccígeas; algumas funções dos rins, da bexiga e excretórias; pele

Cor: vermelho

Som: *Lam*

SEGUNDO CHAKRA: *SVADHISTHANA*

Significado do nome: "domicílio do eu"; de *sva*, "eu" ou "prana", e *adhisthana*, "domicílio". Significa também "de seis pétalas"

Missão: sentimentos e criatividade

Foco emocional: todos os sentimentos

Esfera espiritual: habilidade em expressar os sentimentos; capacidade psíquica de sentir solidariedade, por meio da qual você pode experimentar os sentimentos dos outros

Localização: no abdômen inferior, entre o umbigo e os órgãos genitais

Glândula endócrina: os ovários, nas mulheres, e os testículos, nos homens

Órgãos físicos e funções governados: parte do sistema renal; intestinos; alguns aspectos do sistema reprodutivo, entre eles o útero; a bexiga; a próstata; as vértebras do sacro e plexo nervoso; os neurotransmissores que determinam as reações emocionais aos estímulos

Cor: laranja

Som: *Vam*

TERCEIRO CHAKRA: *MANIPURA*

Significado do nome: "cidade das pedras preciosas"; *mani* significa "joia ou pedra preciosa", *pura* significa "domicílio", e *nabhi* significa "umbigo"

Missão: inteligência, poder e sucesso

Foco emocional: medo, dúvida e outros sentimentos que afetam a autoestima

Esfera espiritual: autonomia; habilidade psíquica de executar a clarissenciência ou "percepção clara" das informações mentais

Localização: entre o umbigo e a base do esterno

Glândula endócrina: pâncreas

Órgãos físicos e funções governados: sistema pancreático; todos os órgãos digestivos na área do estômago, inclusive o fígado, o baço, a vesícula biliar, o pâncreas e partes do sistema renal; vértebras lombares e o plexo nervoso baseado no plexo solar; algumas fontes autorizadas incluem também os músculos e os sistemas imunológico e nervoso

Cor: amarelo

Som: *Ram*

QUARTO CHAKRA: *ANAHATA*

Significado do nome: "lótus do coração"; *Hrit* significa "coração", e *pankaja*, "lótus". Significa também "de doze pétalas"; *dvadash* é "doze" e *dala* significa "pétalas"

Missão: relacionamentos e cura

Foco emocional: emoções no relacionamento; todos os sentimentos associados com o amor, como a gratidão e a compreensão

Esfera espiritual: conexão com o Divino

Localização: no corpo físico, o centro do tórax, o coração

Glândula endócrina: coração

Órgãos físicos e funções governados: coração e pulmões, sistemas circulatório e de oxigenação, seios, vértebras lombares e torácicas, plexo nervoso cardíaco; algumas fontes autorizadas incluem também a glândula timo

Cor: verde

Som: *Yam*

QUINTO CHAKRA: *VISHUDDHA*

Significado do nome: "puro" ou "lótus da garganta"; *kanth* significa "garganta", ao passo que *padma* significa "lótus". Significa também "de dezesseis pétadas"; *shodash* equivale a "dezesseis", e *dala* significa "pétalas"

Missão: comunicação e orientação

Foco emocional: expressão de todas as emoções, especialmente no que diz respeito à responsabilidade pessoal

Esfera espiritual: revelar a orientação divina; habilidade psíquica da clariaudiência

Localização: garganta

Glândula endócrina: tireoide

Órgãos físicos e funções governados: glândulas tireoide e paratireoide, a laringe e o plexo nervoso laríngeo; a boca e os sistemas auditivos (cordas vocais, boca, garganta, ouvidos); a linfa e o sistema linfático; as vértebras torácicas

Cor: azul

Som: *Ham*

SEXTO CHAKRA: *AJNA*

Significado do nome: "comando"

Missão: percepção e visão (percepção interna, visão retrospectiva, visão futura)

Foco emocional: sentimentos relacionados com autoaceitação, como o amor por si mesmo e a autoconsciência

Esfera espiritual: visualização

Localização: acima e entre as sobrancelhas

Glândula endócrina: pituitária

Órgãos físicos e funções governados: glândula pituitária, plexo da medula e partes do hipotálamo; sistemas olfatório e visual, o olho esquerdo em particular; armazenamento da memória; alguns aspectos dos ouvidos e dos seios nasais

Cor: roxo ou anil

Som: *Om*

SÉTIMO CHAKRA OU CHAKRA DA COROA: *SAHASRARA*

Significado do nome: "vazio", "domicílio sem apoio", de mil pétalas

Missão: propósito e espiritualidade

Foco emocional: relacionado com a natureza espiritual

Esfera espiritual: unicidade com o Divino; dom psíquico da profecia ou capacidade de sentir planos divinos

Localização: alto da cabeça

Glândula endócrina: pineal

Órgãos físicos e funções governadas: glândula pineal, parte superior do crânio e córtex cerebral, partes do hipotálamo, sistemas de aprendizado superior e córtex cerebral cognitivo, partes do sistema imunológico, o olho direito

Símbolo: o lótus de mil pétalas

Cor: branco; também visto como violeta ou dourado

Som: *Visarga* (um som da respiração)

O SISTEMA DE DOZE CHAKRAS

Um sistema de chakras contemporâneo é o de doze chakras, que eu desenvolvi e descrevo detalhadamente em outros livros.[1] Ele se baseia no sistema de chakras hindu clássico, mas inclui cinco chakras adicionais que estão localizados fora do corpo físico. Embora esses cinco chakras ainda tenham que ser medidos e registrados, eu os descobri por meio do meu trabalho como agente de cura de energia. Os chakras adicionais se encontram acima da cabeça, embaixo dos pés e ao redor do corpo. Por ter desenvolvido um entendimento desses centros de energia adicionais, hoje eu os utilizo com frequência.

Muitos sistemas de chakras incluem outros chakras além dos sete hindus. O sistema Harayana, derivado do yoga, trabalha com nove chakras, assim como o sistema de chakras comentado no *Yogaranjopanishad,* ao passo que o sistema Waidika, um método Layayoga, delineia onze chakras principais. Algumas escolas adicionam um oitavo chakra, o Bindu ou o Soma, aos sete típicos. Muitos praticantes esotéricos situam chakras além do corpo físico, como alguns dos sistemas mais tradicionais também o fazem. Na tradição yogue, é importante lembrar que o sétimo chakra está situado *acima* do alto da cabeça, não *no* alto da cabeça. Outras tradições colocam um chakra debaixo dos pés, como o faz a agente de cura com energia dos cristais Katrina Raphaell e como David Furlong descreve no livro *Working with Earth Energies.*[2] Quase todos os sistemas reconhecem chakras secundários.

O sistema de doze chakras destaca os sete tradicionais e os seguintes chakras adicionais.

Oitavo chakra: localizado logo acima da cabeça. Este chakra abriga vários corpos de energia adicionais, entre eles os Registros Akáshicos, que são um registro de tudo que já foi visto e feito; os Registros Sombra, que contêm aquilo que não foi visto como

---

CORPOS DE ENERGIA DE OUTRAS CULTURAS

A TRADIÇÃO OCIDENTAL FREQUENTEMENTE atribui o sistema de chakras aos hindus. A verdade é que sistemas de chakras emergiram em todos os cantos do mundo — e perduraram ao longo do tempo. Muitos desses sistemas transculturais são descritos em *The Subtle Body,* inclusive aqueles da Cabala judaica, do cristianismo místico e de regiões como o Egito, a África e o Tibete. *The Subtle Body* também investiga constelações de chakras das antigas tradições de cura dos maias, dos iroqueses e dos incas.

Este manual prático contém vários exercícios para trabalhar com os corpos de energia de maneiras que talvez nunca tenham lhe passado pela cabeça — exercícios que são ao mesmo tempo eficazes e fáceis de fazer. Por exemplo, no Capítulo 17, "A Cura dos Antigos", há um breve exercício chamado Os Fios Dourados Luminosos que apresenta uma abordagem baseada na natureza da cura dos chakras; o exercício se baseia na medicina da energia sutil dos incas, na qual os chakras são conhecidos como *pukios,* e o poder dos elementos pode nos ajudar a eliminar nossos problemas.

pertencente aos Registros Akáshicos; e o Livro da Vida, que reflete o aspecto positivo de todos os eventos. Este chakra é de cor preta ou prata, e ele se liga ao corpo por meio do timo.

Nono chakra: localizado cerca de oitenta centímetros acima da cabeça. Este chakra contém a "sede da alma", a genética espiritual que gera a realidade física, como os genes físicos. Ele também abriga o propósito da alma e os símbolos que sustentam a condição única de uma alma. É dourado e está associado ao diafragma.

Décimo chakra: situado cerca de cinquenta centímetros abaixo dos pés. Este é o chakra estabilizador, porque se abre para a energia elementar e a passa para o corpo através dos pés. Ele encerra a nossa história pessoal da alma, bem como histórias e energias da nossa tradição. Ele nos conecta completamente à natureza e ao mundo natural. Ele é marrom ou tem um tom terroso, e se correlaciona com o centro dos ossos.

Décimo primeiro chakra: circunda o corpo, mas se concentra ao redor das mãos e dos pés. Este centro de energia nos ajuda a comandar e transmutar forças físicas e sobrenaturais. Por meio dele, podemos nos apoderar do comando de energias externas e dirigi-las para o bem. Ele é extraordinário para produzir uma mudança instantânea dentro e fora do corpo. Sua cor é o rosa e ele está relacionado com o tecido conjuntivo.

Décimo segundo chakra: circundando o décimo primeiro chakra e a totalidade do corpo, este centro de energia representa os limites externos do eu humano. Ele se conecta ao corpo por meio de trinta chakras secundários, descritos no *Complete Book of Chakra Healing*, de minha autoria.

Observação: Próximo do décimo segundo chakra está *o ovo de energia*, um revestimento de três camadas que regula a ligação entre as esferas espirituais e o corpo físico.

O TRABALHO COM OS CHAKRAS

Cada chakra é um prisma que regula um conjunto específico de competências físicas, emocionais, mentais e espirituais. Isso significa que podemos utilizá-los para diagnosticar problemas e criar um plano de cura para várias questões. Ao compreender os chakras, podemos:

- Usar os sintomas físicos para esclarecer os componentes emocionais, mentais e espirituais de uma doença.
- Rastrear nossos problemas emocionais até o desenvolvimento de uma certa parte do corpo ou à idade na qual os problemas se originaram. As emoções são a linguagem do corpo. Se conseguirmos voltar a vivenciar o componente do sentimento e

as reações físicas vinculadas a uma situação debilitante, poderemos reprogramar convicções autodestrutivas e traçar um rumo inteiramente novo.

- Isolar as convicções mentais ou espirituais que nos afetam, curando desse modo os nossos problemas emocionais ou físicos.

- Despertar memórias reprimidas, inclusive no útero e memórias de vidas passadas, com o propósito de compreender, esclarecer e curar. Ao alcançar a causa básica de uma questão, poderemos liberar os bloqueios de energia que ela pode estar causando.

- Ser pais mais bem informados para nossos filhos, apoiando-os em cada estágio de seu desenvolvimento.

- Cuidar melhor da nossa criança interior, o eu natural dentro de cada um de nós que está esperando a sua chance na vida.

- Tomar decisões apropriadas e sábias identificando com precisão o nosso estágio atual de desenvolvimento.

- Entender melhor onde, como e por que ficamos "imobilizados" — em hábitos, ciclos e até mesmo vícios nocivos.

Ao trabalhar com os chakras, buscamos dois pontos de conscientização. Primeiro, queremos identificar e reconhecer as nossas características positivas, que talvez estejam precisando de reconhecimento ou revitalização. Com muita frequência, enterramos algumas das nossas melhores qualidades debaixo de uma abundância de conflitos e erros de percepção. Nosso segundo objetivo é descobrir, compreender e modificar crenças, padrões e atitudes autodestrutivas.

A ESTRUTURA DOS CHAKRAS

Os chakras estão estruturados de três maneiras. Essas divisões incluem os lados frontal e posterior, os lados esquerdo e direito, e rodas internas e externas. O conhecimento dessas informações o ajudará tanto a diagnosticar quanto a resolver problemas mais rapidamente. Por exemplo, se doenças costumam aparecer no lado esquerdo do corpo ou dos chakras, você pode examinar questões de feminilidade. Se todos os chakras do lado posterior estiverem bloqueados, você pode analisar questões inconscientes ou da alma.

Frontal e posterior. Os chakras no interior do corpo têm um lado frontal e um lado posterior. Em geral, o lado frontal governa o comportamento do dia a dia e regula o nosso relacionamento com o mundo físico. O lado posterior responde aos nossos programas inconscientes e administra o nosso relacionamento com a realidade menos tangível.

Esquerdo e direito. O lado esquerdo do chakra é feminino e regula questões de base feminina, ao passo que o lado direito é masculino e governa questões de base masculina. Nossas funções femininas envolvem a receptividade, a atração, o relacionamento, a intuição e programas que dizem respeito à nossa própria feminilidade ou ao gênero feminino. Nossas funções masculinas envolvem a ação, a dominação, o sucesso, a racionalidade e programas que dizem respeito à nossa própria masculinidade ou ao gênero masculino.

Interno e externo. Cada um dos chakras também tem uma roda interna e outra externa. Nossa roda interna reflete a programação da nossa consciência superior ou espírito. Essa programação possibilita a realização de nossos dons espirituais, das habilidades necessárias à execução da nossa missão espiritual. A roda externa contém as nossas questões pessoais, desejos privados e as dores de cabeça e mágoas que podem atrapalhar o ciclo de rotação do chakra por anos a fio. A função da onda externa é nos ajudar a adaptar-nos à realidade à nossa volta. Nossas questões familiares também aparecem principalmente na roda externa, o que significa que a maior parte da cura da energia sutil está voltada para modificar a roda externa. Podemos, no entanto, intensificar bastante a eficácia do trabalho de cura expandindo a energia espiritual que reside na roda interior de um chakra, pois ela é formada pela nossa energia essencial. O caminho mais direto que conheço para realizar isso é respirar plenamente e com intenção em um chakra particular, expandindo-o e abrindo-o para o espírito. Quando fazemos isso, cada parte de nós é nutrida — literalmente. O ideal é que as rodas interna e externa trabalhem em harmonia uma com a outra. Embora elas possam não se mover com a mesma velocidade, seu relacionamento deve ser rítmico e uniforme. Conheço poucas coisas tão poderosas quanto expandir a luz espiritual a partir da nossa roda interior do chakra para a roda externa perturbada a fim de atrair mudanças na vida.

Em uma pessoa saudável, a roda interior estabelece a velocidade e direção efetiva de ambas as rodas. As duas rodas geralmente giram no sentido horário, mas existem exceções. Durante a menstruação, as rodas de uma mulher, especialmente as do primeiro e do quarto chakras, podem girar no sentido anti-horário a fim de liberar emoções acumuladas. As rodas externas de todos os chakras com frequência girarão no sentido anti-horário quando alguém estiver sentindo a dor de uma perda, choque, estiver à beira da morte ou executando uma purgação física.

À medida que os agentes de cura de energia sutil se tornam versados em analisar essas três estruturas dos chakras, eles podem usá-las para determinar o que está acontecendo dentro de um chakra e, por conseguinte, do corpo físico de um cliente.

DESENVOLVIMENTO DOS CHAKRAS

Apesar de nascermos com um conjunto plenamente intacto de chakras, cada chakra desabrocha para a luz da vida em uma época diferente. Isso acontece dessa maneira para que possamos ter acesso à energia disponível ao chakra na época apropriada, em um processo cujo resultado esperado é que todos os chakras atinjam a maturidade na idade de 56 anos.

Por exemplo, quando estamos no útero e até os seis meses de idade, estamos essencialmente concentrados no primeiro chakra, o centro dedicado à segurança, bem como ao desenvolvimento dos nossos sentimentos primitivos. Afinal, nossas primeiras experiências na vida não dizem respeito apenas à sobrevivência e ao estímulo entre pai/mãe--criança que nos confere o conhecimento de que somos desejados e estamos seguros? Infelizmente, nem sempre recebemos as boas-vindas e a nutrição necessárias para que esse chakra seja programado com a segurança que necessitamos para ser interiormente seguros, não importando o que possa acontecer na vida. Esse chakra estará agora "vacilante", o que poderá resultar em problemas físicos, emocionais, mentais e espirituais que surgirão durante a nossa vida.

Segue-se a idade de desenvolvimento dos sete chakras que existem dentro do corpo:

Chakra	Idade
Um	Útero até 6 meses
Dois	6 meses a 2 anos e meio
Três	2 anos e meio a 4 anos e meio
Quatro	4 anos e meio a 6 anos e meio
Cinco	6 anos e meio a 8 anos e meio
Seis	8 anos e meio a 14 anos
Sete	14 anos a 21 anos

Como foi indicado, a nossa primeira "passada" pelos chakras pode resultar em erros de percepção e feridas que inibem a nossa capacidade de expressar o nosso verdadeiro eu. Por sorte, à medida que nossa vida continua, reprocessamos nossos chakras e recebemos assim uma oportunidade de "tentar de novo".

Enquanto o sétimo chakra está se desenvolvendo pela primeira vez durante a adolescência, entre as idades de 14 e 21 anos, os seis primeiros chakras passam por um reprocessamento. Isso nos permite alterar as perspectivas disfuncionais para que possamos emergir mais saudáveis da infância. Por exemplo, dos 14 aos 15 anos, estamos ativando o sétimo chakra e trabalhando para descobrir o nosso propósito mais elevado, mas também estamos revendo as principais preocupações do primeiro chakra, ou problemas de segurança. Dos 15 aos 16 anos, estamos despertando o sétimo chakra e, ao mesmo tempo, reexaminando o nosso relacionamento com a criatividade. Durante o último ano desse ciclo, estamos plenamente envolvidos com a descoberta do nosso propósito espiritual, o principal conceito do sétimo chakra.

Chakra	Idade	Principal Conceito
Um	14 a 15 anos	Segurança
Dois	15 a 16 anos	Criatividade
Três	16 a 17 anos	Poder pessoal
Quatro	17 a 18 anos	Relacionamentos amorosos
Cinco	18 a 19 anos	Autoexpressão
Seis	19 a 20 anos	Autoimagem
Sete	20 a 21 anos	Propósito espiritual

Depois dos 21 anos, os nossos chakras superiores — do oitavo ao décimo segundo chakra — se desenvolvem em intervalos de sete anos. Depois dos 56 anos, o ciclo de desenvolvimento recomeça no primeiro chakra. Independentemente da nossa idade, revisitamos os chakras de um a sete dentro de cada novo período de sete anos. Por exemplo, entre a idade de 21 e 22 anos, estamos trabalhando no karma, o tema do oitavo chakra, mas também estamos reativando o primeiro chakra. Entre a idade de 22 e 23 anos, voltamos a explorar as questões do nosso segundo chakra contra o pano de fundo das nossas questões kármicas. Existe sempre uma oportunidade para curar, mudar e renovar a nós mesmos, não importa a nossa idade.

Chakra	Idade	Principal Conceito
Oito	21 a 28 anos	Karma
Nove	28 a 35 anos	Propósito da alma
Dez	35 a 42 anos	Sobrevivência dotada de objetivo
Onze	42 a 49 anos	Sucesso criativo
Doze	49 a 56 anos	Domínio poderoso
Um	56 a 63 anos	Consciência de uma força superior
Dois	63 a 70 anos	Criatividade com tranquilidade
Três	70 a 77 anos	Sucesso, interior e exterior
Quatro	77 a 84 anos	Relacionamento com todos
Cinco	84 a 91 anos	Falando com o "alto"
Seis	91 a 98 anos	Visões do céu

Existem muitas modalidades e exercícios de cura neste livro que podem ser intensificados por essas informações de desenvolvimento. Os exemplos a seguir talvez inspirem novas ideias à medida que você avança na sua exploração.

O Capítulo 11, "A Cura do Campo Áurico", contém práticas que lhe possibilitam ter acesso ao campo áurico, e depois consertar rupturas e vazamentos energéticos que possam existir nele. As feridas (frequentemente emocionais) da infância e da adolescência que continuam a afetar os adultos de forma negativa se correlacionam com o chakra particular que estava em desenvolvimento na ocasião em que a ferida ocorreu, mas também se correlacionam com o campo áurico associado. Por exemplo, uma ferida do primeiro chakra também se refletirá no primeiro campo áurico. Trabalhar com os ciclos de desenvolvimento poderá ajudá-lo a localizar onde uma ferida, choque, perda ou decepção ainda esteja debilitando a sua saúde e a sua felicidade, e atrair a cura para o interior do chakra e para o campo áurico relacionado com ele.

Da mesma forma, no Capítulo 13, "A Cura Esotérica Moderna", um processo chamado Descobrindo a Trama da sua História ajudará a curar a dor, o ressentimento e o remorso arraigados. Conhecer os padrões de desenvolvimento dos chakras pode ser potencialmente útil quando você estiver se preparando para esse processo, de modo que possa passar pelas etapas de cura de todas as mágoas com grande conscientização e presteza.

LUZ CASCATEANTE: Exercício

MUITAS PRÁTICAS DE CURA da energia sutil envolvem desobstruir os chakras, libertá-lo do estresse e equilibrar seus sistemas de energia, deixando-o renovado e revigorado. A maneira mais fácil de realizar este exercício é se sentar em um lugar tranquilo e fechar lentamente os olhos.

1. Respirando de maneira profunda, imagine uma luz branca e brilhante entrando no seu sistema de chakras no interior do corpo através do alto de sua cabeça. À medida que essa luz cintilante flui através de você, ela o liberta de tudo o que você precisa abandonar e o preenche com inspiração e amor.

2. Veja a luz cascatear para baixo, descendo através de todos os chakras até sair pelos pés. Mesmo então, ela continua a fluir através e além do seu décimo chakra, que está situado debaixo do solo.

3. A partir desse lugar debaixo do solo, a luz dá meia-volta e reflui para cima através dos chakras e ao redor do seu corpo, envolvendo-o completamente na graça e na proteção. Continue o exercício até se sentir renovado e purificado.

SEGUNDA PARTE

PREPARAÇÃO PARA A CURA: SUA MALETA DE MEDICAMENTOS ENERGÉTICA

Nestas páginas, você se preparará para atuar como um agente de cura de energia sutil. Poderá aplicar esses conceitos na sua prática de cura, quer esteja oferecendo seus serviços como profissional ou como leigo. E como somos todos nossos próprios agentes de cura, as ideias da Segunda Parte são tão essenciais para a autocura quanto o são para a cura das outras pessoas.

A medicina da energia sutil é uma medicina "original". Está radicada nas areias do tempo e profundamente arraigada na ideologia xamânica, o que significa que qualquer pessoa, e não apenas os profissionais formados e habilitados, pode se erguer entre o céu e a Terra e receber a dádiva de cura da natureza, do espírito e da mente. No entanto, existem procedimentos rígidos e medidas de segurança que todos precisamos tomar, ao trabalhar em nós mesmos ou nos outros, para que possamos conduzir a energia sutil de maneira apropriada. Esta é uma das razões pelas quais os conceitos e as técnicas da Segunda Parte são importantes para todos nós.

Esta seção também o ajudará a determinar a que praticantes de energia sutil você deverá pedir ajuda. Ao tomar conhecimento da ética, das práticas e dos conceitos seguidos pelos especialistas respeitáveis de energia sutil, você poderá avaliar melhor os profissionais — ou até mesmo amigos — que gostaria que trabalhassem em você. Afinal de contas, não vai querer que uma pessoa qualquer entre no seu campo de energia!

Os praticantes profissionais precisam contemplar fatores que não são tão fundamentais para o agente de autocura. Quando alguém nos pede um tratamento de energia sutil, essa pessoa está confiando a nós o seu bem-estar. Essa incrível responsabilidade complica nossas práticas energéticas. Nossa ética precisa ser impecável, assim como também o deve ser a nossa capacidade de usar habilidades tradicionais e energéticas. Precisamos nos dedicar a um constante desenvolvimento profissional, e no entanto ser acessíveis e gentis.

A Segunda Parte apresenta conceitos e ferramentas que reforçarão as habilidades de qualquer praticante em todas as áreas da medicina da energia sutil. Esses tópicos incluem o papel da intenção e a importância da ética, bem como a influência da intuição e dos limites energéticos. Vamos discutir os inúmeros aspectos da confiança e maneiras tangíveis de definir metas para a autocura ou a cura de outras pessoas. Você também terá acesso a uma planilha que poderá usar para definir objetivos para si mesmo ou para outra pessoa.

Um capítulo inteiro é dedicado ao que eu chamo de técnicas de energia essenciais. Cada uma delas é um portal para as esferas de cura intuitiva. Eu as desenvolvi ao longo dos 25 anos em que atuo como praticante de energia sutil, e a maioria delas se baseia em estudos transculturais. Recomendo que essas técnicas se tornem a base de todos os outros exercícios deste livro, já que estão estruturadas para preparar, apoiar e proteger os praticantes de energia sutil quando eles estão envolvidos com a cura. Elas podem ser usadas como processos independentes ou combinadas com qualquer outra técnica de cura. Por exemplo, você pode usar Espírito-para-Espírito, uma prática descrita no Capítulo 9, para iniciar qualquer experiência de cura ou combiná-la com práticas de cura por meio da cor ou do som. Todas essas técnicas energéticas essenciais podem ser usadas de maneira segura e ética para qualquer trabalho de autocura ou que envolva a cura de outras pessoas.

A Segunda Parte encerra com um exame detalhado do que deve ser esperado durante uma sessão de medicina da energia sutil. O que você ou o cliente poderão vivenciar durante ou depois de uma sessão? Como você prepara a si mesmo ou outras pessoas para as inúmeras mudanças que poderão ocorrer?

Apesar das aparentes complicações do trabalho com a energia sutil, é importante ter em mente que todos estamos, sempre, praticando a cura energética. Sorrir para uma criança que chora, colocar uma atadura, acariciar o braço de um pai ou mãe enfermo — essas e outras atividades são curas energéticas. No final, nosso coração mostrará o caminho.

A INTENÇÃO E A ÉTICA

"Duas coisas enchem a minha mente de crescente admiração e assombro:
os céus estrelados sobre a minha cabeça e a lei moral dentro de mim."

IMMANUEL KANT

Todos os agentes de cura, desde os médicos alopatas aos praticantes de energia sutil de todas as categorias, vão para suas sessões orientados por um conjunto de intenções. A questão é a seguinte: somos inequívocos com relação a essas intenções? Quer sejamos novatos no trabalho de cura ou profissionais experientes, estamos definindo as nossas intenções de forma resoluta e consciente? Este capítulo o ajudará a responder essas e outras perguntas semelhantes a partir do fundamento da integridade com relação a si mesmo e os outros, independentemente do objetivo de uma sessão.

Embora a maior parte deste capítulo se concentre na cura das outras pessoas, ele também interessa aos agentes de autocura. Afinal de contas, a autocura é o resultado de definirmos intenções para nós mesmos. Queremos tratar a nós mesmos com o mesmo nível de probidade que garantimos aos outros. Em qualquer momento, até mesmo o agente de cura experiente poderá precisar viajar além do círculo de suas habilidades pessoais e buscar ajuda em outro lugar. Este capítulo o ajudará a avaliar os clínicos de energia sutil que poderão ajudá-lo. A moral da história é que todas as partes da nossa vida evoluem a partir dos conceitos análogos da intenção e da ética. Nunca poderemos fracassar se conduzirmos corretamente a nossa vida através desse par de lentes.

ENERGIZANDO AS INTENÇÕES

Intenção é uma palavra e um conceito discutidos com frequência, mas o que é realmente a intenção?

No nível mais básico, a intencionalidade é a projeção da percepção consciente em direção a um resultado ou objeto desejado. Quando definimos uma intenção, o nosso campo pessoal interage com o campo de outra pessoa enquanto transferimos informações energéticas em ambas as direções. Pesquisas da ressonância e do som mostram que quando os seres vivos operam ou ressoam em vibrações semelhantes, um pode afetar o outro. Nesse sentido, as nossas intenções são um importante aspecto da criação de uma ressonância de cura que é energeticamente edificante. Durante uma sessão de cura, quando definimos intenções claras e positivas, as nossas habilidades adquiridas e aptidões intuitivas se harmonizarão para realizar essas intenções.

Como uma intenção difere de uma ideia ou de um desejo comum? Para entender a diferença, é proveitoso examinar o processo de criação de uma intenção — processo esse chamado com frequência de "definir uma intenção".

Definir uma intenção é o mesmo que tomar uma decisão com a qual você pode estar comprometido em todos os níveis — emocional, mental, física e espiritualmente. Se uma intenção não funcionar, se os resultados que você estiver obtendo forem contrários à intenção que você declarou, é provável que ainda não esteja comprometido com ela em todos os níveis.

Então, o que é necessário para você estar comprometido em todos os níveis? Você precisa se familiarizar com o *Auge de Poder da Energia Sutil*, um resumo visual do seu trabalho como agente de cura. A Figura 5.1 mostra o relacionamento entre o seu trabalho com a medicina sutil e não apenas as suas intenções, mas também os seus valores, a sua ética e os seus compromissos.

Esclarecer e declarar os seus valores, e assumir compromissos com base nesses valores, dá origem às suas intenções. Por conseguinte, a primeira parte deste capítulo é dedicada a ajudá-lo a identificar os seus valores e os compromissos éticos que farão com que tudo se organize para você como praticante de cura — seus pensamentos, atitudes, comportamentos e ações. Ao fazer isso, você estará energizando suas intenções, porque elas agora estarão repousando sobre uma base que inclui a sua ética — o que é um alicerce extraordinariamente poderoso.

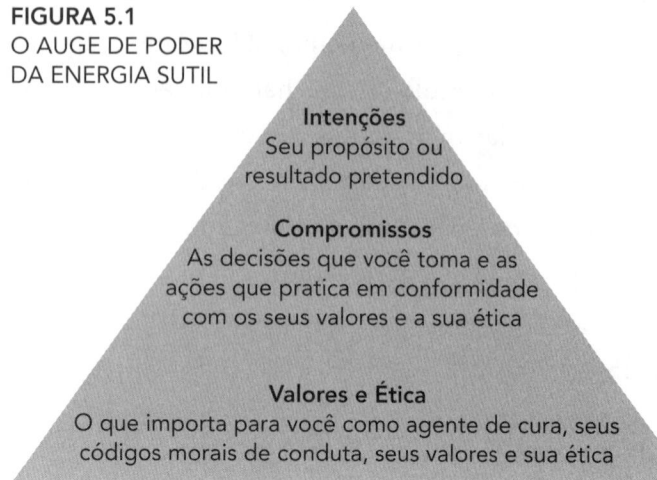

FIGURA 5.1
O AUGE DE PODER
DA ENERGIA SUTIL

Intenções
Seu propósito ou resultado pretendido

Compromissos
As decisões que você toma e as ações que pratica em conformidade com os seus valores e a sua ética

Valores e Ética
O que importa para você como agente de cura, seus códigos morais de conduta, seus valores e sua ética

Dica: Se você precisar de ajuda adicional para esclarecer e definir as intenções, há um excelente processo para isso no Capítulo 9, intitulado "Seis Passos para Definir uma Nova Intenção". Como esse exercício é uma das técnicas essenciais de energia que uso e ensino com frequência, eu o reuni com algumas das outras ferramentas que se encaixam nessa categoria, para que seja sempre fácil encontrar essas técnicas quando você estiver procurando por elas.

SEUS COMPROMISSOS ÉTICOS

Ser um agente de cura envolve seguir um código de honra que orienta suas decisões e escolhas, e determina a maneira como você se comporta e age. Se for um praticante profissional de energia sutil, você precisa decidir como operar levando em consideração métodos, técnicas, ferramentas, valores e a ética. Isso é válido mesmo que você não ganhe a vida fazendo o trabalho de cura, e seus "clientes" sejam seus amigos e sua família, e não o público em geral. Isso também se aplica se você estiver trabalhando em si mesmo. Afinal, você não é o seu próprio cliente? Não seria ético causar um dano maior a si mesmo enquanto estiver tentando se curar.

Uma das questões éticas mais difíceis que envolvem o trabalho com os clientes, ou até mesmo consigo mesmo, é escolher que práticas ou técnicas energéticas deverão ser usadas. Você pode ter uma boa noção da abordagem de cura que seria benéfica, mas talvez não tenha certeza absoluta disso. Independentemente do quanto você esteja seguro, é importante perguntar ao cliente se uma determinada abordagem é aceitável para ele antes de utilizá-la.

COMO EXPLICAR SEUS COMPROMISSOS ÉTICOS PARA OS CLIENTES

A FORMA pela qual os praticantes estabelecem relacionamentos fortes e saudáveis com os clientes varia bastante. Pense e crie um plano de ação que inclua o que você gostaria de afirmar *verbalmente*, que informações gostaria de fornecer *por escrito*, e o que poderia optar por não declarar de maneira explícita, embora seja uma parte importante da base do seu trabalho.

Existem compromissos no Código do Agente de Cura que você precisa assumir internamente de maneira obrigatória, mas que você não precisa necessariamente informar a cada cliente. Por exemplo, você talvez não precise contar aos clientes que está empenhado em continuar a aprender e aumentar seu conhecimento e suas habilidades, mas informar aos clientes que você está comprometido a guardar sigilo com relação a eles lhes proporcionará um sentimento de segurança e conforto.

Dica: Se você pede aos novos clientes e àqueles que retornam que preencham um formulário, pense na possibilidade de acrescentar a esse formulário um resumo claro dos compromissos éticos que você considera importante que os seus clientes tomem conhecimento:

A minha prática se fundamenta em uma forte base de compromissos éticos, cada um dos quais resulta de valores, princípios e limites claramente definidos. Entre os principais estão observar as leis que regulamentam a minha profissão, respeitar o sigilo dos meus clientes, e encaminhá-los a outros praticantes para ampliar ou substituir os meus serviços, tendo sempre em vista o que for melhor para eles.

Por exemplo, você pode achar que seu cliente se beneficiaria da cura pela imposição das mãos. Antes de começar a trabalhar no cliente, explique a ele por que você acha que essa prática o ajudaria e pergunte se ela é aceitável para ele. Embora a cura pela imposição das mãos possa ser a prática perfeita para esse cliente, ele talvez tenha medo de qualquer processo que recorra à imposição das mãos, porque esse tipo de trabalho ativa nele a questão do abuso. Ou talvez o cliente tenha um forte sentimento intuitivo a respeito de qual prática funcionará melhor. Seja qual for o caso, respeite sempre a reação do cliente e não tente convencê-lo a fazer nenhuma prática com a qual ele não se sinta à vontade.

Aplique os mesmos padrões a si mesmo. Talvez você sinta que a prece seria benéfica para você, mas a prece o faz lembrar de experiências assustadoras na igreja. Talvez precise procurar uma prática diferente para alcançar o mesmo resultado de cura.

A PLANILHA DO AGENTE DE CURA

A Planilha do Agente de Cura o ajudará a esclarecer *por que* você se dedica ao trabalho de cura (valores), com *quem* você deseja trabalhar e está qualificado para trabalhar (clientes),

COMO ESCOLHER UM AGENTE DE CURA DA ENERGIA SUTIL

É BEM PROVÁVEL QUE, em algum momento da sua vida, você vá procurar os serviços de um praticante profissional de energia sutil — ou talvez você já tenha escolhido um profissional desse tipo. Embora seja fácil fazer uma busca na internet e obter uma lista dos principais cirurgiões, dentistas ou terapeutas, é mais difícil encontrar uma lista dos principais praticantes de energia sutil; afinal de contas, em um determinado nível, eles estão trabalhando com uma energia invisível, que pode ser difícil medir, tornando difícil avaliar as habilidades deles.

Como foi discutido neste capítulo, uma das características inconfundíveis de um grande líder é um código de ética desenvolvido. Alguns praticantes podem, na verdade, apresentar a você um código por escrito, e muitos publicam as suas filosofias em um site ou em um folheto. É importante que você leia esse material e decida se os princípios declarados são compatíveis com os seus. Por exemplo, se um agente de cura de energia sutil declarar que você deverá deixar de tomar remédios de venda con-

trolada ou de recorrer a qualquer tipo de medicina alopática, talvez seja interessante você questionar a eficácia dos cuidados dele de um modo geral.

Se a ética ou o estilo de trabalho do praticante de energia sutil não estiver visível, faça perguntas sobre eles ao praticante. Pergunte sobre a ética, as modalidades utilizadas, os princípios gerais, bem como outros fatores importantes que o ajudarão a determinar se esse é o praticante de energia sutil adequado para você. Entre as perguntas que poderá fazer, quer por telefone, quer por e-mail, estão as seguintes:

- Qual é a sua filosofia de cura de um modo geral?
- Quais são os seus códigos de ética, sob a óptica da utilização do toque, fornecimento de cuidados, privacidade, anonimato etc.?
- Você é um profissional habilitado ou não habilitado? (Na maioria dos estados americanos, os praticantes de energia sutil são considerados pro-

e *como* você quer trabalhar (limites, métodos etc.). Se estiver trabalhando em si mesmo, você é ao mesmo tempo cliente e praticante. Encorajo-o a efetivamente imaginar que está se dividindo em duas partes e preencher essa planilha como se fosse seu próprio profissional de cura. A resultante objetividade poderá revelar novas maneiras de olhar para o problema e recursos adicionais para chegar a antídotos para o seu "eu cliente".

Uma vez preenchida a planilha, você estará bem preparado para dar os seguintes passos: abraçar o Código do Agente de Cura — os compromissos éticos que podem garantir a sua eficiência e sucesso como praticante de medicina da energia sutil.

O CÓDIGO DO AGENTE DE CURA

O Código do Agente de Cura foi inspirado no grande Juramento de Hipócrates, que tem servido como guia para os médicos e agentes de cura desce o século V a.C. Os alicerces desse duradouro juramento foram expandidos e moldados internacionalmente em poderosos compromissos que fomentarão a sua confiança e coragem como praticante de energia sutil.

fissionais que não requerem habilitação, embora, mesmo assim, existam leis que regulamentam a prática.)

- O que você precisa ou espera de um cliente?
- Como vocês definem metas em conjunto?
- Qual é o seu treinamento?
- Você já trabalhou com problemas semelhantes aos meus e, caso tenha feito isso, como foi esse trabalho?
- O que você pode me dizer a respeito dos resultados que obteve?
- O que o atraiu para essa profissão?
- Como você trabalha com os clientes? (Duração da sessão, como e quando as sessões são conduzidas, responsabilidades fiscais etc.)
- Posso conversar com um dos seus clientes atuais ou um ex-cliente? (Saiba que isso talvez não seja possível, já que fornecer as informações de contato de um cliente quebra o sigilo profissional.)

Em última análise, você precisa prestar atenção à sua voz interior. Muitos praticantes podem ser altamente recomendados, mas talvez não se harmonizem com as suas necessidades ou personalidade. Por causa disso, é importante começar com uma consulta inicial e evitar se comprometer com um pacote de sessões ou várias consultas enquanto não tiver uma boa ideia de quem o agente de cura realmente é, de como ele trabalha e se o estilo dele é compatível com você e com as circunstâncias em que você se encontra. Recomendo também que evite qualquer praticante de energia sutil que insista em que você trabalhe exclusivamente com ele. No mundo integrativo, não existe nenhum estabelecimento que ofereça todos os serviços.

Repetindo, nunca escolha alguém que diga que você não pode recorrer à medicina alopática. Toda medicina é medicina energética, até mesmo os cuidados alopáticos, que ocupam um lugar fundamental no campo holístico.

Depois de ter completado a Planilha do Agente de Cura, você está pronto para examinar o Código do Agente de Cura e determinar se você se sente em harmonia com os doze compromissos que ele pede que você assuma.

Você poderá se perguntar se o código é importante se você for um praticante informal ou só trabalhar com amigos, entes queridos e você mesmo. Embora seja improvável que os amigos e familiares nos processem se cometermos um erro, é importante levar a sério o papel de agente de cura de energia sutil. Ao abraçar as nossas responsabilidades, podemos na realidade abraçar de maneira mais eficaz o poder de cura que está disponível para nós. Coisas maravilhosas acontecem com aqueles que se consideram dignos de energias maravilhosas.

Ao examinar o Código do Agente de Cura, tenha em mente que o cliente não é necessariamente um paciente pagante. O cliente é qualquer pessoa em quem você trabalhe, inclusive você mesmo, quer esteja executando um serviço de energia sutil remunerado ou gratuito. Qualquer pessoa que receba um tratamento pode ser considerada um cliente.

Talvez seja interessante você ir para um lugar tranquilo para relaxar e se concentrar com interesse e presença. Talvez você possa acender uma vela e tocar uma bela música que o ajude a se sentir centrado e conectado à sua orientação superior. Examine o Código do Agente de Cura, ponto por ponto, e observe os pensamentos e sentimentos que possam surgir em cada ponto. Repare onde você se sente livre e pronto, e onde você talvez tenha algum trabalho para fazer a fim de se sentir em harmonia.

No final dos doze compromissos, você pode incluir quaisquer compromissos adicionais que possam ser importantes para você.

O CÓDIGO DO AGENTE DE CURA

Compromissos Éticos do Praticante de Energia Sutil

Na condição de praticante de energia sutil:

Eu me comprometo a ajudar e não causar nenhum dano aos meus clientes.

Eu me comprometo a respeitar e conhecer as ferramentas da minha profissão. Estou ciente de que toda energia é medicina, e não usarei as ferramentas e técnicas da cura da energia sutil sem o pleno conhecimento dos seus efeitos. Isso poderá incluir som, música, palavras, luz, cores, toque, fragrâncias, ervas e muitas outras ferramentas.

Eu me comprometo a procurar instrutores, escolas e programas de ensino íntegros.

Eu me comprometo a tratar somente aqueles que estou qualificado para tratar.

Eu me comprometo a não ultrapassar os meus limites profissionais para me envolver em práticas que estejam fora da minha base de treinamento e conhecimento.

Eu me comprometo a não ultrapassar os meus limites profissionais para recomendar que um cliente recorra a outros tratamentos externos ou se abstenha de utilizá-los.

Eu me comprometo a encaminhar os clientes para outros profissionais ou especialistas qualificados quando isso atender melhor ao processo de cura deles.

Eu me comprometo a entrar em contato com as autoridades apropriadas quando souber que o meu cliente está correndo perigo ou quando o meu cliente puder representar um perigo para si mesmo ou para os outros.

Eu me comprometo a honrar e respeitar a mim mesmo e os meus limites. Os meus valores, princípios e costumes são importantes, e não os sacrificarei para beneficiar o meu trabalho.

Eu me comprometo a honrar e respeitar os meus clientes e os seus limites. Não me envolverei sexual ou romanticamente com os meus clientes, a não ser que eu não tenha lhes aplicado nenhum tratamento durante dois anos ou mais.

Eu me comprometo a honrar e proteger o anonimato e o sigilo dos meus clientes.

Eu me comprometo a pesquisar, compreender e me submeter às leis regionais, estaduais e federais que regulamentam a minha profissão. E me comprometo a permanecer atualizado com quaisquer mudanças que possam ocorrer nessas leis.

Eu me comprometo a _____.

Eu me comprometo a _____.

Eu me comprometo a _____.

Eu me comprometo a _____.

Data: _____ Assinatura: _____

PLANILHA DO AGENTE DE CURA

VALORES: Quais são os meus cinco principais valores como praticante de energia sutil?* O que encerra mais significado para mim como agente de cura? O que é importante para mim, e quais são as minhas prioridades?

1.

2.

3.

4.

5.

MEUS LIMITES: Quais são os cinco principais limites que eu tenho como um praticante que dá valor à minha integridade e bem-estar? Acima de tudo, como eu cuido do meu bem-estar físico, mental, energético e espiritual no que diz respeito ao meu trabalho?

1.

2.

3.

4.

5.

LIMITES com os clientes:** Quais são os cinco principais limites que não ultrapassarei como um praticante de cura? Acima de tudo, quais os comportamentos e atividades com que não me envolverei ou não permitirei dentro dos limites da minha prática de cura?

1.

2.

3.

4.

5.

---

* *Praticante* se refere a um praticante formal ou informal, quer você esteja cobrando honorários ou não, bem como ao "agente de cura interior", se você estiver praticando a autocura.

** *Cliente* se refere à pessoa que está recebendo o tratamento de trabalho com a energia sutil, independentemente de você ser um praticante profissional ou leigo, estar praticando uma cura em um ambiente formal ou informal, ou recebendo ou não honorários. Também se refere ao "cliente interior", se você estiver praticando a autocura.

PLANILHA DO AGENTE DE CURA

CLIENTES/PACIENTES: Quem estou qualificado para tratar, e que tipos de desequilíbrios energéticos estou qualificado para tratar?

TREINAMENTO/HABILIDADES: Preciso me envolver em mais pesquisas ou treinamento a fim de satisfazer as minhas intenções e metas como praticante da medicina da energia sutil? Se for este o caso, como poderiam ser essas atividades?

COLEGAS RESPEITADOS: Quando encaminho clientes para outros praticantes (seja para trabalharmos em conjunto no tratamento com o qual estamos envolvidos ou na eventualidade de o nosso relacionamento de trabalho ter terminado), quem são as principais pessoas que eu recomendo e por quê?

OBEDIÊNCIA À LEGISLAÇÃO: Quais são as leis regionais, estaduais e federais que regulamentam a minha prática? Que medidas eu preciso tomar a fim de estar em conformidade com elas?

OUTROS: O que mais preciso contemplar, aprender, conhecer ou fazer para que a minha prática de cura esteja em harmonia com os meus valores e compromissos?

6

A INTUIÇÃO E A CONFIANÇA

"A cura, dizia papai, não é uma ciência, mas a
arte intuitiva de uma natureza cortês."

W. H. AUDEN

A intuição é uma forma de percepção e comunicação interna. É o recurso interior que, quando aproveitado e utilizado, diferencia o praticante da medicina da energia sutil de qualquer outro praticante. Quando você se apoia na intuição como uma de suas principais ferramentas de cura, precisa abraçar suas faculdades de intuição mais fortes e usá-las com sabedoria quando curar a si mesmo e os outros. Uma das maneiras de fazer isso é descobrir qual das quatro principais maneiras de ser intuitivo é mais precisa e está mais disponível para você.

QUATRO TIPOS DE INTUIÇÃO

Determinar as suas habilidades intuitivas mais fortes é muito fácil. Existem doze tipos de dons intuitivos, cada um disponível através de um dos seus doze chakras, como mostro no livro *The Intuition Guidebook*. Esses dons podem ser divididos nas quatro principais categorias delineadas abaixo.[1] Leia as descrições que se seguem e verifique qual é o tipo com o qual você mais se identifica — aquele que obtiver uma reação como: "Isso acontece comigo *o tempo todo!*".

Fisicamente cinestésico: *dons de sentimento*. Seu corpo lhe diz o que está acontecendo dentro dos outros. Você se conscientiza especialmente do que está acontecendo física e emocionalmente dentro deles. Se eles sentem uma dor, você sente uma dor; se eles estão exaustos e sem energia, você se sente momentaneamente desprovido de energia; se estão amedrontados ou ansiosos, você também sente esse medo. No caso daqueles que são fisicamente cinestésicos, é importante ter limites fortes e vigorosos para não absorver as energias físicas e emocionais das outras pessoas (consulte o Capítulo 9).

Espiritualmente cinestésico: *dons espirituais*. Você sente ou simplesmente conhece a natureza básica de uma pessoa, lugar ou situação. Você sabe o que é verdadeiro em um momento particular, como quando alguém com quem você está se comunicando está sendo sincero, está se negando a admitir a realidade de alguma coisa ou está mentindo. Você simplesmente sente o que está acontecendo. Você se conscientiza e sente as energias "boas" ou "más" em uma sala ou em volta de uma pessoa.

Verbal: *dons auditivos*. Você consegue ouvir mensagens na sua cabeça. O que você escuta poderá soar como tons, música, ruídos ou palavras faladas. Você pode estar refletindo sobre uma questão e, em seguida, liga o rádio ou a televisão e ouve a resposta perfeita para o seu problema. Você pode ler uma frase significativa em um livro, descobrir que você escreveu uma mensagem poderosa para si mesmo ou

INTERPRETANDO AS INFORMAÇÕES INTUITIVAS VISUAIS

SE O SEU DOM INTUITIVO mais forte for a intuição visual, as respostas a perguntas de energia sutil com frequência aparecem na forma de representações ou imagens, que você precisa depois interpretar. Uma maneira de garantir que você está interpretando corretamente o significado da visão é discernir que tipo de visão ela é.

Existem cinco tipos de visão: *visão retrospectiva*, *visão presente*, *previsão*, *visão completa* e *meia visão*. As perguntas a seguir poderão ajudá-lo a determinar o tipo de uma visão:

- A visão é a respeito do passado? Se for, ela é uma *visão retrospectiva*.
- Ela é sobre alguma coisa que está acontecendo neste momento? Se for, ela é uma *visão presente*. E a próxima pergunta é a seguinte: existe alguma coisa que você deva fazer com essa informação?
- A visão é a respeito do futuro potencial ou provável? Se for, ela é uma *previsão*.

- Qual é a forma mais verdadeira da origem dessa visão? Fazer essa pergunta significa buscar a *visão completa*.
- Você está obtendo todas as informações da maneira mais precisa ou completa possível? Se você estiver recebendo todas as mensagens ao mesmo tempo, tem a *visão completa*. Se estiver recebendo apenas parte da mensagem, ela é *meia visão*.
- Se você não recebeu todas as informações de uma maneira precisa e completa, existem mais coisas que podem lhe ser reveladas para que consiga compreender inteiramente a mensagem? Quando você fizer essa pergunta, sua primeira imagem poderá ser realçada ou adquirir uma abrangência maior, ou você receberá novas imagens até estar com a visão completa. Se novas informações não estiverem disponíveis, você deve permanecer com a meia visão e o mistério de não compreender completamente a mensagem.

reconhecer o significado oculto em alguma coisa que alguém disse aparentemente a troco de nada.

Visual: *dons visuais*. A intuição visual envolve a visão interior e a exterior. Você vê imagens mentalmente, ou vê coisas fora de si mesmo, com os seus olhos, que outras pessoas poderão não perceber. Você poderá receber imagens de cores ou formas em resposta a uma pergunta ou quando estiver examinando uma questão. A orientação superior com frequência se manifesta como uma visão (uma revelação visual), como mensagens nos sonhos ou, às vezes, por meio de devaneios.

INFORMAÇÃO INTUITIVA E OS CHAKRAS

Para que a informação intuitiva realmente se qualifique como útil, ela precisa conduzir a uma conscientização que melhore a qualidade de vida e que proporcione mais liberdade, seja no nível emocional, mental, espiritual e/ou físico. Essa nova conscientização terá um efeito equilibrador em um ou mais dos chakras dentro do corpo e deverá produzir, pelo menos, um dos seguintes resultados.

Chakra Equilibrado	Resultado
Primeiro	Melhora o seu bem-estar físico
Segundo	Livra-o de sentimentos e emoções confinadores e o conduz à felicidade
Terceiro	Liberta-o de convicções negativas e o leva em direção a uma autoestima mais elevada
Quarto	Desobriga-o de relacionamentos ou padrões nocivos e encoraja relacionamentos mais amorosos
Quinto	Possibilita que você se revele de uma maneira poderosa e se comunique amorosamente, removendo antigos hábitos e aumentando a sua capacidade de definir limites respeitosos
Sexto	Pode livrá-lo de falsas impressões a respeito de si mesmo e possibilitar que você veja a si mesmo e o seu potencial de uma maneira mais realista
Sétimo	Ajuda-o espiritualmente, possibilitando que você compreenda melhor o amor de Deus e aceite a assistência e o apoio divinos
Oitavo	Ajuda-o a trabalhar as experiências do passado que o estão refreando e reivindicar os dons que você ainda não utilizou
Nono	Remove os bloqueios que impedem que você viva o seu propósito
Décimo	Leva-o a dar passos práticos e concretos em direção a uma vida de contribuição e realização

| Décimo Primeiro | Encoraja as aplicações éticas do seu poder pessoal e do poder ligado à sua posição, e o leva a utilizar generosamente as suas habilidades e dons para edificar os outros |

A CONFIANÇA NOS NOSSOS DONS INTUITIVOS

Embora seja importante identificar os nossos dons intuitivos, também é importante expandi-los e desenvolver as habilidades que nos permitirão *confiar* nas informações psíquicas que estivermos captando. Independentemente das modalidades de cura com as quais decidirmos trabalhar, quando combinamos o treinamento e a prática com as nossas habilidades intuitivas, nós nos tornamos praticantes mais eficazes.

Quando assumimos o compromisso de crescer, aprender e refinar de maneira contínua as nossas habilidades como praticantes, aumentamos nossa capacidade de interpretar corretamente as informações psíquicas que recebemos, de confiar nas nossas interpretações. À medida que você pratica, se torna cada vez mais familiarizado com os seus dons, pontos fortes e talentos. Isso cria uma base sólida de confiança dentro de si mesmo, a qual pode ser sentida pelos seus clientes.

No entanto, para que você possa confiar nas suas faculdades intuitivas, é fundamental que desenvolva as suas habilidades intuitivas *e* tenha limites e filtros energéticos bem definidos. Os limites energéticos são o tema do próximo capítulo.

O PODER DO CONHECIMENTO ADQUIRIDO

O que observei em todos esses anos em que venho instruindo pessoas nas áreas da intuição e da cura da energia sutil é que muitas delas acreditam que ser intuitivo é suficiente. Elas acreditam que com habilidades psíquicas fortes o suficiente, elas podem simplesmente pendurar uma tabuleta na porta do consultório e começar a dar consultas. No entanto, por mais importante que seja a intuição, ser um praticante completo e eficiente abrange muito mais coisas.

No meu caso, estou constantemente lendo, estudando e aperfeiçoando o meu conhecimento e as minhas habilidades. Por quê? *Porque a intuição só pode ir até onde a mente consegue alcançar.* Você não pode recomendar que uma pessoa tome uma erva se não sabe o que essa erva *é* ou faz. Você não pode indicar a acupuntura se não tiver nenhum conhecimento desse sistema. Poderia relacionar centenas de outros exemplos, mas estou certa de que você entendeu o que eu quis dizer. Ter habilidades intuitivas não é uma desculpa para desconsiderar ou abandonar a busca do conhecimento, porque a nossa intuição frequentemente precisa trabalhar *com* o conhecimento que já está armazenado dentro de nós. Quer você seja quiroprático, massoterapeuta, médico naturopata, praticante de reiki, *coach* intuitivo ou qualquer outro tipo de praticante que lida com as esferas sutis, precisa ter um amplo e profundo corpo de conhecimento ao qual possa recorrer.

Na sua prática, pense a respeito dos tipos de recomendações que você faz aos seus clientes. Que tipos de alimentos, remédios naturais, exercícios físicos, atividades de reflexão interior ou outros métodos você tende a sugerir? Que disciplinas especializadas você investigou a fundo, mesmo que de uma maneira informal em vez de formal? Você está pronto para expandir o seu conhecimento dessas áreas de informação? Existem áreas de interesse adicionais que poderiam favorecer ainda mais a sua prática ou a sua autocura?

Depois de se concentrar nessas perguntas, recomendo que prepare um programa de treinamento para si mesmo, decidindo que áreas de interesse você poderá querer favorecer por meio de programas educacionais ou de uma pesquisa pessoal. Quer você exerça a sua atividade há um mês ou trinta anos, sempre existe algo novo para aprender que pode beneficiá-lo e beneficiar seus clientes. À medida que você expande a sua capacidade interior e a sua base de conhecimento obtida externamente, toda a sua base de aptidões se expande.

HUMILDADE

Uma dose saudável de humildade é necessária para que você domine a arte da medicina da energia sutil. Por mais profunda que seja a intuição, ela não deve e não pode operar sozinha. Na qualidade de praticante e professora, descobri que, na melhor das hipóteses, a maioria de nós é 80% precisa, e temos que assumir uma margem de erro de 20%. Em qualquer dia considerado, podemos estar energeticamente desligados, ou o nosso cliente pode estar desligado.

Se estivermos empenhados na autocura, também precisaremos aplicar o parâmetro 80/20%. Somos simultaneamente o nosso próprio agente de cura e cliente. A parte do "agente de cura" do nosso eu poderá receber informações intuitivas de uma maneira que é diferente daquela que o nosso eu "cliente" consegue entender. Talvez nenhum dos dois "eus" goste do que estamos sentindo intuitivamente, de modo que ambos distorcem as informações. Uma das maneiras como eu lido com esse fato, quando trabalho em mim mesma, é aplicar outra regra, que eu chamo de "regra das três pistas". Quando recebo um conselho intuitivo para mim mesma ou para outra pessoa, e tenho qualquer dúvida com relação a ele, peço três sinais que confirmem as recomendações. Talvez alguém além de mim sugira o mesmo caminho. Talvez eu leia a orientação equivalente em um livro. Talvez eu tenha um sonho que compartilhe a mesma instrução. Eu também posso procurar o conselho de outros profissionais de energia sutil ou amigos intuitivos para confirmar três vezes a minha informação.

Você também pode aplicar a regra das três pistas ao trabalho com os clientes. Quando ofereço um conselho intuitivo que poderia ser questionável ou que poderia realmente afetar um cliente, aconselho a ele que verifique as informações com pelo menos duas outras fontes e que entre em sintonia com a sua sabedoria interior. Os clientes poderiam trabalhar com dois outros praticantes de energia sutil, mas sempre peço a eles que respaldem as informações a respeito de questões terapêuticas ou médicas especialmente com medidas-padrão, como exames médicos ou avaliações psicológicas. Gostaria de dizer que a intuição sempre consegue detectar um tumor ou um estado crítico, mas ela não consegue. E acredito que, em algumas situações, ela não deva fazer isso. Em certas situações, os clientes precisam ser encaminhados para cuidados alopáticos, e ao fazer isso você estará cumprindo o compromisso ético que assumiu conforme sugerido no capítulo anterior. No caso de determinados clientes, a sinergia do trabalho de energia sutil com os testes padronizados cria uma espécie de rede de segurança de cura.

O mais importante é compartilhar informações intuitivas de uma maneira simples e direta, porém humilde. Podemos estar recebendo uma informação, mas ser incapazes de transmiti-la com exatidão, ou o nosso cliente poderá não desejar ouvi-la. O futuro muda todas as vezes que damos um passo à frente, fazendo previsões altamente questionáveis. E não podemos controlar as ações dos outros. Sem dúvida, podemos ter a sensação de que um médico específico seria útil para um cliente, ou para nós mesmos, mas esse médico poderá recusar ou não nos aceitar como pacientes. Lembro de maneira constante aos meus clientes e a mim mesma que as práticas intuitivas são uma arte, não uma ciência. Como no caso de uma obra de arte, as cores e o movimento das informações intuitivas se modificam, ao contrário das informações da ciência, que tendem a permanecer as mesmas. Embora eu transmita essas reservas aos clientes, constato que com frequência eles costumam se agarrar à percepção intuitiva como se ela fosse a palavra de Deus, o que significa que nós, agentes intuitivos, profissionais ou informais, precisamos realmente nos empenhar em comunicar a orientação intuitiva com grande humildade e com uma advertência que explique as suas limitações.

A COMUNICAÇÃO É FUNDAMENTAL

A principal diferença entre usar a intuição para ajudar a nós mesmos *versus* ajudar os outros é que estamos não só recebendo informações, mas também *comunicando* as informações para outra pessoa de maneira proveitosa, útil e apropriada para ela. Precisamos não apenas aprender a confiar na nossa intuição e nas informações que ela nos envia, como também a transmitir essas informações de maneira que seja significativa para aqueles que estamos ajudando. À medida que nos comunicamos de forma clara, confiante e apropriada com nossos clientes, desenvolvemos a confiança deles em si próprios (e em nós mesmos), o que aumenta de maneira significativa a eficácia do nosso trabalho.

Se você for uma pessoa leiga que se dedica ao trabalho da energia sutil, seus clientes informais poderão não compreender exatamente o que você está fazendo, porque talvez careçam de uma descrição clara do seu serviço. Dessa forma, é importante explicar a razão pela qual a energia sutil funciona, o que você está fazendo e o que eles poderão fazer com as informações ou a cura que você está proporcionando. Se você for uma pessoa leiga, talvez também se sinta um pouco escrupulosa ou inadequada com relação ao seu trabalho. "Não sou um profissional", você poderá dizer a si mesmo. "Quem sou eu para afirmar o que estou dizendo?" Ao explicar sua prática e suas interações ao cliente, quer ele esteja ou não pagando pelo trabalho, você está na realidade impulsionando a sua autoconfiança e a confiança nas suas habilidades.

DICAS PARA LIBERAR A ENERGIA DA CONFIANÇA

Como investigamos neste capítulo e no capítulo anterior, a confiança no processo de cura está intimamente entrelaçada com a intenção, o compromisso, a intuição e a integridade. Mais do que um comportamento (por exemplo, confiança no processo, confiança na técnica, confiança em si mesmo), a confiança é uma atitude e uma *energia* interativa. Talvez a confiança também seja a ponte que estamos construindo ao reconhecer os nossos dons, praticar as nossas habilidades com sabedoria e segurança, e conduzindo-nos a partir de uma base de valores e ética claramente definida.

Seguem-se oito coisas que você pode fazer para manter vivas e saudáveis a confiança e a intuição na sua prática, quer você esteja trabalhando com outras pessoas ou apenas trabalhando para curar a si mesmo.

- Identifique seus dons intuitivos (verbais, visuais, fisicamente cinestésicos, espiritualmente cinestésicos).
- Determine se você precisa desenvolver mais os seus dons intuitivos por meio do autoestudo, do treinamento formal/estruturado ou do aprendizado.
- Conheça o potencial e as limitações de seus dons intuitivos.
- Saiba como usar seus dons intuitivos em um contexto de cura — consigo mesmo ou com os outros. Além do treinamento, isso requer uma prática ética. Aprender a usar seus dons de cura ou ajudar os outros com frequência envolve tentativa e erro, mas a sua ética garantirá que nada nesse processo de tentativa e erro será perigoso ou dispendioso para outras pessoas.
- Compreenda que embora seja fundamental fazer o trabalho de receber treinamento, estudar e praticar, sempre chega o momento no qual você precisa se soltar e se abrir para receber informações intuitivas.
- Analise as informações que você receber intuitivamente e avalie qual a melhor maneira de aplicar essas informações. Você deve oferecer conselhos a respeito de saúde física ou emocional? Você deve compartilhar as informações com um cliente formal ou informal, ou simplesmente guardá-las para si mesmo?
- Esteja disposto a ter respaldadas por testes ou avaliações de outra pessoa as informações que receber.
- Por fim, confie na sua capacidade interior. Até mesmo os melhores praticantes alopáticos confiam nos próprios instintos em determinados momentos. Nunca conheci ninguém que tenha dito: "Eu *não* deveria ter confiado na minha intuição!" A intuição está presente porque nos indicará a direção que precisamos seguir.

7

LIMITES ENERGÉTICOS

"A cura talvez consista menos em melhorar o nosso estado e mais em nos livrarmos de tudo o que não somos — de todas as expectativas, de todas as convicções — e nos tornarmos quem realmente somos."

DRA. RACHEL NAOMI REMEN

O tema dos limites energéticos — o que eles são, o que eles fazem e com que frequência você encontrará problemas de energia sutil relacionados com eles — é um dos mais importantes deste livro. Você vai descobrir que a clareza, a força e a saúde dos nossos limites energéticos afetam diretamente cada sistema dos corpos físico e sutil, bem como cada nível de consciência.

Os limites energéticos são fundamentais para todos os praticantes de energia sutil, profissionais, agentes de cura informais e agentes de autocura. Tanto o praticante leigo quanto o profissional são igualmente suscetíveis de captar "coisas" dos outros, o principal inconveniente dos limites energéticos deficientes. Na realidade, todos estamos vulneráveis a absorver a energia das outras pessoas — física, emocional, mental ou espiritualmente — o tempo todo, não apenas quando estamos trabalhando energeticamente com elas. Podemos até mesmo absorver a energia de um praticante quando somos clientes. Como tudo é energia, é fundamental compreendermos esses parâmetros energéticos e aprendermos a estabelecer limites que impeçam a entrada da energia nociva e que atraiam o que precisamos.

O QUE SÃO LIMITES ENERGÉTICOS E COMO ELES FUNCIONAM?

Nossos limites energéticos atuam como portões invisíveis, que mantêm as coisas nocivas fora da nossa vida e facilitam a entrada das coisas proveitosas. Embora imperceptíveis a olho nu, eles representam a diferença entre vivermos uma vida agradável, próspera e amorosa ou sofrer ao longo de uma existência triste, limitada e infeliz. Eles separam o que precisamos daquilo que não precisamos, permitindo a entrada na nossa vida apenas das energias, pessoas, orientação, pensamentos, situações, oportunidades e curas que trazem nossa essência espiritual para mais perto da nossa vida real. Nossos limites energéticos também vão ainda mais longe e nos separam daqueles que estão recebendo os nossos tratamentos de energia sutil, possibilitando um fluxo saudável de informações e energia para ambos, sem entrelaçamento. Quando estamos empenhados na autocura, eles inserem um espaço entre o nosso eu ferido e o nosso eu completo e benéfico, atraindo a clareza e a objetividade.

Descrevo com frequência os nossos limites energéticos como barreiras na estrada com uma equipe de patrulheiros de fronteira conscientes. Esses guardas exigentes e amigáveis são os nossos programas internos. Eles não devem impedir a entrada de *tudo*. Estão projetados para permitir a entrada do que é bom para nós e para os nossos clientes. Os limites de múltiplos níveis podem atender, portanto, três funções básicas:

QUANDO VOCÊ É O CLIENTE: Um Protocolo Energético

ÀS VEZES, OS MELHORES praticantes de energia sutil se confundem. Eles podem ler informações intuitivas ou fornecer dados de energia sutil adequados a eles e não a você. Podem interpretar informações ou respostas aos seus problemas por intermédio da experiência ou do treinamento deles e, pelo menos em parte, estar equivocados. Talvez eles próprios não tenham limites energéticos bem estabelecidos, e questões energéticas desses praticantes podem vazar do campo energético deles, ou então eles podem atrair energia do campo dos outros sem se dar conta disso.

Somos especialmente vulneráveis a nossos próprios padrões energéticos codependentes quando estamos na posição de cliente. Quase todos nós baixamos os nossos limites para receber as desejadas inspiração, assistência e energia, ou para liberar as energias de que não mais precisamos. Podemos também, de maneira inconsciente, começar a absorver os problemas do praticante ou enviar energia para eles na tentativa de ajudá-los.

Por mais que quiséssemos depender do praticante para monitorar essas ocorrências, em última análise, somos responsáveis por nossos limites. Desse modo, é uma boa

prática estabelecer um protocolo saudável de "ser o cliente", o qual também poderá ser usado em outras áreas da vida.

Comece sendo realmente claro a respeito de suas metas. (Consulte a planilha Direcionamento, no Capítulo 8, para obter mais detalhes sobre como estabelecer suas metas de cura.) Depois, respire profundamente algumas vezes antes de entrar no consultório do praticante e faça o seguinte:

Visualize a si mesmo tendo alcançado a(s) sua(s) meta(s). Perceba como você se sente diferente física e emocionalmente.

Peça ao seu espírito interior para impregnar seus quatro limites energéticos com as diversas cores, mensagens e vibrações necessárias para permitir a entrada apenas da energia que o ajudará a alcançar a(s) sua(s) meta(s). Peça também que seus limites sejam alterados para que liberem em segurança as energias bloqueadas, sem causar nenhum dano a si mesmo ou aos outros.

Peça também que o seu espírito interior lhe confira clareza com relação a quais-

Proteção. Eles impedem a entrada das energias que não respaldam o nosso bem-estar emocional e a nossa essência espiritual.

Crivo. Eles permitem a entrada das energias que aprimoram a nossa essência espiritual, retêm a energia que precisamos e emanam para o mundo as mensagens que apenas expandirão a nossa vida.

Magnetização. Os nossos limites energéticos podem atrair para nós o que precisamos, inclusive a cura, informações, orientação, pessoas, eventos, ocupações, dinheiro, relacionamentos saudáveis e lições de vida.

OS LIMITES ENERGÉTICOS E O CAMPO ÁURICO

Existem muitos tipos de limites energéticos ao redor do nosso corpo, mas o principal é o campo áurico (consulte o Capítulo 2, para uma revisão do campo áurico). Esse campo áurico contém várias camadas, e cada uma delas corresponde a um dos doze chakras

quer informações ou cura oferecidas pelo praticante.

Durante a sessão, preste atenção aos seus sentidos intuitivos, principalmente aqueles baseados no corpo. As informações ou energia que não sejam adequadas terão uma sensação, um som ou um cheiro inadequado, ou parecerão incorretas. Elas pura e simplesmente não se relacionarão com você. Você poderá também ter uma sensação de apreensão ou de medo, e ambas são indicações de que o que está acontecendo não é adequado a você. Caso surja uma dessas situações, você pode tomar uma das seguintes medidas ou todas elas:

- Peça ao praticante uma análise ou explicação adicional.
- Diga ao praticante que você terá que pensar mais a respeito da informação ou solução de cura para verificar o que combina com você e o que não combina.
- Dê a entender que a informação ou energia não é adequada e pergunte ao praticante o que ele acha que pode estar acontecendo. (Às vezes nossos sistemas resistem à verdade por ser difícil enfrentá-la. Essa medida confere espaço ao praticante para reexaminar os limites ou as percepções dele, mas também de se aprofundar mais nas suas questões, caso necessário.)

- Compartimentalize mentalmente essa informação ou energia para que você possa energeticamente reexaminá-la ou descartá-la agora ou mais tarde. Imagine que você está colocando a energia dentro de uma caixa. Imagine um anjo, guardião, o Divino ou algum outro ser que possa ajudá-lo a carregar a caixa para fora, de modo que você possa examiná-la mais tarde, ou peça ao assistente espiritual para descartá-la em segurança no momento.
- Se você estiver realmente incomodado — e tiver certeza de que não está apenas "ativando" seus próprios problemas para evitar o estresse ou as emoções —, pode deixar a sala a qualquer momento, seja para um intervalo, seja para encerrar a sessão.

principais. À medida que crescemos e evoluímos, nosso espírito ativa a camada áurica ou limite energético apropriado, impregnando-o com as verdades ou os programas espirituais que são explícita e perfeitamente adequados ao nosso eu exclusivo. No entanto, o nosso espírito não representa a única influência nesses limites. Nossos pais, parentes, ancestrais, escolas, instituições religiosas, amigos, inimigos, colegas de trabalho, chefes, novas fontes e a cultura como um todo também exercem a sua influência — para o nosso bem ou o nosso mal. Desafiar os eventos da vida, desde os traumas cronicamente negativos até os traumas que só ocorrem uma vez, também pode impedir que nossos limites se desenvolvam de forma plena ou operem em harmonia com a nossa verdadeira essência espiritual.

É proveitoso que os praticantes de energia sutil saibam que os limites energéticos dos clientes são grandes transmissores de informações e receptores de vibrações de cura. Em outras palavras, os limites energéticos são interativos; eles tanto absorvem quanto emitem energia. É por esse motivo que você consegue sentir quando alguém entra no seu espaço, não raro obtendo uma leitura dessa pessoa antes mesmo que a sessão comece e sentindo a energia da personalidade, dos receios e dos traumas dela, bem como das necessidades, desejos e esperanças.

QUATRO TIPOS DE LIMITES ENERGÉTICOS

A partir dos meus estudos, prática profissional e vida pessoal, agrupei as doze camadas áuricas ou limites energéticos em quatro tipos, com base nas atribuições ou funções delas. Cada tipo está associado a uma cor particular:

- Limites físicos (vermelho)
- Limites emocionais (laranja)
- Limites relacionais (verde)
- Limites espirituais (branco)

Em cada um desses limites, existem subconjuntos de outras colorações. Por exemplo, o dourado e o prateado são membros da família do branco, ao passo que o amarelo pertence ao emocional. Para uma investigação detalhada dos limites energéticos e seus subconjuntos, você pode consultar o livro *Energetic Boundaries: How to Stay Protected and Connected in Work, Love, and Life*, de minha autoria.

À medida que você aprender mais a respeito dos limites energéticos nas páginas que se seguem, poderá começar a praticar observando como essas quatro cores (e suas variações) poderão aparecer em determinados clientes.

QUE ACONTECE QUANDO NOSSOS LIMITES ENERGÉTICOS SÃO VIOLADOS?

Ao trabalhar com clientes, é provável que você descubra que as questões pessoais ou os problemas de saúde deles estão relacionados, em parte, com limites que foram de alguma maneira violados. Quando os nossos limites são violados, ocorrem energeticamente três repercussões básicas:

Nossos limites se tornam rígidos ou imobilizados. Pense em uma parede gelada. Aproximar-nos dela faz com que nós e outras pessoas sintamos frio e fiquemos bloqueados. Limites rígidos de energia têm esse mesmo efeito nos outros e em nós mesmos. As pessoas se mantêm a distância, considerando-nos indisponíveis ou desinteressados nelas. Limites rígidos de energia também repelem potencialmente eventos positivos ou oportunidades: promoções ou novos empregos, oportunidades financeiras, indicações para os profissionais de saúde adequados, energias de cura ou amizades que poderiam aquecer nosso coração.

Nossos limites se tornam permeáveis. Um limite permeável é flexível, frágil e fraco. Na verdade, isso é quase como não ter nenhum limite. As pessoas com limites permeáveis são facilmente postas de lado, desconsideradas, usadas, exploradas ou não recompensadas. Essas pessoas são com frequência as proverbiais vacas de presépio ou capachos, que estão sempre querendo agradar todo mundo.

Nossos limites são fatiados, cortados em pequenos pedaços e ficam cheios de buracos. Brechas nos nossos limites energéticos deixam brechas na nossa vida, portais através dos quais qualquer pessoa ou coisa consegue entrar. Absorvemos com facilidade a energia das outras pessoas, desde doenças a problemas financeiros e, ao fazer isso, perdemos nossa própria força vital. Quanto mais perturbadores os problemas na nossa vida, maior a possibilidade de termos buracos em nossos campos de energia. Com frequência encontraremos limites energéticos assim nas pessoas que comumente se veem no papel de vítima.

Você acredita que inicia as sessões com clientes ou de autocura com alguns desses problemas nos seus limites? Se você for um praticante, já tem consciência de que muitos clientes têm problemas com limites. Muitos dos exercícios neste livro o ajudarão a curar e desenvolver seus limites energéticos. As técnicas mais importantes para estabelecer limites para a cura do eu e dos outros são encontradas no Capítulo 9, "As Técnicas Energéticas Essenciais". Mas você pode usar de imediato os passos mostrados na próxima seção para estabelecer interações positivas com os clientes.

INTENSIFIQUE SEUS LIMITES ENERGÉTICOS

A pergunta mais frequente que ouço dos praticantes e daqueles que cuidam de pessoas idosas ou incapacitadas é a seguinte: "Como posso manter os meus limites?" Os dez passos que se seguem são maneiras práticas de estabelecer limites energéticos no seu trabalho com os clientes. À medida que você praticar cada um desses passos, observe como ele afeta o seu nível de energia no final de um dia de trabalho. Poderá muito bem descobrir não apenas que você não está esgotado, mas também que suas reservas de energia podem na realidade ter *aumentado*.

1º passo: preparação. Antes de começar a trabalhar, movimente o corpo de alguma maneira (praticando uma atividade como caminhar ou yoga) e defina uma intenção clara para o dia. Além disso, deixe que a sua intuição escolha o que você vai vestir, e preste atenção adicional às cores pelas quais se sentir atraído. Por exemplo, se o vermelho o seduzir, pode ser que essa cor vá ajudá-lo a ser vigoroso e a fazer o seu trabalho com um talento dramático. Se você preferir um traje escuro, talvez esteja

TRABALHANDO EM UM ENTE QUERIDO

PODE SER especialmente difícil realizar um trabalho de cura em um ente querido, quer você seja um profissional, uma pessoa leiga ou um estudante da medicina da energia sutil. Sempre queremos que as pessoas se sintam melhor, e essa motivação aumenta exponencialmente quanto mais próxima a pessoa for de nós. É fácil deixar passar sinais óbvios ou fornecidos de maneira intuitiva a respeito de uma questão crítica por não querermos acreditar que os sinais são verdadeiros. Ao mesmo tempo, podemos nos mostrar excessivamente sensíveis a uma percepção por nos sentirmos instigados a ter um desempenho perfeito para "salvar" nosso ente querido.

Recomendo que os praticantes de energia sutil de todos os níveis encaminhem parentes, amigos, filhos ou outras pessoas próximas para outros praticantes. Se isso não for possível, sugiro o seguinte:

Explique o que o seu processo de energia sutil é capaz e não é capaz de realizar. Utilizo as mesmas declarações que eu uso com os novos clientes, entre elas:

- "A energia é informação em movimento. Trabalho com uma energia que se movimenta tão rápido que é considerada sutil ou espiritual."
- "Meu trabalho intuitivo e energético não se destina a substituir qualquer coisa que você esteja fazendo profissionalmente ou com pessoas habilitadas que estejam cuidando de você. Ele é uma maneira suplementar de examinar seus problemas e sua vida."
- "A intuição é uma arte, não uma ciência. Na melhor das hipóteses, ela é 80 por cento exata."
- "É importante prestar atenção ao que condiz ou não condiz com você. O fato de eu fazer uma recomendação não significa que ela seja totalmente precisa ou que você será capaz de usá-la."
- "Em última análise, meu trabalho se destina a expandir seus horizontes e ajudá-lo a examinar o que está ocorrendo em um nível mais profundo."

lidando com um cliente carente ou revoltado, e uma tonalidade de preto ou cinza poderá ajudá-lo a ocultar as suas reações pessoais (ou todo o seu eu), para que você possa ajudar melhor o cliente.

2º passo: ambiente. Uma das maneiras mais vigorosas de montar a sala onde você vai receber o cliente de maneira que ela reforce seus limites energéticos é incluir objetos que tenham um profundo significado para você. Escolha fotos, objetos de arte e sagrados, dádivas da natureza, ferramentas de cura e outros itens que tenham uma frequência vibracional elevada e sempre reflitam para você seus ideais mais elevados, seus compromissos profissionais e sua verdadeira essência. Além disso, no nível mais básico, será interessante ter um ambiente de trabalho que estabeleça um limite entre você e o cliente. (Consulte a seção "Montando seu Espaço de Trabalho", para obter ideias sobre como criar um espaço de trabalho que favoreça as melhores experiências e resultados para você e seus clientes.)

3º passo: protocolo. Se você ainda não faz isso, pense em começar suas sessões com uma breve declaração que crie limites verbalmente. Por exemplo, eu digo aos meus

- "Por favor, me interrompa e faça perguntas sempre que precisar."

Mantenha uma postura profissional e, se possível, trabalhe no seu consultório habitual. Digo com frequência ao meu ente querido que poderei parecer fria ou distante, mas que isso é porque estou mantendo uma serenidade profissional a fim de ser o mais objetiva possível.

Ofereça a si mesmo apoio emocional. Você poderá receber intuitivamente uma informação que seja difícil para você aceitar. Se descobrir que é difícil demais lidar com o que surgir quando estiver trabalhando com um ente querido, você pode encerrar delicadamente a sessão ou encaminhar a pessoa para outro lugar, para que ela receba apoio adicional.

Ajudei certa vez uma amiga que deu entrada na sala de emergência de um hospital com fortes contrações no coração. Ela me telefonou, desesperada. Eu entrei no modo profissional de imediato, mas lutei interiormente porque não queria tirar conclusões errôneas. Eu estava também muito preo-cupada com minha amiga. Recebi informações intuitivas, mas fiz questão de deixar claro que tudo o que estava dizendo era apenas intuitivo e que minha amiga deveria fazer apenas o que os médicos recomendassem.

Neste caso, fui capaz de sugerir que ela fizesse exames para verificar a existência de uma infecção bacteriana ou virótica no coração e descrevi duas áreas que poderiam estar enfraquecidas por micróbios. Os médicos descobriram que ela, de fato, estava com uma infecção virótica no coração, o qual fora originalmente enfraquecido por uma infecção bacteriana de estreptococo. Duas válvulas estavam fracas.

Por mais precisa que tenha sido a minha avaliação, a verdade é que eu facilmente poderia ter interpretado as informações de maneira errada ou, ao contrário, não tê--las transmitido, por estar imobilizada pelos meus temores. Permaneça humilde e ajude, mas mantenha o bom senso a respeito de si mesmo.

clientes qual é a minha intenção, que é promover a cura e ajudá-los. Digo também a eles que peço ao Divino para formar parâmetros e limites para que, no mínimo, eu não cause nenhum dano e, na melhor das hipóteses, eu seja capaz de ajudar. Em seguida, tomo medidas para que eles compreendam que não posso garantir que o meu trabalho ou as informações que eu fornecer darão resultado e que cabe a eles decidir que informações são úteis e quais não são. Respondo também a quaisquer perguntas que eles possam ter a respeito do que estão fazendo. A comunicação clara é necessária para estabelecer e manter fortes limites energéticos!

4º passo: limites físicos. Como foi assinalado no 2º passo, seu espaço de trabalho deve ser montado de maneira a estabelecer limites entre você e o cliente. Por exemplo, pode ter uma mesa ou escrivaninha entre você e os clientes (dependendo do trabalho que você faça). No meu trabalho, capto uma grande quantidade de informações dos meus clientes e para eles através dos meus limites energéticos, de modo que preciso de uma barreira física para filtrar os propósitos. Só pratico a cura pela imposição das mãos se eu sentir que estou segura e forte nesse dia. Às vezes, recomendo aos praticantes que recorrem à imposição das mãos que usem um pano, luvas ou joias especiais programadas para desviar a negatividade e incrementar as energias de cura. Você também pode fazer um rápido intervalo entre os clientes para lavar as mãos, visualizando a energia do cliente sendo amorosamente removida para que você fique renovado e pronto para o próximo cliente ou atividade.

5º passo: limites emocionais. Sua imaginação pode sustentar limites fortes. Imagine uma tela transparente de energia entre você e seus clientes, uma tela que filtra as emoções deles, para que você consiga sempre distinguir suas emoções das deles. Você também pode adaptar essa tela de acordo com suas necessidades particulares. Por exemplo, como o meu trabalho se apoia na minha capacidade de perceber os sentimentos e pensamentos das outras pessoas, programo minha tela energética para permitir que eu sinta sutilmente as emoções dos clientes, para permitir que eu entenda essas emoções, e, ao mesmo tempo, para impedir que eu absorva a energia das emoções.

6º passo: limites relacionais. Às vezes, pode ser difícil evitar se envolver excessivamente com os problemas de um cliente. Por exemplo, quando uma criança está sofrendo abuso, um cônjuge foi abandonado ou uma pessoa que trabalhe arduamente perdeu o emprego e sua fonte de renda, não podemos deixar de ficar comovidos com a situação dela. É quando eu tomo medidas para garantir que desconectei meu limite relacional, ou campo do coração, no final de uma sessão. Faço isso sentindo as bordas desse campo antes que o cliente deixe a sala. Experimente isso você mesmo. Caso sinta que o campo relacional (ou qualquer outra camada) não esteja de volta ao seu redor, e conectado apenas a você, faça alguns exercícios de respiração profunda até que o campo esteja completamente intacto.

7º passo: limites espirituais. Invocar a orientação superior ou o Divino para conectar seus clientes a qualquer cura necessária é uma maneira poderosa de começar e terminar uma sessão. Você também pode pedir o mesmo para si, para que tanto você quanto o seu cliente sejam energeticamente sustentados pelas frequências mais límpidas e elevadas. Duas técnicas que você vai aprender no Capítulo 9 se tornaram parte essencial do meu protocolo profissional. O emprego dessas simples práticas pode transformar seus limites de bons em excelentes.

8º passo: lidando com seus próprios problemas. Peça ao seu guia superior que o avise quando seus problemas forem ativados durante o trabalho com os clientes e que mantenha esses problemas em custódia para você. O que eu faço, do ponto de vista energético, é colocar os problemas em uma caixa branca que eu guardo no meu coração. No final do dia, passo alguns minutos examinando o conteúdo dessa caixa. Empenhada em fazer meu trabalho, direi que alguns desses problemas foram então encaminhados para o consultório do meu próprio terapeuta!

9º passo: colegas de trabalho. Se você tem sócios ou funcionários, peça ao seu guia superior que reserve um espaço para os empreendimentos mais elevados. Além de sócios, às vezes tenho colegas professores. Durante reuniões, seminários ou aulas, gosto de visualizar uma bolha branca de graça curativa em volta de todos os envolvidos. Essa energia protege cada um de nós, tanto professores quanto alunos, uns dos outros, impede que os nossos problemas fiquem nebulosos, e possibilita uma conexão segura e amorosa.

10º passo: conclusão das atividades. No fim de um dia de trabalho, peça ao seu guia superior para ajudá-lo na conclusão desse dia, de modo que você reconheça e libere tudo o que aconteceu. Gosto de invocar o Divino para me liberar do meu trabalho do dia a dia. Muito raramente fico obcecada com relação ao meu dia de trabalho, o que me deixa livre para estar presente para os outros aspectos da minha vida.

MONTANDO SEU ESPAÇO DE TRABALHO: O REFLEXO EXTERIOR DOS SEUS COMPROMISSOS INTERIORES

Quer o seu foco seja a autocura ou o trabalho com outras pessoas, criar um ambiente propício ao processo de cura é fundamental. Uma vez que você tenha feito o trabalho fenomenal de esclarecer suas intenções, valores e compromissos, o momento agora é perfeito para garantir que o seu espaço de cura seja compatível com eles. Seu consultório ou sala de trabalho de cura reflete externamente suas intenções e ética interiores? As perguntas que se seguem podem servir de diretrizes para você montar um novo espaço de cura ou reformar o antigo.

O ESPAÇO É PRIVATIVO?

Não importa se o seu espaço de cura está situado em um canto da sua casa, debaixo de uma árvore luxuriante no seu quintal, ou em um consultório de um prédio comercial. Ele precisa ser um espaço *circunscrito*. Essa é uma das maneiras pelas quais seus limites internos se refletem externamente. Trabalhe com o contêiner do seu espaço (os limites visíveis dele) de maneira que apenas energias sutis positivas possam estar em ação e interagir. Como diria o Capitão Kirk de *Jornada nas Estrelas*, você não vai querer "Ter Problemas com os Tribbles"* — você não vai querer permitir que pequenas energias incômodas ou destrutivas se infiltrem e diminuam o ambiente de vibração elevada que você deseja proporcionar. Sustentadas por suas intenções e limites claros, as energias sutis podem ser exponencialmente fortalecidas em vez de dispersadas ou desintegradas. O semelhante gera o semelhante, de modo que quanto mais energia de cura edificante você intencionalmente gerar e atrair, maior a quantidade de energia desse tipo que você terá disponível.

O ESPAÇO ESTÁ ATULHADO DE COISAS?

Os ambientes e os objetos retêm e emitem energia sutil. Métodos como o sistema chinês do feng shui (consulte o Capítulo 24) mostram que somos continuamente afetados por tudo que nos cerca. Uma das teorias básicas do feng shui é que o *chi*, ou energia universal, é estimulada ou limitada, dependendo de muitos fatores diferentes. Para criar um espaço de cura que respalde o livre fluxo do *chi* e acolha favoravelmente a transformação para os seus clientes e para você mesmo, certifique-se de que o espaço não esteja atravancado.

O ESPAÇO CONTÉM BELEZA?

Uma das maneiras mais poderosas de modificar a energia de qualquer sala ou espaço é intencionalmente impregná-lo de beleza. Além da beleza que você pode criar com a seleção de mobília, tapetes, cortinas e outros componentes básicos, inclua elementos que tenham significado para você, como objetos artísticos, sagrados, ou amuletos que contenham a ressonância que você deseja propiciar. É claro que você também pode escolher incluir objetos bonitos que possuam propriedades de cura perceptíveis e naturais, como plantas, flores, cristais, pedras preciosas ou semipreciosas, fontes e até mesmo os instrumentos da sua profissão.

---

* Os tribbles apareceram pela primeira vez no episódio de *Jornada nas Estrelas* intitulado "The Trouble with Tribbles". Os tribbles são animaizinhos peludos, macios e delicados que se movem lentamente e emitem um "ronrom" reconfortante quando acariciados. Tudo isso deixa os humanos e os vulcanos encantados. No entanto, como os tribbles se reproduzem com uma rapidez incrível, e consomem quantidades cada vez maiores de comida à medida que se multiplicam, a Frota Estelar os considera organismos perigosos e proíbe que sejam transportados nas naves. (N. T.)

VOCÊ TEM OS INSTRUMENTOS DA SUA PROFISSÃO?

Falando em instrumentos, faça regularmente um inventário e certifique-se de que você tem sempre em estoque os itens que possibilitam que você execute seu trabalho e sua atividade com facilidade, esmero e confiança. Dependendo dos seus métodos, você talvez use alguns dos seguintes itens: lenços de papel, óleos essenciais, essências florais, óleos de massagem, lençóis limpos para a sua mesa de trabalho corporal, agulhas de acupuntura e água potável. Se você descobrir no meio da sessão que não tem um instrumento ou material específico de que precisa, ou se souber que um determinado item está quase acabando, você talvez fique um pouco ansioso, o que poderá reduzir a experiência energética que você deseja proporcionar. Ter um bom estoque de tudo é uma maneira importante de cuidar de si mesmo e dos seus clientes.

O ESPAÇO ESTÁ FÍSICA E ENERGETICAMENTE LIMPO?

Além de manter seu espaço desatravancado, como foi enfatizado na 2ª pergunta, também é fundamental que você o mantenha física e energeticamente *limpo*. Além de remover pilhas de papel ou de livros empoeirados, defina a intenção de limpar regularmente o seu espaço. Abra as janelas para ventilar o ambiente. Deixe a luz do Sol entrar, se isso for possível. Como o meu espaço de cura não tem janela, uso uma lâmpada de espectro total durante os longos meses do inverno. Além de passar o aspirador, varrer e tirar o pó, adquira o hábito de sempre liberar emoções e outras energias. Faço isso mentalmente, por meio da minha intenção de ter um espaço limpo e desimpedido. Você também

---

DIZENDO NÃO

ÀS VEZES, O MELHOR limite que um praticante de energia sutil pode estabelecer é um limite prático: podemos nos recusar a usar nossas habilidades se não estivermos física, energética, mental e emocionalmente em uma posição segura para fazer isso.

Assim como os médicos e enfermeiros a quem com frequência são solicitados conselhos médicos fora do consultório, também é pedido aos praticantes de energia sutil que forneçam percepção intuitiva ou façam um trabalho de energia em ambientes informais. Quando as pessoas sabem que você é intuitivo ou um praticante de energia sutil, elas não raro acreditam que todas as informações que você dá são precisas e autênticas, mesmo que você não tenha passado tempo suficiente se concentrando e

se protegendo, e tenha avisado a elas que não devem atribuir poder excessivo às informações intuitivas, como foi descrito no Capítulo 6.

Essa é uma das razões pelas quais eu dificilmente uso meus dons intuitivos em ambientes informais. Às vezes as pessoas ficam zangadas com isso. Uma das minhas melhores amigas me pediu para verificar uma situação para um dos seus amigos quando estávamos jantando fora. Eu declinei, e ela ficou aborrecida. Mas eu sabia que era melhor aborrecer alguém do que ministrar um conselho de maneira incompleta e potencialmente comprometer a minha segurança, os meus padrões éticos e o bem-estar da pessoa envolvida.

pode fazer a limpeza por meio da prece, de técnicas meditativas, queimando incenso de sálvia ou capim-limão, acendendo uma vela ou até mesmo afixando um anjo ou outro guia espiritual na porta. De qualquer modo, todas as técnicas de limpeza e desobstrução podem ser usadas. Assim sendo, escolha aquelas de que você gosta e que funcionam para você.

QUAL É A RESSONÂNCIA DO SEU ESPAÇO DE CURA?

Enquanto você se ocupa das questões acima, está moldando a energia, a ressonância e a reverberação do seu espaço de cura. Uma das maneiras mais eficazes de mudar ou aumentar a ressonância do seu espaço é tocar uma música que seja cuidadosamente escolhida para ajudar a definir o tom emocional e energético. Além dos itens tangíveis e dos passos que abordamos, há também os elementos imensuráveis — os estados de sentimento, como a esperança, a paz, o otimismo e o amor que você pode intencionalmente introduzir no seu espaço de cura. Que outros elementos imensuráveis são importantes para você e estão em harmonia com as suas intenções e compromissos?

8

PREPARANDO-SE PARA CURAR A SI MESMO OU OS OUTROS

DEFININDO METAS

"Se eu puder aliviar o sofrimento de uma vida,
Ou diminuir uma dor,
Ou ajudar um tordo desfalecido
A voltar ao seu ninho,
Não terei vivido em vão."

EMILY DICKINSON

A o se preparar para curar a si mesmo ou outra pessoa, todas as questões filosóficas *a respeito* da cura se transformam em uma busca *pela* cura. A busca envolve ativar e trazer à tona a totalidade subjacente. Qual é então o segredo dessa ativação?

O que descobri é que as verdadeiras mudanças — quer sejam físicas, emocionais, relacionais ou de qualquer outro tipo — começam quando o cliente é capaz de aceitar certo nível de responsabilidade pessoal. Se estivermos envolvidos com a autocura, as mudanças geralmente começam a acontecer quando aceitamos algum nível de responsabilidade pessoal. Em ambos os casos, precisamos entender que a responsabilidade pessoal não diz respeito à autocensura. Precisamos evitar a armadilha de "Eu causei o problema". A causa básica do problema pode ser genética, proveniente de um trauma da infância, ou ainda ter sido provocada por um acidente. Mesmo que as nossas feridas tenham sido autoinfligidas, o que tenho visto ao trabalhar com milhares de pessoas é que, de modo geral, isso foi o melhor que elas puderam fazer na ocasião.

Um dos sentimentos mais fortalecedores que podemos ter é supor a totalidade em vez da culpa. Se formos um praticante, essa atitude estabelece a ressonância para que a cura aconteça. Se formos um cliente, ela é a precursora da decisão de não esperarmos para que outra pessoa faça a cura para nós. Quando paramos de nos culpar, uma mudança saudável na consciência pode ter início.

DO EU PARA O OUTRO: APROFUNDANDO A EMPATIA

Para os praticantes, entender a importância da responsabilidade pessoal marca o início da verdadeira empatia. Ao trabalhar com os outros, é importante compreender que a dor, às vezes, é o portal da mudança. Mesmo que o impulso de intervir e "salvar" alguém se manifeste, precisamos em vez disso reconhecer que a outra pessoa não mudará (da maneira como a alma dela pretende), enquanto ela, e não nós, não assumir a responsabilidade pelo processo de cura, lembrando ao mesmo tempo que o reconhecimento não tem nada a ver com a autorrecriminação. Se formos o nosso próprio cliente, temos que, ao mesmo tempo, assumir a responsabilidade por nossos problemas e ser gentis com nós mesmos.

Não podemos corrigir os dilemas dos outros, e tampouco podemos assumir a responsabilidade pelos resultados deles. Mas podemos assumir a responsabilidade pela *maneira* como trabalhamos com eles. Podemos assumir a responsabilidade pela nossa integridade, atitude, base de conhecimento e compromisso de fazer o melhor possível.

EMPENHANDO-SE NO PROCESSO DE CURA: ABRINDO-SE PARA OS MILAGRES

Paradoxalmente, nos mostrarmos fortes, puros e competentes como praticantes é o que possibilita que não sejamos mais um obstáculo e deixemos que a corrente de cura circule. Na realidade, a cura é realizada por algo maior do que nós. Quer nos relacionemos com esse poder como uma força além de nós ou simplesmente como a nossa parte mais poderosa, o impacto da energia sutil é tudo menos sutil. De certa maneira, toda cura é um milagre — um grande ou pequeno milagre.

Quando estamos no papel de cliente ou paciente trabalhando com um praticante, ou quando estamos atuando como o nosso próprio agente de cura, fazer a nossa parte e acolher favoravelmente a responsabilidade pessoal se reduz, com o tempo, a comportamentos específicos e tangíveis. Por exemplo, se eu tiver que perder algum peso, o Espírito virá me ajudar, mas eu preciso fazer a minha parte e não comer o bolo. Se eu estiver trabalhando em mim mesma, tenho que distinguir entre a fantasia e a realidade. Talvez haja um milagre disponível, mas estarei apenas me preparando para um desapontamento se eu esperar que o sucesso ocorra da noite para o dia.

Na condição de agentes de cura de energia sutil, uma das principais maneiras de nos comprometermos com o processo de cura é definir metas razoáveis, tanto para nós mesmos quanto para os nossos clientes. Isso sempre começa com a conscientização daquilo que efetivamente está sob o nosso controle. Nossa função é prestar atenção ao seguinte:

- Treinamento e prática;
- Conhecimento e entendimento;
- Percepção e atitude;
- Intenção e compromisso;
- Cuidar de nós mesmos e incentivar os outros a cuidarem de si mesmos.

Fora isso, a energia fará o que deve fazer. Na minha prática, sempre tenho sido lembrada que a energia sutil é extraordinariamente poderosa. Nossas metas precisam ser determinadas com base no que podemos definir e tentar alcançar. E quando abrimos o portal para a potência da energia sutil, na realidade podem acontecer *mais coisas* do que nós, ou os nossos clientes, prenunciamos. Sob esse aspecto, sempre temos a maravilhosa oportunidade de estar abertos ao milagre na essência de toda cura, enquanto mantemos os pés arraigados no mundo do que é extremamente prático.

ADMINISTRANDO AS EXPECTATIVAS

No início da minha carreira, eu achava que tinha falhado sempre que um cliente que estivesse lidando com uma doença potencialmente fatal não se curava de forma milagrosa e instantânea. (Nenhuma pressão aí, certo?) Lembro-me de ter trabalhado com uma mulher que sofria de câncer em estágio IV. Uma de nossas primeiras sessões foi tão poderosa que nós duas deixamos a sala achando que o câncer desapareceria no dia seguinte. Mas não foi o que aconteceu. O câncer de fato melhorou de imediato, mas lembro-me claramente de ter sentido o desejo de que ele se curasse por completo da noite para o dia. Este se mostrou um momento revelador na minha carreira. Embora eu fique feliz por poder dizer que essa cliente acabou se curando completamente, as melhoras graduais que ela teve ao longo do caminho — e o *timing* imprevisível do processo de cura — foram alguns dos meus melhores professores.

Ao trabalhar com a energia sutil, não sabemos o que vai melhorar ou quando. Trabalhei certa vez com uma mulher que tinha câncer no pulmão. Embora o câncer dela tampouco tenha desaparecido da noite para o dia, ela descobriu que tinha ficado mais alta depois das nossas primeiras sessões. Sua coluna vertebral tinha se endireitado. Ela também passou a vivenciar momentos de uma alegria inexplicável, mesmo enquanto lidava com o câncer. Esses sinais discrepantes e imprevisíveis de cura talvez estivessem apontando para um novo equilíbrio que estava acontecendo em diferentes níveis, enquanto o câncer, com o tempo, entrou em completa remissão.

O que torna o trabalho com a energia sutil tão estranho é o fato de não sabermos realmente *o que* vai mudar ou o que vai *causar* a mudança. Por exemplo, descobri que, às vezes, a medicina da energia sutil ativava a cura dos clientes tornando seus tratamentos alopáticos mais eficazes. Este é um exemplo do motivo pelo qual administrar as nossas expectativas como praticantes de energia sutil é muito importante. O trabalho de energia pode não ser o método que vai curar um cliente, mas ele pode capacitá-lo a ser receptivo a um protocolo de tratamento convencional — e muito mais tranquilo enquanto estiver se submetendo a ele.

Na condição de praticantes de energia sutil, nós nos concentramos no que *podemos fazer — com o que podemos trabalhar*. Mas não podemos fazer promessas. A energia tem vida própria. Por exemplo, trabalhar com o corpo sutil pode fazer com que uma cirurgia transcorra mais tranquilamente, ou pode facilitar uma abertura que ajude alguém a abraçar suas emoções. Também pode conectar um cliente com a sua sabedoria interior, possibilitando que ele encare sua situação com mais serenidade, confiança ou clareza.

ALÉM DO DIAGNÓSTICO: O PODER DE UM PLANO DE CURA

Na condição de praticantes de energia sutil, não podemos legalmente diagnosticar uma doença ou distúrbio; isso precisa ser feito por profissionais de saúde habilitados. Até mesmo praticantes habilitados que integram o trabalho de energia sutil à sua prática não são capazes de fazer um diagnóstico *preciso* ao trabalhar na esfera do corpo sutil. Por exemplo, um médico de medicina oriental (um OMD)* pode avaliar que o seu meridiano do Fígado está estagnado, mas ele não poder dizer: "Você está com câncer de fígado e este é o protocolo que vai eliminá-lo". Ele também não pode dizer que é capaz de curar o câncer. O OMD precisa aceitar as limitações de trabalhar com energias sutis.

Na condição de praticantes de energia sutil, nós simplesmente não podemos fazer promessas aos nossos clientes, mas temos algo ainda melhor, e mais forte, do que promessas: temos compromissos. Desse modo, em vez de fazer promessas, podemos começar por assumir o compromisso de administrar a nós mesmos — administrar o nosso processo interior (que poderá incluir processar nossas convicções, agendas e projeções, bem como zelar por nossos limites energéticos, para começar) e administrar as práticas e os protocolos que usamos com os nossos clientes. Não existem garantias de quais serão os resultados e do que os nossos instrumentos e técnicas farão pelos outros. Os resultados poderão ser menores do que o que nós, ou os nossos clientes, estávamos esperando, ou *os resultados poderão ser maiores*. Em ambos os casos, ao compreender e reconhecer a natureza da medicina da energia sutil, somos mais capazes de deixar de ser um obstáculo e permitir que a cura siga o seu curso da maneira que a energia escolher.

Em vez de diagnosticar, os agentes de cura de energia sutil utilizam seu treinamento e suas habilidades para realizar o seguinte:

- Analisar com precisão o que está ocorrendo nas esferas sutis.
- Permanecer flexíveis com relação a *como* trabalhar com as energias sutis — a respeito dos instrumentos e técnicas que deverá utilizar.
- Trabalhar em colaboração com os clientes para definir metas razoáveis.

---

* Sigla em inglês para Oriental Medicine Doctor. (N. T.)

DEFININDO METAS RAZOÁVEIS E REGISTRANDO O PROGRESSO: DIRECIONAMENTO

Se você, na qualidade de praticante da medicina de energia sutil, está (1) fundamentado na importância da responsabilidade pessoal (a sua e a de seu cliente), (2) concentrado no desequilíbrio ou desafio que se apresentou e (3) ciente com relação aos instrumentos e técnicas que você vai utilizar, está na hora de definir metas com o cliente.

Quer você esteja trabalhando na sua autocura ou com um cliente, é importante definir *metas razoáveis.* Em vez de correr o risco de fracassar criando metas potencialmente grandiosas (em que o progresso não é bom ou grande o bastante), prepare-se para vencer, baseando cada uma de suas metas nos seguintes critérios:

- Esta meta é alcançável?
- Esta meta é importante?
- Esta meta é mensurável?

Direcionamento é uma maneira prática e eficaz de abordar as metas de cura em qualquer nível, seja ele físico, emocional, espiritual, relacional, psicológico ou mental. Por exemplo, no nível relacional, você poderá estar trabalhando com o seu cliente para definir metas para o relacionamento íntimo dele com o cônjuge ou para a maneira como ele se conduz socialmente. Na área mental, as metas podem estar concentradas no sistema de crenças do cliente, no processo de pensamento dele ou em como ele pode expressar o que aprendeu. Ou ainda, no nível psicológico, as metas podem se concentrar no trabalho com a criança interior ou com as questões profundas envolvidas no processo de o cliente se tornar um ser humano mais saudável e mais integrado, como identificar as interpretações e percepções que mais afetam a saúde e a vida dele.

Acredito que há progresso quando vemos algum sucesso mensurável em qualquer uma dessas áreas essenciais. Em outras palavras, se o seu cliente estiver vivenciando progresso em qualquer parte da vida dele, você está sendo eficaz. No entanto, você não vai querer ver um deslize em nenhuma dessas áreas, o que é uma das razões pelas quais a definição de metas é tão valiosa. Definir metas alcançáveis, importantes e mensuráveis se revelará um dos melhores instrumentos na sua maleta de medicamentos da energia sutil, na qual continuaremos a fazer acréscimos a cada capítulo.

A planilha nas páginas 108 e 109 pode ser usada quando você estiver começando a trabalhar com um novo cliente ou quando atingir uma nova fase de cura com um cliente antigo. Se estiver praticando a autocura, você pode mudar os pronomes e usar a planilha para avaliar e definir metas de cura para si mesmo. Obter um ponto de vista mais objetivo só lhe trará benefícios.

Na página 110, você encontrará uma planilha separada que poderá usar para lembrar aos clientes as principais medidas que eles concordaram em tomar além do trabalho feito nas suas sessões com eles.

DIRECIONAMENTO: PLANILHA DE DEFINIÇÃO DE METAS DO CLIENTE

1º passo: esclarecendo o problema que se apresenta
Escreva a sua interpretação inicial do problema atual do cliente.

2º passo: avaliando a visão global
Entreviste o cliente para descobrir o nível de satisfação, realização ou felicidade dele em cada uma das principais áreas da vida, com 0 sendo "nenhuma satisfação" e 5 "muita satisfação".

Corpo/saúde   0 1 2 3 4 5

Negócios/carreira   0 1 2 3 4 5

Dinheiro e bem-estar financeiro   0 1 2 3 4 5

Amizade/comunidade   0 1 2 3 4 5

Vida familiar   0 1 2 3 4 5

Lar/ambiente físico   0 1 2 3 4 5

Amor/romance/parceria   0 1 2 3 4 5

Divertimento/recreação   0 1 2 3 4 5

Espiritualidade/crescimento pessoal   0 1 2 3 4 5

Propósito/significado/contribuição   0 1 2 3 4 5

3º passo: identificando as principais prioridades e objetivos
Com base nas informações reunidas nos dois primeiros passos, quais são as prioridades de um a três do seu cliente no trabalho de cura feito com você? O que é mais importante para ele neste momento e no futuro? Relacione essas prioridades na ordem em que o cliente as mencionou.

1.

2.

3.

DIRECIONAMENTO: PLANILHA DE DEFINIÇÃO DE METAS DO CLIENTE

4º passo: direcionamento — definindo metas alcançáveis, importantes e mensuráveis

Meta nº 1:
Prazo para a realização da meta:

Plano da sessão (técnicas, instrumentos, processos):

Plano para casa (medidas específicas, atividades regulares, processos):

Meta nº 2:
Prazo para a realização da meta:

Plano da sessão (técnicas, instrumentos, processos):

Plano para casa (medidas específicas, atividades regulares, processos):

Meta nº 3:
Prazo para a realização da meta:

Plano da sessão (técnicas, instrumentos, processos):

Plano para casa (medidas específicas, atividades regulares, processos):

5º passo: marcando seu progresso
Com base no número de sessões que você e seu cliente concordarem em fazer juntos, avalie e acompanhe o progresso dele, em cada sessão, com todas as metas declaradas. Eis um modelo básico para você utilizar e permanecer atento ao progresso do cliente.

Meta nº 1/Sessão nº 2

Mudança mensurável:

Medida(s) tomada(s) pelo cliente:

Nível de satisfação do cliente na escala de 0 a 5:   0   1   2   3   4   5

DIRECIONAMENTO: PLANILHA DE DEFINIÇÃO DE METAS DO CLIENTE

Meta nº 1/Sessão nº 3
Mudança mensurável:

Medida(s) tomada(s) pelo cliente:

Nível de satisfação do cliente na escala de 0 a 5:   0   1   2   3   4   5

Meta nº 1/Sessão nº 4
Mudança mensurável:

Medida(s) tomada(s) pelo cliente:

Nível de satisfação do cliente na escala de 0 a 5:   0   1   2   3   4   5

Observações do praticante
Tarefas para o cliente fazer em casa visando a saúde e o bem-estar

Data em que foi atribuída: Data em que foi atribuída: Data em que foi atribuída:

Atividade ou medida: Atividade ou medida: Atividade ou medida:

DIRECIONAMENTO: LEMBRETES PARA O CLIENTE

Isto é o que eu (o cliente) concordo em fazer:

Data em que foi atribuída:

Atividade ou medida:

Data e hora da próxima sessão:

Data em que foi atribuída:

Atividade ou medida:

Data e hora da próxima sessão:

Data em que foi atribuída:

Atividade ou medida:

Data e hora da próxima sessão:

AS TÉCNICAS ENERGÉTICAS ESSENCIAIS

"Os ventos da graça sopram ininterruptamente.
Tudo o que temos que fazer é içar as velas."

RAMAKRISHNA

Uma das coisas que me agradam na medicina da energia sutil e no trabalho de cura intuitivo é o fato de eu nunca praticar sozinha! Radicar-me no mundo natural, arraigar-me na Terra e invocar as forças invisíveis da clareza, compaixão e orientação divina são medidas realmente essenciais para a minha prática. As técnicas energéticas contidas neste capítulo hoje são *elementares* para mim, como respirar. Tendo--as ensinado aos meus alunos ao longo dos anos, vejo a diferença que elas fazem na eficácia dos tratamentos de muitos praticantes, bem como no prazer e na satisfação que estes últimos sentem no seu trabalho.

Essas técnicas são simples e podem ser aplicadas no amplo espectro de modalidades delineadas em todo este livro. Embora eu não vá lhe informar explicitamente todas as vezes que essas ferramentas (como A Vara de Luz, Correntes Curativas de Graça e Os Cinco Passos para a Estabilização) talvez sejam mais úteis, saiba que você pode examinar esta arca do tesouro a qualquer momento que desejar para complementar qualquer exercício do livro.

Como você vai ver, essas técnicas energéticas o ajudarão a manter a sua energia pura e fluida, bem como a ser receptivo à orientação intuitiva, fortalecerão seus limites energéticos e o protegerão de energias que poderiam ser exaustivas (sejam elas de natureza emocional, psíquica ou eletromagnética). Elas também contribuirão para que você sinta mais o milagre do trabalho de cura, a beleza de colaborar com a consciência superior (seja a sua ou a de um guia espiritual) e a alegria de interagir com os outros na sua jornada de volta à totalidade.

ESPÍRITO-PARA-ESPÍRITO: A TÉCNICA DE TRÊS PASSOS PARA A CURA DE ALTA VIBRAÇÃO

Desenvolvi este exercício para usá-lo durante as sessões com os clientes, mas passei a empregá-lo em todas as áreas da minha vida. Nos seminários, eu o ensino a agentes de cura profissionais, médicos, enfermeiros, terapeutas e pessoas intuitivas, e depois de um tempo, a maioria deles diz o seguinte: "Esta é a única técnica de que eu realmente preciso — para *qualquer coisa*!"

Espírito-para-Espírito é um processo de três passos para o estabelecimento dos limites espirituais necessários para que possamos nos dedicar a qualquer atividade com outra pessoa ou um grupo. Os limites assim estabelecidos são limpos e puros, o que possibilita que recebamos informações, orientação, diretrizes ou cura altamente precisas e claras para nós mesmos ou para oferecer a outra pessoa.

Sugiro também que você use este exercício sempre que estiver envolvido com um cliente ou grupo que esteja fazendo com que você tenha um colapso emocional, levando-o a perder seu senso do eu pessoal ou profissional. Ele modificará de imediato seus limites energéticos, interromperá conexões pouco saudáveis, estimulará os vínculos amorosos e solicitará a ajuda de uma presença mais poderosa.

Os três passos de Espírito-para-Espírito são os seguintes:

1. Declare que você é um ser espiritual pleno, poderoso e amoroso. Respire no coração enquanto faz essa declaração, e sinta as mudanças resultantes nos seus campos energéticos.
2. Declare que a outra pessoa também é um ser espiritual plenamente desenvolvido e amoroso. Sinta a presença do espírito pessoal dela e envolva-se com esse aspecto do outro. Sinta como as conexões pouco saudáveis se interrompem e apenas o amor permanece. (Este passo também pode ser feito entre você e um grupo inteiro de pessoas, como a sua família ou comunidade de negócios, ou até mesmo entre você e um animal.)
3. Invoque a presença do Grande Espírito ou Espírito Santo, o que imediatamente transforma a situação no que quer que ela deva ser, propiciando qualquer compreensão, proteção, cura ou ato de graça necessário.

É possível usar este processo fora do ambiente profissional, como quando se está sozinho? Sem sombra de dúvida. Quando estou sozinha, faço o seguinte no 2º passo: declaro a presença de um guia espiritual, anjo ou mestre que esteja lá para me amar e ajudar. Pessoalmente, uso Cristo. Vários clientes meus invocam a Virgem Maria; outros declaram uma qualidade do Divino, e outros ainda se conectam com Buda, a deusa Kwan

Yin ou um anjo da guarda. Se estiver na dúvida, peça ao Divino para ajudá-lo no 2º e 3º passos.

CORRENTES CURATIVAS DE GRAÇA: O FLUXO INCESSANTE DO AMOR FORTALECIDO

A técnica que chamo de Correntes Curativas de Graça é um dos meus aliados mais queridos no trabalho de aconselhamento. Na realidade, é muito mais do que uma técnica para mim; ela se tornou mais um estado de existência que permeia a maneira como eu trabalho e interajo com os clientes ao longo de cada dia, quer eu esteja trabalhando com eles pessoalmente ou por telefone.

OS CINCO PASSOS PARA A ESTABILIZAÇÃO

OS EXERCÍCIOS E AS TÉCNICAS deste capítulo e de todo o livro o ajudarão a ter acesso a muitas fontes diferentes de informação e cura — como as frequências intuitivas, energéticas, emocionais, mentais e de outros tipos que emanam dos seus clientes, da sua orientação superior, do seu eu mais profundo. Cada um de nós tem, às vezes, dificuldade em enxergar, sentir e interpretar a natureza sutil dessas informações.

Os cinco passos da estabilização que se seguem podem atuar como seu ponto de acesso para descobrir o invisível. Você pode utilizá-los no início e na conclusão de qualquer processo, exercício ou sessão de trabalho. Incorporar esses passos ao seu trabalho de uma maneira sistemática o ajudará a manter seus limites energéticos, ter acesso à sua intuição e permanecer claro e receptivo ao longo do seu dia de trabalho.

1º passo: estabilização. A estabilização é o processo de estar totalmente no corpo e se ligar ao mundo natural. Ao se estabilizar, você será capaz de sentir todas as partes do seu corpo físico, dos pés à cabeça. Você também será capaz de sentir toda a extensão do seu sistema de energia, inclusive partes suas que estão acima e abaixo dos pés e da cabeça.

2º passo: centralização. A centralização é o processo de se conduzir ao seu centro. Estar centrado significa estar plenamente conectado com a parte do corpo que atua como a base de encontro de todas as suas energias. Essa base de encontro geralmente se situa no abdômen, no plexo solar ou no coração.

3º passo: proteção. Proteção é o processo de desobstruir, reparar e erigir limites energéticos a fim de se manter seguro. Quanto mais seguro você se sentir com relação a elementos ou seres visíveis e invisíveis, mais intensas serão as suas habilidades intuitivas.

4º passo: abertura. Abertura é o processo de abrir seus centros de energia. Uma vez que você tenha aberto esses centros, pode realizar o que se propôs realizar. Você pode permanecer aberto depois de um exercício (se estiver protegido de forma apropriada) ou optar por se fechar novamente ao terminar.

5º passo: fechamento. O fechamento é o inverso da abertura. Ele inclui fechar de maneira apropriada (ou fechar parcialmente) os centros de energia, reprotegendo, centrando e estabilizando.

Para mim, as correntes de cura são incrivelmente práticas, ao mesmo tempo que também são profundamente comoventes e inspiradoras. A graça, por ser uma força do Divino, é amor fortalecido. É amor em movimento, sempre disponível para nós em cada momento e pronto para ser usado em nosso maior benefício. Poderíamos dizer que o transbordamento desse amor fortalecido é o afluente divino com o qual podemos entrar em contato em qualquer situação, por qualquer razão. E deixar que esse amor faça seu trabalho é o tipo mais notável de medicina da energia sutil no universo.

Quando invoco essa energia no meu trabalho, eu a percebo como correntes infinitas de graça ou ondas de cura. As correntes não são simplesmente "energéticas", e sim aspectos conscientes do Divino; elas estão vivas. Minha função, quer eu esteja curando a mim mesma ou outra pessoa, é me abrir para as correntes de graça necessárias. É por esse motivo que não decido que correntes são necessárias e o que elas precisam fazer. Eu deixo o Espírito decidir. O espírito poderá atribuir uma ou muitas correntes à minha causa. Quando peço que correntes sejam implantadas, estou certa de que elas farão o que quer que seja necessário. Como elas emanam do infinito, imagino que sejam mais inteligentes do que eu. Mas isso não significa que não haja nenhuma habilidade envolvida no trabalho com as correntes. Assim como em todas as técnicas descritas neste livro, o elemento humano é parte importante da equação.

Embora não haja limites para o modo como você pode usar as correntes de cura com seus clientes, eis algumas das maneiras como eu frequentemente emprego esta técnica.

Doença. Se você estiver trabalhando com uma doença ou com a manifestação de uma doença, como um tumor, pode pedir que os organismos da doença sejam substituídos por correntes curativas de graça.

Medicamentos. Se você estiver trabalhando com alguém que esteja tomando medicamentos (sejam eles alopáticos ou naturais), pode impregnar o remédio com graça para que se torne o mais útil possível.

Bloqueios emocionais e mentais. Se você estiver trabalhando com um cliente que esteja lidando com um bloqueio emocional ou mental, pode pedir que o bloqueio seja dissipado ou substituído por uma corrente ou onda de cura.

Desobstrução energética. Se o seu trabalho envolve a desobstrução energética, como o trabalho de liberação do cordão, você pode pedir ao Divino que substitua essa interferência particular por uma corrente de graça.

Vício no nível psicoespiritual. Se você estiver trabalhando com alguém que esteja lidando com um vício, pode pedir que o aspecto da pessoa que contém a ferida emocional ou espiritual seja banhado em correntes curativas de graça.

Vício no nível psicológico. Ao trabalhar com um vício, você pode visualizar as correntes curativas de graça atuando como um antídoto ou remédio que responda à compulsão fisiológica que estiver acontecendo no cérebro. Você pode pedir que as correntes suavizem a resposta neurológica.

Proteção. Se um cliente estiver precisando de proteção (ou se você não se sentir seguro em algum nível quando estiver trabalhando em alguém), peça para ser circundado por uma bolha, onda ou envoltório de proteção formado pelas correntes de cura — a proteção mais eficaz disponível.

Como você pode ver a partir desses exemplos, não há necessidade de rotular a corrente necessária. Invocar as correntes curativas de graça é uma maneira de entrar nesse estado de compaixão, mantendo ativamente a intenção de que o melhor resultado ocorra para cada cliente e deixando o Espírito fazer o resto.

O GUARDIÃO: EVITANDO A INTERFERÊNCIA, ASSEGURANDO O AMOR

O guardião é um ser enviado e designado pelo Divino para protegê-lo e guiá-lo. O guardião pode ser o Divino ou qualquer outro ser divinamente autorizado que protege seus limites e sua psique, permitindo a entrada apenas do que é bom para você. O guardião empreende muitas tarefas, entre elas:

- Regular o fluxo de informações psíquicas dentro e fora de você.
- Ajudá-lo a prestar atenção às mensagens ou energias necessárias de fontes tanto psíquicas quanto sensoriais.
- Atrair e convocar ajuda e energias solidárias.
- Protegê-lo de energias, informações e fontes nocivas; decidir que fontes poderão se comunicar conosco.
- Selecionar que preces e perguntas deverão ser dirigidas a que fontes externas (um cliente, um ente querido, você mesmo).
- Sobrepor-se a você caso possa fazer mal a si mesmo ou a outra pessoa.
- Construir sua autoestima e capacidades.
- Ajudá-lo a aprender suas lições de maneira delicada.
- Encorajá-lo a remediar os próprios problemas.
- Fortalecer sua conexão com o Divino.

Ao qualificar um guardião ou outro contato psíquico, às vezes buscamos uma inspiração intuitiva; outras vezes, ela simplesmente vem até nós. Como você pode saber se deve ou não dar atenção a uma determinada coisa? Ou, mais importante ainda, o que é uma informação psíquica perigosa em contraste com uma informação proveitosa — ou uma energia nociva em contraste com uma energia curativa? A chave é qualificar a fonte. Você pode determinar a legitimidade de um possível guardião ou de qualquer fonte psíquica analisando-o completamente primeiro. Isso nos dirá se ele é compatível com você.

Use os seguintes passos para descobrir e qualificar um guardião ou outra fonte psíquica.

1º passo: o pedido. Isole-se em um lugar tranquilo, e certifique-se de que não será perturbado durante o exercício. Respire profundamente, estabilize-se e centre-se. Estabeleça seus limites psíquicos, defina a intenção de encontrar um guardião e abra completamente seus chakras. Concentre-se no quinto chakra (chakra da garganta) e peça ao Divino que o conecte a um guardião, ou guia espiritual, que possa atuar como seu filtro celestial e intérprete de informações psíquicas. Você pode fazer esse pedido em pensamento, em voz alta ou por intermédio da forma de prece que você escolher.

2º passo: a apresentação. Agora, peça ao Divino para apresentá-lo a esse guardião designado, ajudando-o a vê-lo, ouvi-lo e senti-lo de forma intuitiva.

3º passo: a conexão e o acordo. Se você estiver absolutamente seguro da capacidade desse ser de representar o Divino, bem como de suas necessidades e interesses, continue essa comunicação com suas próprias perguntas. Decida se gostaria de utilizar esse ser como guardião na vida cotidiana. Se for esse o caso, discuta as diversas maneiras pelas quais você pode promover esse relacionamento espiritual e depois feche a linha de comunicação quando se sentir completo. No entanto, se tiver quaisquer preocupações, conduza novamente o 2º passo para qualificar o guardião antes de selar o acordo.

SEIS PASSOS PARA DEFINIR UMA NOVA INTENÇÃO

Para o praticante de energia sutil, a intenção é uma decisão consciente tomada para a cura de si mesmo ou de outra pessoa. Ela é uma das ferramentas mais fundamentais da sua maleta de medicamentos e pode ser usada praticamente em qualquer ambiente a fim de estabelecer metas para sua cura. Os seis passos abaixo podem ser usados em qualquer momento — antes, durante ou depois de uma sessão — que tenha relação com seus objetivos de cura.

1. Concentre-se na sua necessidade percebida.
2. Respire lenta e profundamente, concentrando a atenção no coração.
3. Peça ao seu guia superior para purificar completamente você (e o seu cliente, se isso se aplicar) de quaisquer antigas intenções, programações, convicções ou energias que talvez estejam bloqueando uma nova e brilhante intenção que possa servi-lo melhor neste momento.
4. Deixe que uma nova intenção surja dentro de você, vendo o impacto que você gostaria que seu trabalho com a energia sutil tivesse. Perceba, sinta, abrace, visualize ou experimente completamente, de outra maneira, essa nova intenção.

5. Crie uma bola de luz no seu olho mental e visualize-a dentro da sua intenção, junto com a plena sensação dela. Veja essa bola de luz dentro do seu coração. Permita-se ver ou sentir como essa intenção recém-estabelecida emana do seu coração, expressando seus valores e compromissos mais elevados por meio de suas palavras, ações e ressonância de cura.

6. Libere essa intenção para seu guia superior e comprometa-se a prestar atenção a qualquer informação, orientação ou sinais que você venha a receber e que contribua para uma atividade positiva da sua parte.

Passo especial: crie um diário de intenções no qual você registre apenas suas intenções — intenções para seu trabalho, corpo, saúde, amor e relacionamentos, propósito na vida, dinheiro, expressão criativa ou qualquer outra área da sua vida. Seu diário de intenções pode ajudá-lo a expandir a percepção de como você está concentrando seus pensamentos e que tipo de resultados está tendo com relação à sua percepção.

USANDO A INTENÇÃO PARA ABENÇOAR UM OBJETO

O que se segue é uma adaptação dos passos de intenção que você acaba de aprender, mas dessa vez eles são usados para abençoar um objeto que faça parte do seu kit de ferramentas e, ao mesmo tempo, desobstruem seus limites energéticos.

1. Segure o objeto que você vai usar (por exemplo, uma pedra, um cristal, um pêndulo) ou pense nele.

2. Elimine da mente tudo o que você estava pensando.

3. Concentre-se no coração.

4. Perceba quaisquer sentimentos, pensamentos, experiências, pessoas, ressentimentos ou obstáculos que possam estar comprometendo seus limites energéticos, especialmente no que diz respeito ao seu trabalho de cura.

5. Libere esses fatores, deixando que seu próprio espírito ou o Divino os expulse do seu sistema e dos seus limites energéticos.

6. Agora peça ao Divino para purificar você e esse objeto da todas as intenções, decisões ou energias que possam interferir no processo de cura.

7. Reflita sobre a nova intenção que você gostaria de definir. Perceba, sinta, abrace, visualize ou experimente completamente de outra maneira essa nova intenção.

8. Crie uma bola de luz no seu olho mental e visualize essa intenção, junto com a plena sensação dela, sendo inserida nesse objeto. Você pode sentir essa nova intenção brotar no seu coração, descer através dos seus braços e mãos e entrar no objeto.

9. Reconheça que esse objeto carrega agora a energia da sua intenção e que segurar, carregar ou pensar no objeto reenergizará sua nova intenção.

10. Acredite que o Divino está acessível por intermédio desse objeto, fluindo através dele para o benefício de cura de todos os interessados.

A VARA DE LUZ

A partir de uma perspectiva energética, tudo é feito de som (ondas sonoras) ou luz (radiação eletromagnética). Com base nesse conhecimento simples, porém poderoso, uma das minhas ferramentas prediletas para o trabalho de cura a distância é a vara de luz — uma vara energética. Os alunos do meu programa de treinamento aprendem a usar a vara de luz para atrair a energia do xamã para suas práticas, já que ela é uma ferramenta do xamã moderno para conduzir a energia de cura universal. (Os praticantes também podem usar uma vara de som para a cura. Para mais informações sobre as propriedades de cura do som e da luz, consulte os Capítulos 21 e 22, respectivamente.)

Quer você esteja trabalhando com o cliente em pessoa ou a distância, a vara de luz é uma maneira simples de concentrar e dirigir as energias de cura e a intenção. Você também pode optar por incorporar a vara de luz na sua prática da maneira que melhor se adequar às suas metas e ao fluxo do seu trabalho. Por exemplo, pode utilizar a vara de luz no início ou no fim da sessão, ou como uma prática de cura independente. Seja qual for a maneira que você escolher para usá-la, eis os passos básicos para fazê-lo.

1º passo: estabilização e centralização. Usando o poder da respiração, passe alguns momentos se estabilizando e se centrando. Em seguida, sintonize-se com a pessoa com quem você está trabalhando, quer ela esteja no seu consultório ou em outro continente.

2º passo: a escolha da mão que envia e da mão que recebe. Imagine agora que você está segurando uma vara em cada mão; uma delas envia a energia de cura, e a outra recebe ou recolhe energia. (Você pode escolher qual a mão responsável pelo envio e qual a responsável pelo recebimento.)

3º passo: abrindo-se para a energia de cura universal. Imagine que a vara de luz na mão que envia é um conduto de energia universal. Essa energia pura é recebida através do chakra do coração, a partir de onde ela desce pelo braço, passa através da vara e entra na pessoa que você está tratando.

4º passo: o envio da energia de luz. Visualize a luz passando através da vara e indo diretamente para a área que aflige o cliente ou para o problema dele. (Embora a vara de luz seja usada com frequência para doenças e incômodos físicos específicos ou para a cura de ferimentos, ela também pode ser utilizada para transformar bloqueios emocionais, mentais ou situacionais.)

5º passo: o recolhimento de velhas energias. Imagine que qualquer energia que precise ser liberada pelo seu cliente é recolhida pela vara que está na sua mão receptora.

Visualize essa energia velha sendo recolhida em uma bola de energia que será liberada depois dessa sessão. É crucial ter certeza de que a vara receptora não permitirá que a energia velha penetre no seu campo de energia ou corpo físico, e sim que ela guardará essa energia para que seja liberada mais tarde.

6º passo: a liberação e a purificação da energia. Uma vez que sua sessão esteja concluída, está na hora de liberar no universo a energia recolhida, onde ela poderá ser reciclada. Cada praticante tem predileção pelos próprios métodos de liberar a energia. Aqueles que são muito táteis podem escolher uma pedra, cristal ou pedra semipreciosa para depositar a energia. Outros preferem simbolicamente colocar a vara receptora em uma vasilha com água e bicarbonato de sódio ou ao ar livre, em um local ensolarado. Todas essas são maneiras de mesclar as energias sutis com a esfera física. Meu método preferido de liberar e purificar energia é usar a tomada de decisões, que é algo mais profundo do que a intencionalidade e uma forma rápida de transformar a energia.

LIBERAÇÃO DE CONTRATOS ENERGÉTICOS INIBITÓRIOS

Como estamos investigando ao longo deste livro, e como é provável que você observe ao trabalhar com seus clientes, muitos tipos de influências energéticas resultam em energia perdida, desequilíbrios físicos e emocionais, a aceitação da energia tóxica de outras pessoas e a capacidade de tolerar todos os tipos de relações nocivas. Eis uma lista de algumas das restrições energéticas mais comuns e de como elas se parecem fisicamente.

Os **cordões** são contratos (acordos entre nós e outras almas) ou conexões energéticas que intuitivamente se parecem com tubos flexíveis. Quanto mais velho e mais limitante o cordão, mais grossa a tubulação. A energia flui nesses cordões. Se você ler psiquicamente essa energia, pode interpretar a natureza do acordo. A energia amarela, por exemplo, significa uma permuta de crenças; o laranja poderá indicar que sentimentos estão sendo trocados. Você saberá que tem um cordão de energia se não conseguir se separar de uma determinada pessoa, grupo ou sistema, por mais que tente. Certos cordões ou contratos codependentes são imóveis ou vibram de maneira circular. Se a energia estiver girando no sentido horário, ela traz energia na sua direção (muito provavelmente uma energia indesejável). Se ela estiver girando no sentido anti-horário, está lhe drenando energia.

Os **cordões de energia vital** se parecem bastante com cordões energéticos regulares, porém têm uma coloração vermelha ou laranja porque a energia que circula através deles é a energia vital básica. Esses cordões podem existir entre partes do eu, como entre o eu da vida atual e o eu de uma vida passada, ou entre alguém e qualquer outra pessoa ou grupo. Os cordões de energia vital funcionam como fios que se projetam de um computador de grande porte para distribuir eletricidade a diferentes usuários finais, dividindo assim sua energia vital básica em várias correntes que seguem para vários dispositivos de captação. A depleção de energia, as doenças crônicas ou graves, a fadiga crônica e os problemas das suprarrenais geralmente se originam de cordões de energia vital.

Contratos codependentes ou barganhas são cordões especiais que em geral se formam entre o pai ou a mãe e um filho para engendrar um fluxo de energia bidirecional. Nós os criamos a fim de garantir nossa sobrevivência no útero ou durante a infância. Eles basicamente garantem que vamos assimilar a energia de outra pessoa e, em troca, concederemos a nossa.

As **maldições** parecem túbulos de filamentos grossos e escuros acoplados. Elas podem se estender entre um indivíduo e qualquer outra pessoa ou grupos. As maldições não são vazias no centro; a energia está presa nos próprios tubos. As maldições imobilizam muitas doenças ou distúrbios sexuais.

Ligações se parecem com faixas elásticas que ligam pelo menos dois seres. Uma ligação mantém os seres unidos, em geral vida após vida. Ao contrário dos cordões, as ligações podem não envolver troca de energia, meramente mantendo duas ou mais almas "coladas".

Os **marcadores de energia** parecem agregados de cargas que giram no sentido anti-horário formando um símbolo, na maioria das vezes um X. Esse símbolo instruirá outros sobre como tratar o que está marcado. Por exemplo, se você é sempre tratado de maneira desrespeitosa, independentemente do seu comportamento, talvez você tenha um marcador de energia. Um marcador de energia em um campo afetará todos os outros campos. Consulte o Capítulo 23 para mais informações sobre os efeitos úteis e inúteis dos diferentes símbolos no sistema de energia sutil.

Os **miasmas** são campos de energia que programam um grupo de almas ou membros de uma família; os miasmas com frequência criam padrões de doenças nos sistemas da família. Para tentar encontrar um miasma, procure áreas marrons nos limites físicos vermelhos. Essas áreas terão um padrão em ponto cruz e um cordão que viaja de volta no tempo, em direção a um ancestral ou evento que ocorreu há muito tempo.

Os **filamentos** são fios de energia que conectam trajetos ou camadas de realidades. Muitos agentes de cura deslocam filamentos e, ao fazer isso, abrem um ponto de entrada para a energia ou forças de um trajeto anteriormente não exposto.

Os **implantes** são dispositivos energéticos transportados de uma vida passada. Enquanto um marcador energético se parece com um X, um implante terá aparência de um dispositivo mecânico de praticamente qualquer tamanho ou formato. Isso acontece porque é bastante provável que ele tenha começado como um dispositivo mecânico inserido no corpo físico da vítima em uma encarnação anterior; ele terá sido programado por figuras de autoridade para que pudessem controlar ou usar os dons da vítima ou impedir que ela utilizasse seus poderes. Embora os implantes não estejam mais presentes na vida atual, eles com frequência continuam a funcionar de acordo com o projeto original e podem bloquear o fluxo de energia física, causando sensibilidade, tumores, tensão e restrição do acesso aos dons espirituais. Eles também possibilitam que outras pessoas se conectem com as energias espirituais e vitais da vítima e façam uso delas.

LIBERANDO OS CONTRATOS ENERGÉTICOS

Este exercício pode ser usado para liberar contratos energéticos de todos os tipos, de cordões a filamentos. Ele se concentra em determinar o *benefício*, ou a razão pela qual estamos cumprindo nossa parte do contrato, bem como as correntes curativas de graça.

Conduza este exercício para si mesmo ou outra pessoa quando estiver em um estado meditativo. Peça primeiro para perceber psiquicamente o contrato intrusivo. Em seguida, faça as seguintes perguntas a respeito de si mesmo ou do cliente, modificando os pronomes quando necessário:

- Sou um dos criadores originais deste contrato, ou ele trata de outra coisa ou outra pessoa?
- Se eu não o criei, como vim a recebê-lo?
- Se eu entrei neste acordo, quando fiz isso? Por que razão?
- Qual é a natureza desse acordo? O que estou dando? O que estou recebendo?
- Como esse contrato está me afetando? Como ele está afetando outras pessoas à minha volta ou que fazem parte do contrato?
- O que eu preciso saber para me libertar, mudar ou usar melhor esse contrato? Que sentimentos preciso entender ou expressar? Quais crenças preciso aceitar? Que energia preciso liberar ou aceitar? Que poder ou dom preciso estar disposto a aceitar ou usar?
- Que perdão ou graça preciso conceder a mim mesmo ou ao(s) envolvido(s)?
- Estou pronto agora para essa cura? Se não estiver, por que ou quando estarei?
- Estou pronto para aceitar a proteção completa para poder viver em segurança meu propósito neste mundo?

Se você examinar essas perguntas e constatar que está disposto a se liberar do contrato, sugiro que use o exercício a seguir para aceitar uma corrente curativa de graça.

1. Quando você estiver completamente disposto a se liberar do contrato, peça ao Divino para substituí-lo por uma corrente curativa de graça.
2. Aceite a dádiva dessa corrente de graça, reconhecendo que ela é perfeita para você.
3. Peça ao Divino para purificá-lo de quaisquer vestígios ou efeitos do contrato.
4. Peça ao Divino para fornecer uma corrente curativa de graça para todas as pessoas envolvidas no contrato.
5. Peça ao Divino para curá-lo internamente agora e restaurar seus limites energéticos para que você possa viver livremente e em harmonia com a vontade divina.
6. Sinta a gratidão que acompanha essa mudança na vida.

Para exercícios adicionais sobre a liberação e a alteração de cordões e campos energéticos, consulte o Capítulo 13, "A Cura Esotérica Moderna", em especial as seções "Descobrindo a Trama da sua História " e "A Vivaxis: seu Corpo de Energia Terrestre".

10

O QUE ESPERAR DE UMA SESSÃO

"Isto deveria ser um segredo profissional, mas mesmo assim vou lhes contar.
Nós, médicos, não fazemos nada... Nas condições mais favoráveis,
damos ao médico que reside dentro de cada paciente a chance de trabalhar."

DR. ALBERT SCHWEITZER

Este é um capítulo especial para aqueles que oferecem trabalho de energia sutil aos outros e para qualquer pessoa que esteja recebendo um trabalho de energia sutil. O objetivo é lhes fornecer informações a respeito das inúmeras experiências que podem ocorrer durante e após uma sessão de energia sutil.

Uma de suas funções fundamentais como praticante é compreender o que está ocorrendo energeticamente no seu cliente, em você e no ambiente. Essa tarefa tríplice pode ser árdua, mas é simplificada quando você sabe como montar uma sessão e o que procurar durante as sessões e depois delas. Basicamente, este capítulo delineia uma fórmula para uma sessão de energia sutil, e você pode adaptar essa fórmula de maneira a adequá-la à sua prática e personalidade. Ela o orientará, passo a passo, ao longo do protocolo de uma sessão, começando com o processo de admissão e encerrando com maneiras de avaliar e instruir o cliente depois da sessão.

Se você for um cliente, talvez fique fascinado (e esclarecido) pelas possíveis reações ao trabalho energético. Quando recebo um trabalho energético, gosto de lembrar a mim mesma o que poderá ocorrer, para que eu possa monitorar as mudanças e ajustar minhas expectativas.

ADMISSÃO DO CLIENTE

Pode ser proveitoso fazer certas perguntas ao cliente, para averiguar se você é o praticante adequado para o trabalho em questão. Um questionário de admissão também pode determinar a natureza de suas interações e a direção que você poderá tomar no seu trabalho energético. Finalmente, o questionário talvez detecte desafios que poderão dissuadi-lo de trabalhar com o cliente.

O questionário de admissão pode apresentar as seguintes perguntas:

- O que você espera desta sessão?
- Quais são os problemas que você gostaria de abordar?
- Que resultado global você deseja?
- Você já fez esse tipo de trabalho antes? Caso tenha feito, quais foram os resultados?
- Você tem um diagnóstico profissional dos problemas que está enfrentando?
- Você está sob os cuidados de um profissional habilitado?
- Você está tomando algum remédio de venda controlada?
- Você tem autorização de um profissional habilitado para se submeter a este trabalho?
- Você entende que precisa continuar a trabalhar com o profissional habilitado e tomar os medicamentos enquanto estiver trabalhando comigo ou recebendo meus serviços?

BLOQUEIOS E BALUARTES

OS BLOQUEIOS SÃO PONTOS de resistência ao nosso bem-estar que nos impedem de viver como o nosso eu autêntico. Um bloqueio é qualquer condição física, convicção, sentimento ou mal-entendido espiritual que nos impeça de viver nosso propósito. Um bloqueio pode ser causado por:

- um problema físico,
- um falso problema mental,
- um sentimento não resolvido, ou
- um erro de percepção espiritual.

Um bloqueio é um problema porque inibe o livre fluxo da nossa energia natural e do eu espiritual. Existem muitos tipos de bloqueios, cuja maioria opera como baluartes, ou convicções ou sentimentos imobilizados. Um baluarte é um programa mental ou emocional que nos mantém presos em um padrão que não é bom para nós. Existem três tipos básicos de baluartes.

O *baluarte mental* é formado por duas ou mais convicções que se unem e nunca se separam. O *baluarte emocional* é formado a partir de pelo menos um pensamento e um sentimento. Há também os *baluartes espirituais*, que são compostos por convicções ou sentimentos que unem e estão relacionados especificamente com questões espirituais. Entre os exemplos, estão ideias relacionadas com o merecimento do amor divino e a aceitação da abundância universal.

Um baluarte se torna um bloqueio quando deixa de se liberar após ter sido concluído. Os baluartes estão essencialmente programados no nosso sistema energético, basicamente na roda externa de um chakra relacionado. Quando trabalhamos com um cliente, devemos dar importância especial aos chakras relacionados com os bloqueios ou baluartes, e concentrar neles o trabalho de cura.

- (Caso seja aplicável.) Você entende que eu não sou um profissional habilitado e que você precisa consultar o profissional habilitado que está acompanhando seu caso antes de seguir qualquer recomendação minha?

É importante que você sempre peça aos clientes que consultem seus clínicos, ou quaisquer outros profissionais habilitados com quem estejam trabalhando, a respeito da utilização da medicina da energia sutil e do impacto desta sobre a saúde deles. Se você estiver trabalhando com um cliente que esteja sob os cuidados de um provedor de cuidados de saúde mental, exija sempre que eles obtenham permissão antes de usar qualquer forma de medicina da energia sutil.

OBTENÇÃO DE INFORMAÇÕES ENERGÉTICAS DURANTE UMA SESSÃO

Os praticantes do corpo sutil com frequência usam a intuição para obter ideias e energia de cura durante uma sessão. É proveitoso ter disponível uma lista de perguntas que você poderá fazer ao seu guia interior ou superior a fim de obter informações iniciais, procurar detalhes adicionais e elaborar um plano de cura para seu cliente.

Depois de iniciar sua sessão com o procedimento Espírito-para-Espírito, entre em contato com um guardião e solicite correntes curativas de graça. (Consulte o Capítulo 9 para mais detalhes sobre cada uma dessas práticas.) Em seguida, use as seguintes perguntas para trazer à tona as informações e orientação necessárias.

PERGUNTAS PARA OBTER INFORMAÇÕES

- O que devo ver, perceber, ouvir ou saber?
- Se você estiver recebendo uma imagem, pergunte se ela é uma *visão* ou uma *fantasia*. (As visões não podem ser alteradas; as fantasias podem.)
- Quem ou o que está me transmitindo as informações?
- Quem deveria estar me transmitindo as informações?
- Essas informações são a respeito do presente? Do passado? Do futuro?
- É uma garantia? Uma possibilidade? Uma probabilidade? Uma obrigação?
- Isso diz respeito a uma medida que deve ser tomada? Que não deve ser tomada? A algo que deve ser evitado?
- Essas informações são para o cliente? Para outra pessoa?
- Devo ser eu a transmitir essas informações? Se for esse o caso, qual a melhor maneira de comunicá-las?
- Se essas informações são a respeito do futuro, elas têm necessariamente que acontecer? Podem ser alteradas? É um sinal de perigo? É algo que pode ou deve ser modificado? Se puder, de que maneira e por quem?

- Posso receber mais informações que talvez me ajudem a interpretar ou esclarecer as que eu já tenho?
- Posso receber essas informações de outras maneiras, para que eu possa confirmá--las ou esclarecê-las (por exemplo, por imagens, palavras, percepções, odores, impressões)?
- Que perguntas adicionais devo fazer à(s) fonte(s) intuitiva(s) ou ao cliente?
- Você pode revelar que informações ocultas devo transmitir?
- Qual a melhor maneira de o cliente responder a essas percepções?
- Que ações do cliente ocasionarão as respostas mais saudáveis ou as respostas que contribuem para a totalidade?

PERGUNTAS VOLTADAS PARA A CURA

- O que precisa ser curado?
- Que questões estão por trás dos problemas que se apresentam?
- Que energias, guias, atividades ou outros profissionais podem proporcionar a cura?
- Qual a melhor maneira de alcançar um estado superior ou um estado no qual a cura tenha ocorrido?
- Que proporção dessa situação é afetada pelas energias de outras pessoas?
- Que proporção dessa situação é afetada por entidades ou influências negativas?
- Qual a melhor maneira de eu purificar as energias das outras pessoas? Ou qual a melhor maneira de eu purificar as entidades ou influências negativas?
- Existem cordões, apegos ou outros tipos de contratos energéticos envolvidos?
- Devo fazer um trabalho de liberação em alguma influência externa?
- Como devo dirigir as correntes curativas de graça?
- O que estou deixando escapar?
- Se mil anjos estivessem cuidando do meu cliente, o que ele estaria vivenciando agora?

EXPERIÊNCIAS ENERGÉTICAS DURANTE UMA SESSÃO

Durante uma sessão de cura, é muito comum que você e o cliente experimentem diversas reações energéticas, emocionais e físicas. Na realidade, cada um de vocês poderá ter experiências muito diferentes. Desse modo, é importante monitorar o que está acontecendo no seu próprio corpo e verificar se isso tem algum significado para o cliente; também é importante pedir continuamente ao cliente para compartilhar as experiências dele. Segue-se uma descrição detalhada dos diferentes tipos de experiências que qualquer um dos dois poderá ter durante uma sessão energética e do que essas experiências poderão significar. Com base nessas observações, você tomará decisões a respeito de como interagir com o cliente ou dos passos de cura que deverá recomendar.

De um modo geral, o cliente terá mais reações físicas e emocionais quando estiver trabalhando com questões que estejam profundamente arraigadas na psique e quando estiver lidando com questões provenientes do passado distante. Não raro, quanto mais antigo o problema, maior a reação no corpo físico.

Seguem-se reações, alterações e mudanças comuns que os clientes poderão vivenciar durante uma sessão. Repare que você pode captar as experiências deles e registrá-las em seu próprio corpo. Às vezes, um praticante também sente o que o cliente pode ou deveria estar sentindo, como uma maneira de avaliar questões ocultas.

MUDANÇAS DE TEMPERATURA

As mudanças de temperatura são comuns durante as sessões de cura. Seu cliente poderá vivenciar o que parecem ser flutuações extremas na temperatura do corpo — de um calor extremo a um frio extremo e, às vezes, os dois ao mesmo tempo, como mãos e pés muito frios e rosto e tórax muito quentes.

De um modo geral, o calor indica que uma nova energia de cura está entrando ou que uma energia velha está sendo extinta. Se uma pessoa estiver com infecção, o calor pode estar revitalizando o sistema imunológico. O elemento do Fogo pode estar consumindo sentimentos relacionados à vergonha. Em geral, o frio tem a ver com a liberação de energia. O frio também pode significar a liberação de micróbios, antigas convicções ou até mesmo uma entidade que está deixando o corpo.

Na condição de praticante, você também poderá sentir muitas sensações relacionadas com a temperatura. Você pode sentir o movimento da energia sutil em si mesmo ou no seu cliente. Você pode estar sentindo frio porque está encorajando a liberação do cliente. Ou a sua sensação das mudanças de temperatura talvez esteja espelhando o que o cliente está vivenciando.

Você e o cliente podem experimentar sensações e mudanças de temperatura em diferentes extremidades do espectro. Por exemplo, às vezes, quando estou com as mãos sobre um cliente, elas podem estar frias para mim, mas o cliente sente que elas estão emitindo calor. Em situações como essa, posso estar ajudando o cliente a *liberar* energia. Portanto, enquanto eu sinto as temperaturas frias da liberação, ele pode estar um passo à frente e estar recebendo o calor das novas energias de cura.

Não raro sinto o que o meu cliente vai sentir cerca de trinta segundos antes dele. Isso se chama *registrar*. Na presença de fortes limites energéticos, registrar permite que você, o praticante, sinta ou receba informações a respeito do cliente sem assimilá-las. Você poderia dizer: "Estou sentindo muito calor. O que você está sentindo?" Comunicar-se com o cliente de maneira interativa o ajuda a se sentir compassivo com você. Ele se sente seguro em um ambiente de empatia.

OUTRAS SENSAÇÕES FÍSICAS

Você e seu cliente poderão experimentar uma série de sensações físicas. Por exemplo, um ou ambos poderão sentir um claro formigamento ou um leve tremor interno. Constato que isso com frequência acontece quando há uma mudança na percepção da psique do cliente. O sistema nervoso responde ao momento da compreensão ou conscientização, e a mudança psicoespiritual se torna física. Este é com frequência um momento "eureca!" para o cliente.

Se um cliente estiver sentindo entorpecimento, isso com frequência acontece por causa de um bloqueio. Quando um cliente fica entorpecido, em geral ele está revivendo um choque que poderia ser a causa subjacente da condição ou situação que o levou a procurar seus serviços. As pessoas também podem sentir entorpecimento em uma área específica do corpo na qual elas estão *retendo* um choque ou trauma do passado.

Em ambos os casos, a cura para o choque é a tristeza. Você pode ter uma sensação do evento fazendo ao cliente algumas perguntas delicadas e também entrando em contato com a sua orientação intuitiva, e depois criando um espaço seguro para que ele experimente os sentimentos que não foi capaz de sentir em uma época anterior. Se esse tipo de processo terapêutico estiver fora da abrangência do seu trabalho, é importante que você encaminhe o cliente para alguém com experiência em ajudar as pessoas ao longo das etapas do processo da dor. Se um cliente chegar a esse limiar na sua sessão, você pode garantir a ele que se trata de um bom sinal. Ele está agora no *choque secundário* da experiência original e bem mais perto da cura do que antes.

O MOVIMENTO DAS EMOÇÕES

Quando as pessoas estão passando pelo processo de cura, é comum que elas sintam um vasto leque de emoções. Com muita frequência, essas emoções são velhos sentimentos que foram reprimidos. Embora existam muitos estados emocionais e tipos de sentimentos com leves variações, há cinco sentimentos básicos: raiva, tristeza, medo, aversão e felicidade. Na condição de agente de cura, você pode ajudar o cliente a descobrir o que ele está sentindo e, algo também importante, o que os sentimentos dele significam. Ele também poderá precisar lidar com um bloqueio ou baluarte, como foi descrito em "Bloqueios e Baluartes".

A melhor maneira de apoiar um cliente é "criar um espaço seguro", uma frase comumente usada na comunidade de energia sutil. Criar um espaço seguro significa criar uma atmosfera de sacralidade que inspire a cura. É um espaço energético repleto de otimismo, cuidado, compaixão e conexão com o Espírito como o entendemos.

Se o cliente estiver vivenciando estados emocionais repetitivos e tendo dificuldade para se deslocar através deles e superá-los, precisamos perguntar se todas as emoções que ele está sentindo são realmente *dele*. Na presença de uma preocupação, ansiedade, medo ou raiva persistentes, peço ao cliente que pergunte a si mesmo que percentual do que ele está sentindo é a sua própria energia e que percentual pertence a outro indivíduo. As pessoas com frequência se sintonizam facilmente com esse percentual. "É trinta por cento meu!", poderão exclamar.

Só podemos processar nossas próprias emoções. Se setenta por cento da raiva for do seu pai, você pode entregar essa parte ao eu superior *dele*. Se os sentimentos restantes pertencerem ao seu cliente, ajude-o a determinar o significado dos sentimentos. Seguem as perspectivas mais profundas apresentadas pelos cinco sentimentos principais:

A **tristeza** nos pede para perceber o amor oculto em uma perda.

O **medo** nos pede para avançar, recuar ou sair do caminho.

A **raiva** nos pede para definir limites.

A **aversão** nos diz que alguma coisa ou alguém não é bom para nós.

A **felicidade** nos diz que queremos mais da mesma coisa.

É fundamental manter o processo em movimento e não esmorecer. Existe um importante equilíbrio entre saber quando continuar uma investigação emocional e quando ir

MEMÓRIAS EMERGENTES

O TRABALHO DE CURA FREQUENTEMENTE desencadeia recordações nos clientes. Todos temos uma história, e ela se relaciona com muitas épocas, lugares e pessoas. As recordações de um cliente podem ser resultado de qualquer uma das coisas que se seguem:

- vidas passadas,
- vidas intermediárias,
- infância,
- idade adulta,
- memórias ancestrais,
- memórias que não são dele, tendo sido talvez apropriadas de membros da família, da cultura ou de entidades.

Memórias evidentes são o que efetivamente aconteceu. Podemos, por exemplo, ter uma memória que consista do que o nosso eu de cinco anos vivenciou com seus cinco sentidos — o que ele viu, ouviu, tocou, cheirou e, possivelmente, saboreou. As *memórias veladas* são provenientes dos sentimentos de outra pessoa. O ressentimento com frequência está relacionado com uma memória velada. Talvez nossa mãe nos tenha alimentado, mas tenha se ressentido silenciosamente por ter que fazer isso. Ou talvez nosso pai nos aconchegasse à noite, mas experimentávamos uma sensação desagradável a respeito disso; se limites sexuais não foram abertamente transpostos, pode ter havido alguma coisa esquisita com relação aos limites energéticos. Esse antigo mal-estar é a memória velada.

Às vezes os clientes vivenciam o oposto das memórias passadas, recebendo futuras possibilidades, como avisos, prognósticos, predições.

Ao trabalhar com quaisquer memórias, é importante descobrir primeiro se elas são evidentes, veladas ou futuristas; se elas pertencem ou não ao cliente; as circunstâncias nas quais elas se originaram; e como elas afetam o cliente hoje. Você pode usar exercícios como "Descobrindo a Trama da sua História", abordado no Capítulo 13, para ajudar um cliente a encontrar o lado bom da recordação.

embora. Como sou muito cinestésica, frequentemente sinto as emoções dos meus clientes. No entanto, aprendi a importância de fornecer e conduzir a estrutura do processo de cura e mantê-lo em movimento. Reconhecer o que os clientes estão sentindo e oferecer um aspecto otimista com frequência é a solução. "Eu sei que você está sentindo dor, e também sei que é difícil, mas vamos continuar para ver o que podemos fazer a respeito."

CIRCUNSTÂNCIAS INUSITADAS E DESAFIOS DO PRATICANTE

O praticante de energia sutil às vezes atrai circunstâncias inusitadas. Quando um cliente é estimulado pelo passado ou por fortes emoções, ele pode, ocasionalmente, ficar zangado ou violento. Ele também pode ficar enjoado, indisposto ou desorientado. Presenciei clientes tendo ataques de pânico e episódios completos de paranoia. Sua função como praticante é, acima de tudo, manter a si mesmo e o seu cliente em segurança. Uma conversa tranquila e reconfortante geralmente ajuda o cliente a se recuperar da alteração. Peça ao cliente para se conectar à respiração e lembre-o de que está se livrando de um problema que estava armazenado dentro dele e que logo ele se sentirá melhor. Em uma situação extrema, saiba que você sempre pode encerrar a sessão ou pedir ajuda. Nunca tente controlar uma situação que esteja claramente ficando fora de controle.

Com bastante frequência, os praticantes de energia sutil e os clientes informam a presença de seres sobrenaturais. Muitos destes são providenciais e entre eles podem estar ancestrais, entes queridos já falecidos, guias, anjos e outras formas de assistência. Entidades — que também são comumente chamadas de interferências, forças do mal, demônios ou anjos caídos — também podem tentar influenciar de forma negativa o resultado de uma sessão. (Consulte o Capítulo 16, "O Espírito Sutil", para mais informações sobre as entidades.) Na minha prática, já vivenciei luzes piscando, telefones mudos, portas batendo e sombras surgindo nos cantos. Emprego com frequência as correntes curativas de graça para limpar o espaço, de modo que o cliente e eu possamos continuar a trabalhar. Quando um cliente fica assustado, geralmente digo a ele que a presença sombria é um bom sinal, pois indica que estamos chegando perto de um verdadeiro problema.

Um dos desafios cruciais é lidar com o nosso medo e o medo do cliente, quando ele surge. Às vezes, temos medo de que a cura ou a mudança não ocorrerão. No entanto, às vezes, o cliente na realidade está com medo de que uma mudança *efetivamente* aconteça.

Trabalhei, por exemplo, durante cerca de seis meses com uma mulher que sofria de esclerose múltipla. Eu ia à casa dela porque a situação da cliente era crítica. Ao longo do nosso trabalho, ela começou a melhorar e a levar uma vida quase normal. Perguntei a ela se estava pronta para levar a cura até o fim. Ela respondeu que não! Queria torturar o marido porque ele não a amava. Duas semanas depois de fazer essa declaração, a cliente voltou ao estado anterior de ficar presa a uma cadeira de rodas.

Às vezes, temos a impressão de que absolutamente nada aconteceu durante uma sessão. Quando isso acontece, o cliente pode estar vivenciando um bloqueio ou interferência. Talvez a energia de cura ainda esteja presa no campo de energia dele e não tenha aterrado ainda. Talvez ele vá sentir a sessão mais tarde, quando chegar em casa ou até mesmo semanas depois. Saiba que a energia de cura nunca é perdida. Peça ao cliente para prestar atenção a alterações ou mudanças que possam ocorrer ao longo dos próximos dias ou que ele solicite sinais ou sonhos que digam o que mais ele precisa saber ou fazer.

ENCERRANDO UMA SESSÃO

No final de uma sessão, pergunto ao cliente se ele está disposto a deixar que a energia de cura continue a atuar dentro dele. Sugiro que ele preste atenção aos sonhos, emoções e necessidades, até mesmo ao que ele tem muita vontade de comer, de maneira a dar seguimento à cura. Você também pode informar ao cliente o que ele poderá esperar ao chegar em casa, como o seguinte:

Crises de cura. Muitas pessoas ficam fisicamente doentes ou são tomadas por uma torrente de emoções depois de uma sessão. A cura energética com frequência ocorre primeiro na esfera espiritual ou mental, e por último no corpo físico, acionando a desintoxicação física ou emocional e os ajustes químicos. Por exemplo, alguém pode expurgar um vírus arraigado ou uma raiva reprimida. O sintoma mais comum que encontro nos meus clientes é eles contraírem uma gripe ou resfriado, além de passarem por um processo de dor e sofrimento.

Mudanças no comportamento. Os clientes com frequência constatam que comportamentos ou hábitos arraigados começam a mudar. Eles podem parar, de repente, de comer açúcar ou desejar vestir roupas novas. Isso indica que as alterações da energia sutil estão se fixando ao software neurológico do corpo.

Reações dos outros. Às vezes, algumas pessoas ou o mundo exterior agirão de maneira diferente. Alguém que tenha sido desagradável pode agir agora de forma solidária. Já outras desejarão que sejamos como éramos antes. Os clientes precisam de apoio para reter o recém-encontrado equilíbrio quando se depararem com a adversidade, a ponto de trabalhar com um terapeuta ou *coach*.

Nada acontece. Às vezes, você não é o praticante adequado para um cliente, e a sessão não produz nenhuma mudança. O cliente também poderá estar resistindo inconscientemente à mudança ou poderá estar sob a influência de uma interferência. Nesses casos, é melhor sugerir que o cliente trabalhe com outro praticante.

Mais dificuldades. Às vezes, uma sessão cria um ponto de virada. A vida se torna mais, e não menos, desafiante depois da sessão. Isso ocorre com frequência quando nos é solicitado que façamos um avanço decisivo por meio do nosso colapso. Forças podem estar se reunindo para impedir o avanço, em cujo caso é extremamente importante que o cliente continue o processo de crescimento pessoal.

AS BÊNÇÃOS DESTE TRABALHO

Uma coisa é certa: servir as pessoas na posição de praticante de energia sutil equivale a percorrer o que os navajos chamam de Caminho da Beleza, o caminho da sabedoria e da verdade. Se você aparecer para o serviço, saiba que apenas bênçãos fluirão através de você.

TERCEIRA PARTE

CAMINHOS E PRÁTICAS UNIVERSAIS

Como você talvez tenha deduzido a partir do título, a Terceira Parte é uma compilação de ferramentas e práticas de muitos subconjuntos do grande campo da medicina da energia sutil. Eu as chamo de *caminhos universais* porque foram extraídas de práticas de cura energética de muitas culturas ao redor do mundo. As práticas nesta seção são tecnologias sagradas — *sagradas* no sentido de que lidam com nossas necessidades humanas com interesse, bondade e respeito pelo nosso direito de buscar a cura com dignidade e liberdade, e *tecnologias* porque são processos e métodos que reúnem a ciência e a alma. Muitos podem ser combinados para uma utilização ainda melhor, não apenas com outras práticas da Terceira Parte, mas também com as técnicas de energia essencial apresentadas no Capítulo 9.

Por meio de instruções claras e simples, você vai aprender a usar as ferramentas com seus clientes e entes queridos, bem como para seus propósitos de cura pessoal. (Assim como nos capítulos anteriores, quando o texto disser "clientes" e "seus clientes", ele está se referindo a qualquer pessoa que possa estar utilizando as práticas, inclusive você mesmo.) Você também vai descobrir maneiras proveitosas (e não raro fascinantes) de usar essas ferramentas — como a cura pela imposição das mãos, a jornada xamânica e a utilização da cor, do som e dos elementos da natureza — através de um vasto espectro de necessidades de cura. Cada uma das aplicações delineadas na Terceira Parte está fundamentalmente conectada com os quatro primeiros capítulos do livro; elas se ligam à interconexão entre os campos, meridianos e chakras que compõem o corpo sutil.

Depois de investigar os temas essenciais das intenções, da ética, da intuição, da confiança e dos limites energéticos na seção anterior, você está bem preparado para fazer uma esplendorosa jornada pelos caminhos universais — uma aventura em um território que é ao mesmo tempo velho e novo.

11

A CURA DO CAMPO ÁURICO

"Embora externamente um manto sombrio,
a metade interior de cada nuvem
é brilhante e reluzente:
portanto, eu sempre viro as minhas nuvens ao contrário
e sempre as visto às avessas
para mostrar o forro."

ELLEN THORNEYCROFT FOWLER
"The Wisdom of Folly"

Trabalhar com o campo áurico — para avaliá-lo, purificá-lo, corrigi-lo ou recarregá-lo — poderá se tornar a técnica que você valorizará mais como praticante de energia sutil. Como uma prática isolada, ela pode proporcionar o apoio energético que seu cliente poderá precisar para ficar curado no corpo, na mente ou no espírito. Além disso, em um intervalo de tempo relativamente curto, cuidar do campo pode preparar seu cliente para qualquer outro tipo de modalidade de cura que você decida utilizar.

Ao trabalhar com a aura, você poderá obter informações e orientação em muitos níveis, como informações intuitivas, informações visuais e elementos que o cliente comunica diretamente. Por conseguinte, é proveitoso lembrar que você estará obtendo e integrando informações da mente racional e da mente intuitiva. (No Capítulo 15, vamos aprofundar a aventura em distinções ainda mais sutis da mente.) Existem muitos praticantes ilustres especializados em trabalhar com o campo áurico, como Stephen Barrett, fundador da Chios Energy Healing.[1] Muitos dos exercícios de avaliação e de cura neste capítulo se inspiraram no esmero e na clareza do trabalho de Stephen.

REUNINDO INFORMAÇÕES

Antes de trabalhar com seu cliente (ou consigo mesmo) e lidar com quaisquer vazamentos de energia para purificar e recarregar o campo áurico, você começará avaliando o estado do cliente. Além das informações que ele irá lhe fornecer (por exemplo, como está se sentindo física e emocionalmente, os desafios com que possa estar lidando e o que o levou a procurar sua ajuda), sua avaliação envolverá três principais ferramentas perceptivas:

- As informações e orientação intuitivas que você recebe a respeito da condição do campo áurico e dos chakras do cliente.
- Suas observações da aura e dos chakras dele baseadas no que você vê com os olhos.
- Sensações de energia sutil nas suas mãos, especialmente quando passa as mãos sobre o campo de energia do cliente.

As informações que você recebe dessas maneiras serão combinadas e usadas em conjunto. Você utilizará essas ferramentas perceptivas para procurar rupturas, impurezas e vazamentos energéticos — qualquer coisa que possa estar exaurindo ou perturbando a energia do campo áurico do cliente. Você também vai avaliar se chakras específicos estão bloqueados.

DOIS PASSOS PARA AVALIAR INTUITIVAMENTE O CAMPO ÁURICO

A maneira mais fundamental de avaliar o campo áurico é fazer isso mentalmente ou por meio da intuição. Esse processo sem contato físico pode ser usado se o cliente estiver presente, porém impossibilitado de ser tocado por alguma razão, se o cliente não estiver presente ou se você estiver trabalhando em si mesmo. Ele requer apenas concentração, receptividade e disposição de entrar em contato com seus dons intuitivos.

1º **passo: concentre-se e receba as informações.** Fique de pé ou sente-se ao lado do cliente com os olhos fechados, concentrando-se totalmente no cliente com os dons intuitivos ativados. Se o cliente não estiver presente (ou se você estiver avaliando seu próprio campo), imagine a forma do corpo, deixando que todos os outros pensamentos e emoções se afastem. Enquanto estiver fazendo isso, mantenha a intenção de que estará recebendo informações a respeito do campo áurico do cliente. Liberando qualquer esforço, abra-se para receber as informações, que simplesmente virão.

2º **passo: concentre-se na sua intuição.** Concentre-se nas informações que o atraem mais fortemente de um modo emocional ou intuitivo. As informações que você receber poderão incluir alguns dos seguintes elementos:

- Cores.
- Áreas nebulosas.
- Padrões no corpo.

- Uma descoloração ou mancha sobre a posição de um chakra, possivelmente indicando um chakra bloqueado.
- Uma turvação em volta da cabeça ou de outras partes específicas do corpo que você sinta como impurezas áuricas.
- Rupturas e áreas danificadas no campo que estejam vazando energia vital.
- Uma depleção de energia ou fraqueza em várias camadas do campo.
- Um distúrbio global do fluxo de energia em todo o campo.

Este exercício pode ser feito em poucos minutos e repetido uma segunda ou terceira vez, se você sentir que isso seria benéfico. Quer você empregue a técnica apenas uma vez ou mais vezes, deixe que as informações que chegam comecem a se integrar e revelar um entendimento global do estado do cliente. Uma vez mais, confie nas informações intuitivas que estiver recebendo; a mente intuitiva é uma ferramenta tão válida quanto a mente racional.

Além de avaliar a condição global do campo áurico, você também pode localizar e identificar problemas nas camadas específicas dele, o que lhe mostrará a natureza exata dos problemas que estão se apresentando. (Consulte a Figura 11.1, "Problemas Energéticos no Campo Áurico", para ter uma noção melhor das anomalias que você poderá descobrir ao avaliar o campo áurico.)

Obervação: É possível que enquanto você estiver avaliando o campo áurico, receba simultaneamente informações relacionadas com soluções potenciais de cura para essas áreas.

CONHECENDO AS CAMADAS ÁURICAS: CARACTERÍSTICAS, CORES E FORMAS

Onde estão as camadas do campo áurico e como elas se parecem intuitivamente? A lista a seguir explica a localização de cada uma das principais camadas áuricas em relação ao corpo físico.

Primeira camada. A primeira camada da aura frequentemente é visível como uma cor avermelhada, embora alguns praticantes a visualizem como azul-clara, acinzentada ou incolor. Ela circunda a superfície do corpo a uma distância de **2,5 a 5 centímetros** e interpenetra a pele. (Alguns praticantes a chamam de *corpo físico* e outros, de *corpo etérico* ou *corpo grosseiro*.) Essa camada do corpo sutil também inclui o padrão de energia na superfície e dentro do corpo físico; desse modo, ela é um espelho energético da estrutura do corpo físico.

Segunda camada. A segunda camada, também chamada de *corpo emocional*, é composta por nuvens ou áreas coloridas de vários tamanhos, cuja forma é com frequência indefinível. Essas nuvens multicoloridas se estendem de **10 a 12,5 centímetros** acima da superfície do corpo e, em geral, está em uma condição de constante fluxo, mudança e movimento. Essas cores em movimento correspondem tipicamente ao estado psico-

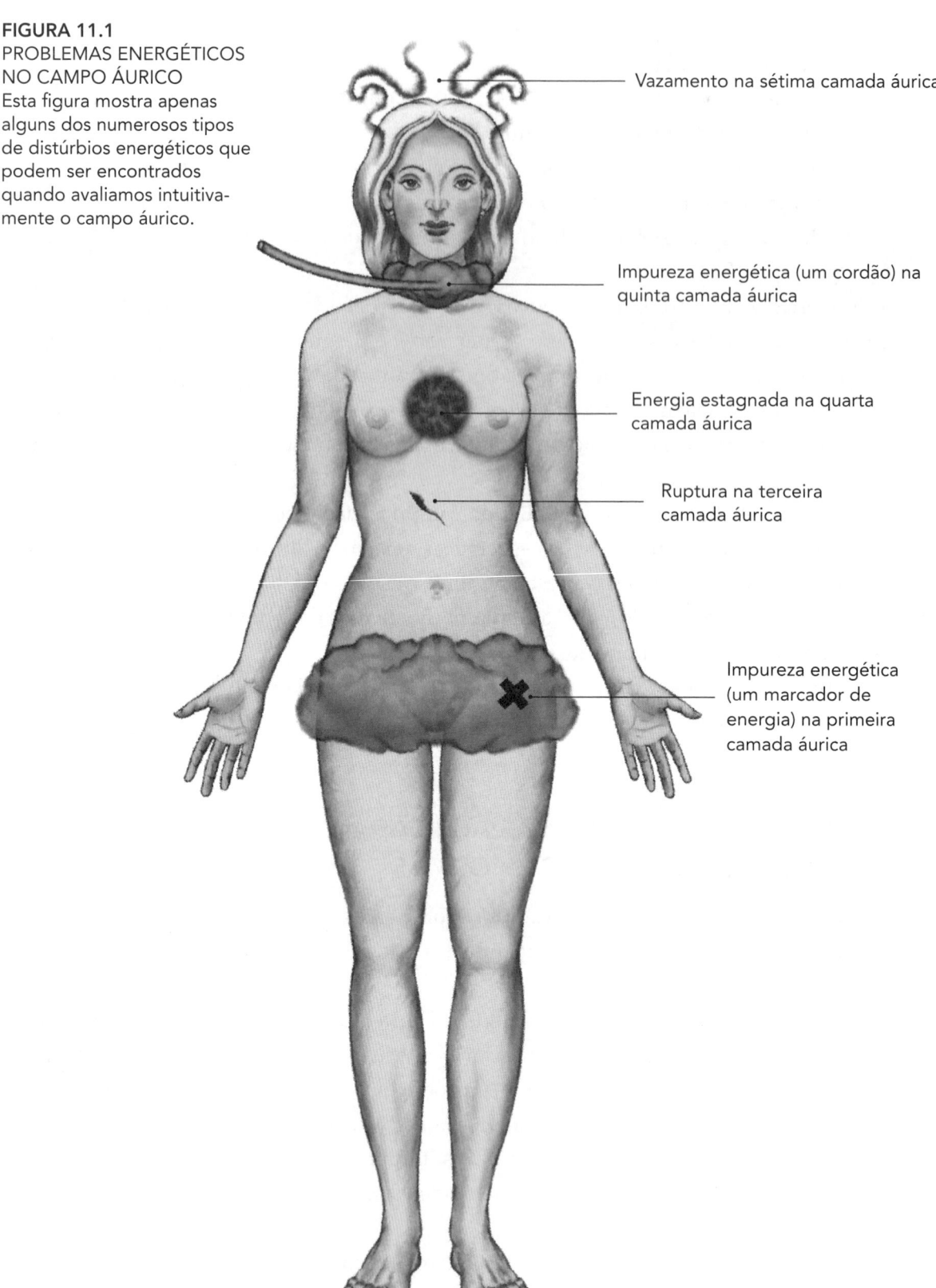

FIGURA 11.1
PROBLEMAS ENERGÉTICOS NO CAMPO ÁURICO
Esta figura mostra apenas alguns dos numerosos tipos de distúrbios energéticos que podem ser encontrados quando avaliamos intuitivamente o campo áurico.

Vazamento na sétima camada áurica

Impureza energética (um cordão) na quinta camada áurica

Energia estagnada na quarta camada áurica

Ruptura na terceira camada áurica

Impureza energética (um marcador de energia) na primeira camada áurica

138

lógico do cliente e às circunstâncias atuais da vida dele. As cores saudáveis parecerão vibrantes e radiantes. Fenômenos áuricos pouco saudáveis ou potencialmente nocivos poderão ter uma aparência turva, indistinta ou riscada, e as cores poderão ser apagadas ou ter uma aparência e sensação pouco saudável.

Terceira camada. A terceira camada, o *corpo mental*, aparece principalmente com a cor amarela. Na realidade, ela não é composta por luz amarela, mas tem uma radiância que faz com que pareça amarelo-claro ou dourado. Essa camada não tem nuvens de cor, como a segunda camada, mas possui forma de concha, semelhante à forma do corpo físico, porém menos definida. Está situada a cerca de **20 a 25 centímetros** da superfície do corpo.

Quarta camada. A quarta camada, o *corpo astral*, é semelhante à segunda camada porque é composta por nuvens multicoloridas. As cores dessa camada são mais refinadas, mais pálidas e mais leves do que as das camadas anteriores; no entanto, elas também podem ser menos vívidas e mais difíceis de enxergar. As cores das nuvens com frequência incluem o verde, o rosa ou o dourado. Essas nuvens multicoloridas, assim como as da segunda camada, estão sempre em movimento e conectadas com a experiência da vida e o estado psicológico atual do cliente. Essa camada está situada entre **30 e 45 centímetros** acima da superfície do corpo.

Quinta camada. A quinta camada, o *corpo etérico padrão*, aparece principalmente para o olho como uma radiância azul-escura, embora sua radiância não seja tão brilhante quanto a da terceira camada. Sua forma global é a de um ovo (embora ela não seja tão grande ou larga quanto a sétima camada, que também tem formato de ovo). Ela está situada aproximadamente a **60 centímetros** acima da superfície do corpo. Assim como a primeira e a terceira camadas, esta aparece como um padrão que espelha a superfície e a estrutura interior do corpo físico. Essa camada é um espelho vibracional para as camadas que estão acima e abaixo dela.

Sexta camada. A sexta camada, também conhecida como o *corpo cósmico* ou *celestial*, aparece como correntes ou faixas de luz que fluem suavemente e emanam do centro do corpo em todas as direções. Essa camada não tem nuvens coloridas, nem uma forma particular; ela consiste apenas dessas correntes e faixas suaves. Ela com frequência contém tons de roxo ou outras energias violeta.

Sétima camada. A sétima camada, às vezes chamada de *corpo ketérico* ou *corpo causal*, aparece como uma casca de ovo fina e transparente, com uma suave luz radiante que pode parecer brilhante, branca ou dourada para sua visão psíquica e seus olhos físicos, mas que na verdade é composta por uma luz que contém todas as cores. Essa camada está situada aproximadamente a **90 centímetros** da superfície do corpo.

Camadas adicionais. O campo áurico contém várias outras camadas, e elas são rotuladas com diferentes nomes de acordo com o sistema que você estiver usando. Meu sistema de doze chakras incorpora mais cinco faixas de camadas áuricas, bem como um ovo de energia ou mecanismo protetor final que contém todas as camadas. As camadas áuricas nesse sistema de doze chakras são descritas no Capítulo 2 (consulte especificamente a Figura 2.1). As doze camadas áuricas estão localizadas uma em cima da outra, com exceção da décima camada áurica, que se encontra entre a primeira e a segunda camadas áuricas e contém os códigos do nosso eu natural e do nosso vínculo com a natureza. (Consulte a enciclopédia *The Subtle Body* para uma descrição mais detalhada do campo áurico de doze camadas.)

À medida que você for se tornando cada vez mais hábil em distinguir o campo áurico em geral, você provavelmente deixará de detectar uma ou duas cores predominantes e passará a ver muitas cores intercaladas.

VENDO AS CAMADAS DO CAMPO ÁURICO

Com o tempo e a prática, você poderá aprender a discernir as diferentes camadas do campo áurico, uma por uma, subindo a partir da primeira camada e depois aprendendo a ver todas as camadas simultaneamente. Eis um processo conveniente para você fazer isso.

Antes de começar, certifique-se de que a iluminação no seu ambiente de trabalho não esteja nem forte nem fraca demais. Também é interessante que você tenha um fundo de cor neutra diante do qual o cliente possa ficar de pé ou se sentar.

Quando o cliente estiver na posição adequada, defina a intenção de perceber a primeira camada áurica dele. Passe rapidamente os olhos pelo corpo do cliente e depois afaste o olhar, desviando os olhos (que ainda estão abertos) para uma área ou espaço vazio perto do lado do corpo dele. Permita-se ficar consciente do que seu olho mental está percebendo.

Passe novamente os olhos pelo corpo do cliente e afaste o olhar. Talvez seja interessante que você repita várias vezes esse processo, a cada vez se abrindo a qualquer coisa que o seu olho mental possa perceber com relação à primeira camada áurica.

Depois de ter obtido uma boa impressão do campo áurico físico do cliente, ou primeira camada, localizada na pele e bem perto dela, está na hora de tentar ver a camada seguinte. Cada camada se estenderá aproximadamente de 10 a 12,5 centímetros acima da extensão máxima da anterior. À medida que você avançar para camadas mais elevadas, seu olhar precisará estar com um foco mais suave, e você também terá que ficar mais distante do corpo do cliente — até quinze centímetros ou mais para as camadas superiores.

Não dependa apenas da distância para reconhecer que camada você está percebendo. As camadas áuricas se interpenetram; uma camada pode se confundir com o início da seguinte. Não é apenas a distância física do corpo que define as camadas; mais exatamente, são as diferenças nas características energéticas de cada camada. Além disso, essas camadas flutuam em amplitude e distância do corpo a cada dia ou até mesmo a cada momento. Quando estamos realmente emocionais, por exemplo, a segunda camada emocional pode aumentar e se estender para fora de 7,5 a 10 centímetros. Quando estamos tranquilos, ela se condensa e pode ser encontrada a apenas 7,5 centímetros do corpo.

A localização, a profundidade e a largura de cada camada áurica podem fornecer pistas sobre o que está ocorrendo com o cliente. Como no exemplo acima, uma segunda camada áurica expandida poderá indicar um grau elevado de tumulto emocional. Se o cliente parecer aberto a discutir o assunto, você pode fazer perguntas a ele a respeito de eventos que tenham causado ou estejam causando a tensão emocional. Talvez a primeira camada áurica esteja distendida e escarlate, talvez indique uma questão de segurança inflamada ou até mesmo uma paixão sexual avassaladora. Deixe que seus sentidos intuitivos (e bom senso) dirijam a conversa, para que você possa atrair comentários do cliente.

SELANDO VAZAMENTOS E RUPTURAS ENERGÉTICAS

Depois de avaliar a condição global do campo áurico do cliente, a primeira coisa que você poderá decidir fazer é reparar quaisquer vazamentos ou rupturas que tenha descoberto. Selar vazamentos e rupturas restaura a integridade do campo e evita novas perdas de energia. Quando esses reparos de energia sutil são feitos, a energia vital se torna disponível para a cura e o prazer de viver.

A vedação de vazamentos e rupturas é geralmente realizada com as mãos. Usando uma das mãos de cada vez, você a desloca sobre a área onde identificou o vazamento ou ruptura. Embora possa escolher usar primeiro a sua mão dominante, com apenas um pouco de prática ambas as mãos podem se tornar igualmente eficazes nessa técnica.

DICAS SIMPLES PARA MELHORAR A VISÃO DA AURA

- Relaxe os olhos em um olhar suave, levemente fora de foco. Não tente ver uma aura olhando fixamente ou fazendo esforço.

- Mantenha um foco mais elevado concentrando-se delicadamente na área do terceiro olho (sexto chakra).

- Não force a si mesmo nem se concentre em excesso.

- É proveitoso que o cliente use branco. A cor branca contém todas as cores e, portanto, não cria uma pós-imagem, ou um efeito auréola. Outras cores mancharão a imagem da aura.

- Procure impressões de cores sutis em vez de cores uniformes ou vívidas.

- Como a aura é afetada pelo nosso estado de relaxamento, ajude o cliente a relaxar — sugira que ele use a respiração para fazer isso — e observe a diferença na aura dele antes e depois de o cliente relaxar.

- Embora a prática regular vá aumentar sua habilidade, não se esgote se esforçando demais ou por um tempo excessivo.

Agradeço às mestras de reiki Leslie e Elmarie Swartz por inspirarem essas dicas.[2]

Dica: Ao decidir se vai usar a mão direita ou a esquerda, tenha em mente que todos têm uma mão que gera energia, que envia energia, e uma mão receptiva, que recebe ou absorve energia. A maioria das pessoas envia energia com a mão direita e a recebe com a esquerda. Você pode voltar ao exercício "Palma com Palma", no Capítulo 1, para avaliar suas mãos. Você também pode consultar a seção "Os Cinco Elementos nas suas Mãos", no Capítulo 12, que mostra como você pode ativar o poder dos cinco elementos que estão refletidos em cada um dos seus dedos e incorporar essa informação a várias atividades de energia sutil — desde o trabalho com as camadas áuricas deste capítulo a vários outros modos de cura pela imposição das mãos e a distância descritos em outras partes do livro.

Quando você avançar pelos passos seguintes para selar vazamentos e rupturas, é interessante que fique de olhos abertos. Embora algumas técnicas requeiram que os praticantes permaneçam em um estado mais passivo e receptivo (para acentuar a sensação e a avaliação da energia), nesta técnica você assumirá um papel mais ativo.

1º passo: posicione a mão. Mantenha uma das mãos sobre o primeiro vazamento ou ruptura que você deseja selar. A mão deverá estar com a palma voltada para baixo e dentro da camada áurica que você estiver reparando. Os dedos são delicadamente mantidos juntos; a palma permanece aberta e plana (em vez de relaxada).

2º passo: mova a mão. Mova lentamente a mão em um suave movimento de um lado para o outro (ou circular). Sua intuição cinestésica com frequência o orientará sobre como você deve mover a mão. Para ser mais eficiente, mova a mão a uma velocidade de aproximadamente cinco centímetros por segundo. Se você movê-la muito mais devagar ou muito mais rápido, a técnica não será tão eficaz.

3º passo: visualize o reparo. Enquanto você move as mãos, visualize o vazamento ou ruptura que está sendo reparado. Sinta que a área na qual há vazamento está sendo selada. A energia na sua mão, junto com a visualização do olho interior, atua para reparar plenamente a área danificada ou comprometida. Também pode ser proveitoso visualizar a si mesmo encobrindo o dano e unificando o campo. Uma vez mais, visualize os reparos enquanto trabalha. Você está selando as fissuras com a sua percepção consciente, para que a energia não possa mais escapar.

Esses reparos sutis geralmente levam pouco tempo para ser efetuados.

VAZAMENTOS E RUPTURAS EM MÚLTIPLAS CAMADAS

Os vazamentos podem ser encontrados em qualquer uma ou em todas as camadas áuricas. Muitos começam na primeira camada, mas depois se estendem para a segunda, terceira ou até mesmo para as camadas mais elevadas. Em um caso assim, você precisará selar o vazamento em cada camada.

Recorra aos três passos anteriores para selar a ruptura ou vazamento na primeira camada (Figura 11.2). Em seguida, afaste progressivamente as mãos do corpo do cliente, parando em cada camada onde a ruptura continua, e sele a camada com a técnica apresentada acima.

Por exemplo, depois de selar a primeira camada com a palma colocada cerca de cinco centímetros acima do corpo, você poderá precisar mover a mão mais 10 ou 12,5 centímetros para cima, a fim de selar o nível seguinte. Depois, você poderá ter que subir mais 10 ou 12,5 centímetros para chegar ao terceiro nível ou mais acima. Usando a intuição e o senso de percepção, você saberá quando essas rupturas estiverem presentes e quanto precisará subir para selá-las.

Dica: Pequenas rupturas às vezes ocorrem sobre um chakra. Geralmente não é o chakra que está rompido (um chakra rompido é uma ocorrência rara), e sim a camada áurica acima do chakra. Esse dano com frequência resulta de traumas emocionais ou mentais. Quando você encontrar uma ruptura sobre um chakra, simplesmente sele as rupturas como instruído acima. Consulte "Das Camadas Áuricas para os Chakras" a fim de obter mais informações sobre os cuidados com o chakra conectado a uma camada áurica danificada.

PURIFICAÇÃO DA AURA

Em benefício da saúde do cliente, é fundamental que o fluxo de energia no campo áurico esteja livre de estagnação ou impurezas energéticas.

Estagnação é energia bloqueada. Ela pode ser composta por emoções, crenças, toxinas psíquicas ou até mesmo por energia de outras pessoas. Em um determinado momento, essa energia pode ser ter sido útil, mas já não é mais. A congestão resultante impede que a energia saudável circule livremente.

As impurezas energéticas podem incluir a energia estagnada, mas também energias indesejáveis, entre elas contratos energéticos, como cordões e maldições (abordados no

DAS CAMADAS ÁURICAS AOS CHAKRAS

UMA VEZ QUE CADA CAMADA áurica também está relacionada com um chakra específico (por exemplo, a primeira camada áurica está relacionada com o primeiro chakra), você pode decidir trabalhar no(s) chakra(s) correspondente(s), bem como nas camadas áuricas. Saber quais são os chakras afetados possibilita que você trabalhe com os órgãos físicos relacionados e trate dos estados emocionais e mentais que podem estar correlacionados. É comum que as questões dos chakras que estejam sendo investigadas tenham raízes no passado distante — na primeira infância, na infância e na adolescência. Nossos dentes, ossos e cérebro estavam se desenvolvendo naquela época, assim como nossos chakras! As informações sobre o desenvolvimento dos chakras, no Capítulo 4 (p. 66), podem ser imensamente úteis para ligar os pontos com o seu cliente e avaliar como dar seguimento a um plano de cura.

FIGURA 11.2
SELANDO A PRIMEIRA CAMADA ÁURICA

Sele um vazamento ou ruptura na primeira camada áurica mantendo a mão afastada cerca de 2,5 a 5 centímetros do corpo. Em seguida, erga a mão até que ela fique afastada cerca de 10 centímetros do corpo, para avaliar e selar a camada áurica seguinte. Repita o procedimento em cada uma das camadas subsequentes, caso necessário.

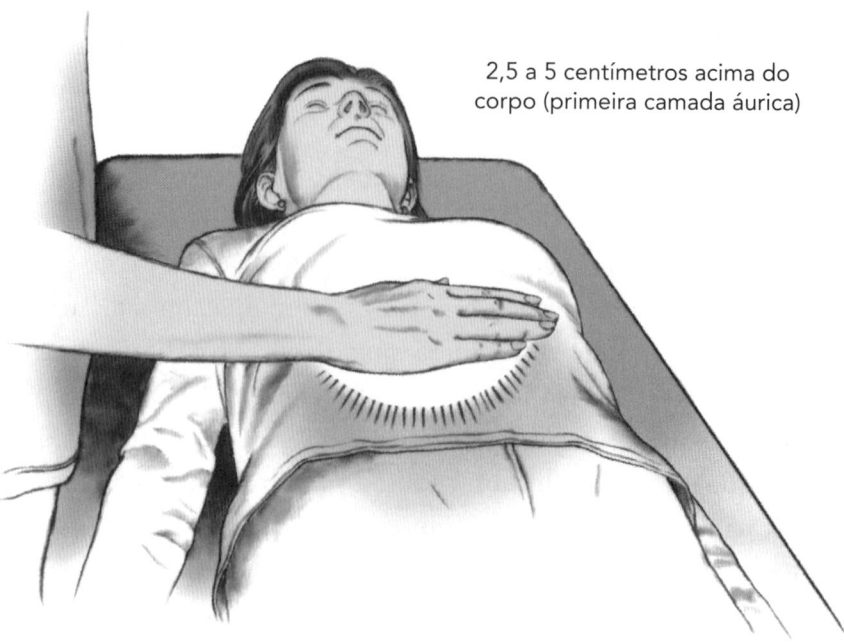

2,5 a 5 centímetros acima do corpo (primeira camada áurica)

FIGURA 11.3
PURIFICAÇÃO ÁURICA: A PRIMEIRA CAMADA ÁURICA

Para purificar a primeira camada áurica, coloque a mão em concha dentro dela, com os dedos posicionados para baixo, como pernas de aranha. Em seguida, levante a mão cerca de 40 centímetros, estendendo os dedos de maneira a apontar para o céu, e delicadamente arremesse ou libere as impurezas energéticas no universo, para que sejam descartadas. Você pode purificar qualquer um dos campos áuricos da mesma maneira, começando no campo pertinente e expelindo com os dedos a energia impura mais ou menos a 40 centímetros a partir do campo.

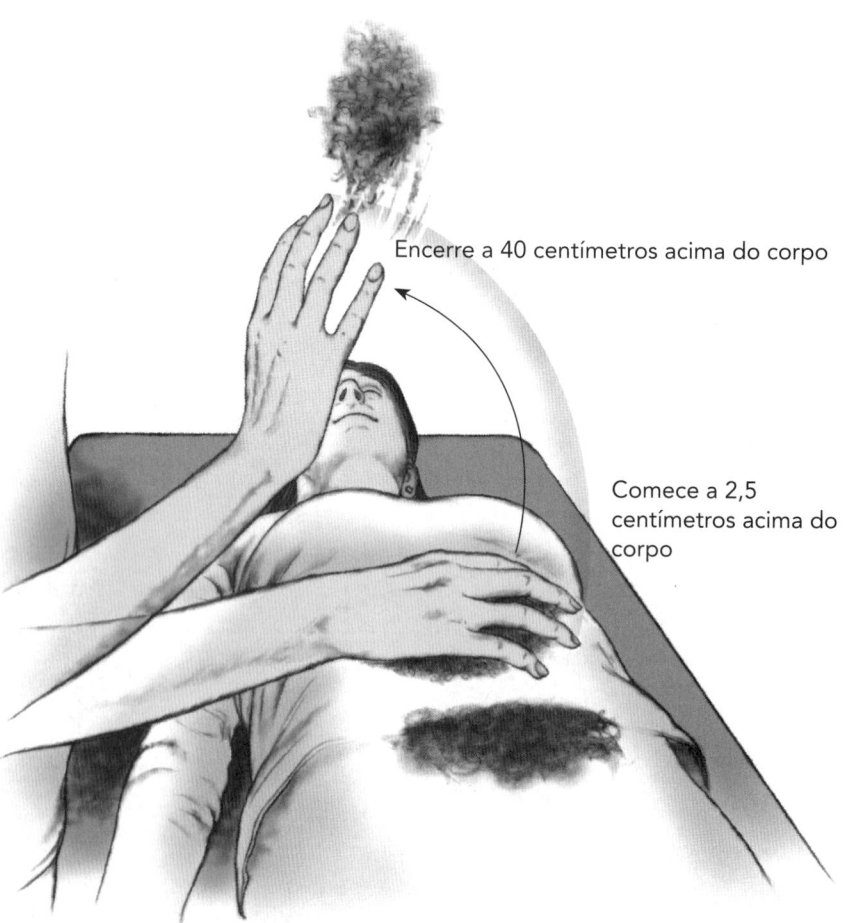

Encerre a 40 centímetros acima do corpo

Comece a 2,5 centímetros acima do corpo

Capítulo 9, na seção "Liberação de Relação a Contratos Energéticos Inibitórios"). Às vezes, impurezas energéticas — especialmente aquelas vinculadas a uma entidade ou ser intrusivo, como um fantasma ou espírito ancestral — podem bloquear a camada áurica correspondente, ou até mesmo várias camadas.

Se você detectar uma estagnação de energia ou impurezas na aura do cliente, elas podem ser eliminadas por meio de um procedimento conhecido como *purificação da aura.*

Assim como a técnica de vedação dos vazamentos e rupturas, esta técnica é executada sobre as diversas áreas do corpo em que geralmente ocorrem as impurezas energéticas, bem como sobre os chakras, quando indicado. Ela também é executada usando-se apenas uma das mãos de cada vez e com os olhos abertos. Neste caso, as mãos, especialmente os dedos, são usados para remover energias indesejáveis das camadas do campo de energia. Sua mão e seus dedos estendidos têm o próprio campo áurico, o qual atua como um dispositivo de atração — *uma rede áurica.* Essa rede captura e remove as energias nocivas ou estagnadas do campo do cliente. Essas energias aderem à sua mão (principalmente na parte de baixo da palma e dos dedos) e são liberadas do campo do cliente por meio do movimento de sua mão. Agora separadas do corpo, essas energias impuras perdem a carga e a capacidade de aderir ao campo do cliente. As impurezas simplesmente se dissolvem e deixam de exercer qualquer efeito sobre o cliente.

Assim como a técnica para selar vazamentos e rupturas, esta utiliza a habilidade de visualização. Enquanto você faz o movimento com a mão, visualiza a remoção das energias indesejadas com a visão interior e/ou com os olhos físicos.

Elimine impurezas ou bloqueios na energia áurica que você tenha detectado no campo do cliente por meio dos seguintes passos.

1º passo: posicione a mão. Coloque a mão, com a palma virada para baixo, sobre a primeira área a ser purificada, com os dedos moderadamente estendidos — mais afastados uns dos outros do que na técnica da vedação. Sua mão e seus dedos devem estar ligeiramente em concha, com as pontas dos dedos viradas para baixo, como as pernas de uma aranha. Se você estiver purificando a primeira camada áurica, sua mão deve estar cerca de 2,5 centímetros acima da superfície do corpo.

2º passo: extraia a energia. Levante a mão até que esteja cerca de 40 centímetros acima do corpo do cliente. Enquanto fizer isso, erga os dedos na direção do céu. Imagine que você está "arremessando" as impurezas para fora do campo áurico. (Veja a Figura 11.3.) Esse movimento inteiro deve durar cerca de cinco segundos. Enquanto estiver executando o movimento, visualize, tensione e sinta que as impurezas áuricas estão sendo removidas. Sinta e veja a parte do seu próprio campo áurico em volta dos seus dedos atraindo, puxando e removendo as energias indesejáveis enquanto levanta as mãos.

3º passo: sacuda a mão. Alguns praticantes gostam de sacudir as impurezas da mão depois de esta estar completamente afastada do corpo do cliente, antes de levar a mão novamente à posição inicial e começar o movimento de extração seguinte.

4º passo: repita. Repita esta técnica quantas vezes forem necessárias para eliminar as impurezas áuricas de cada área ou camada na qual possam ocorrer. Você pode avaliar metodicamente cada camada áurica, dando continuidade ao processo em intervalos de dez centímetros, ou deixar que suas mãos se desloquem de maneira intuitiva para onde for necessário. Em cada caso, leve as mãos a cerca de 35 centímetros acima do ponto inicial. Em geral, serão necessários de dois a dez movimentos — entre um e três minutos — para remover uma impureza ou bloqueio da área considerada.

PARA SITUAÇÕES DIFÍCEIS

Pode ser difícil remover certos bloqueios ou impurezas energéticas, especialmente os contratos energéticos. Recomendo que você use uma das duas técnicas a seguir, ou ambas, as quais foram examinadas no Capítulo 9.

Vara de Luz. Quando a energia estagnada resistir, imagine que você está segurando uma vara em cada mão. Uma das mãos envia, enquanto a outra recebe. Abra-se para a energia de cura universal, que passará como uma luz através da vara emissora e entrará na energia imobilizada. A energia bloqueada, que agora está difusa, será recolhida pela vara receptora e reciclada pelo universo por meio da intenção.

Correntes Curativas de Graça. Use a intenção ou peça ao Espírito (por meio da técnica Espírito-para-Espírito, descrita no Capítulo 9) para permutar por correntes de graça as energias ou contratos estagnados ou indesejáveis. Tenha consciência de que o Espírito pode selecionar as correntes apropriadas para você.

Observação: Você poderá descobrir que chakras específicos vão necessitar da purificação da aura. O segundo, o quarto e o sexto chakras são particularmente suscetíveis a esses tipos de energias impuras ou bloqueios de energia, já que são muito receptivos. Ao realizar a purificação da aura sobre os chakras, esteja ciente de que você também pode estar atenuando ou harmonizando o fluxo de energia do chakra. Em harmonia com o movimento torvelinhante do chakra, levante a mão sobre o chakra como se você estivesse limpando e suavizando o fluxo em um funil de energia.

CARGA DA AURA

A depleção de energia pode ser um problema insidioso para as pessoas, consumindo a energia da força vital e tornando-as mais suscetíveis a doenças e desequilíbrios. Ela também pode inibir a eficácia de qualquer outro trabalho de cura que esteja sendo executado.

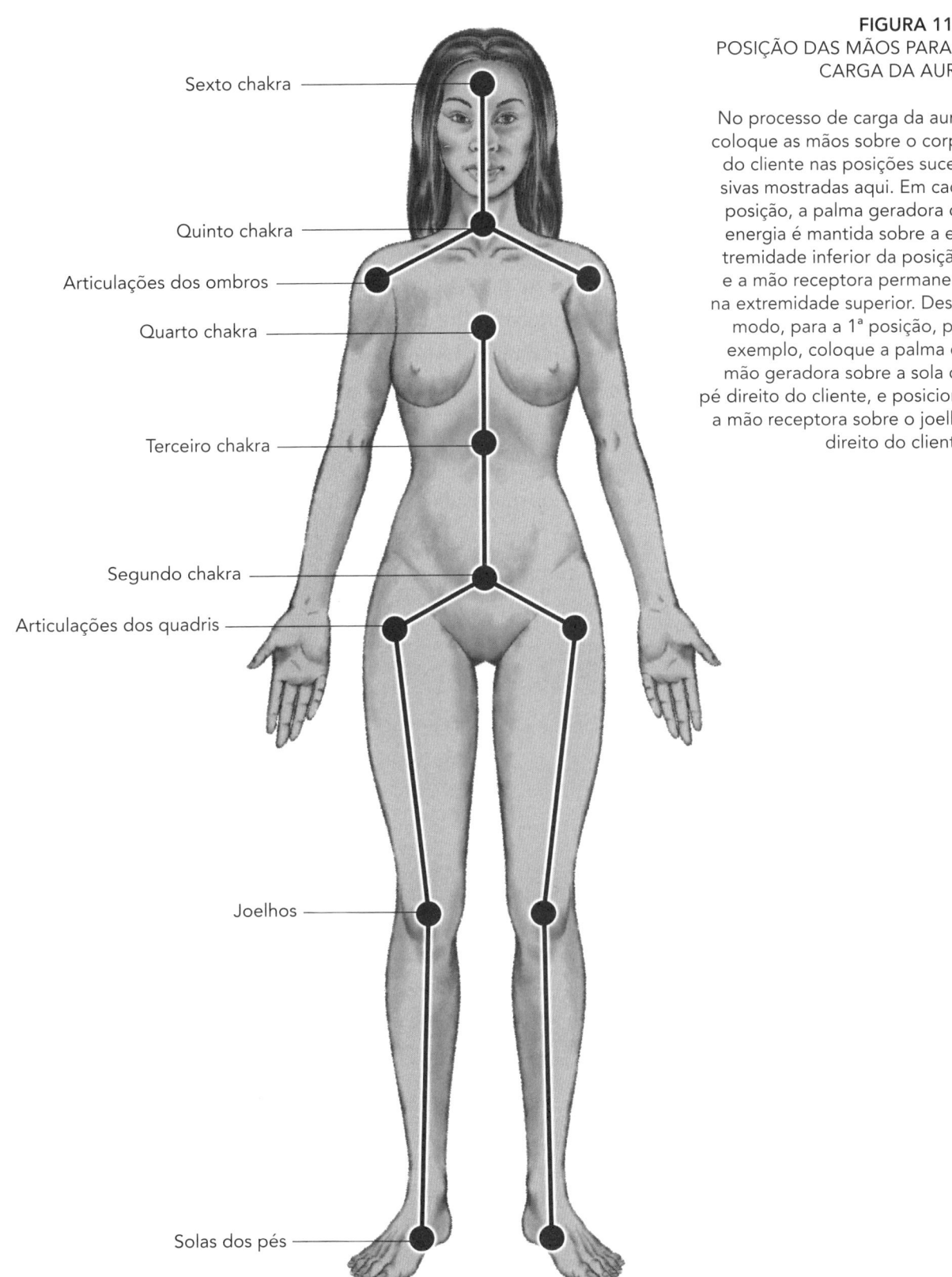

Sexto chakra

Quinto chakra

Articulações dos ombros

Quarto chakra

Terceiro chakra

Segundo chakra

Articulações dos quadris

Joelhos

Solas dos pés

FIGURA 11.4
POSIÇÃO DAS MÃOS PARA A
CARGA DA AURA

No processo de carga da aura,
coloque as mãos sobre o corpo
do cliente nas posições sucessivas mostradas aqui. Em cada
posição, a palma geradora de
energia é mantida sobre a extremidade inferior da posição,
e a mão receptora permanece
na extremidade superior. Desse
modo, para a 1ª posição, por
exemplo, coloque a palma da
mão geradora sobre a sola do
pé direito do cliente, e posicione
a mão receptora sobre o joelho
direito do cliente.

A aura é como um escudo poroso que emana do corpo. A energia do nosso corpo físico, a mente e a alma a renovam continuamente, assim como a energia que atraímos de fora do nosso campo áurico. Entre as fontes de energia externa estão as outras pessoas, os animais de estimação, bem como toda a natureza e os vários campos presumidos e verificáveis descritos no Capítulo 2. Embora possamos perder energia por vazamentos e rupturas, como foi descrito anteriormente neste capítulo, e por causa de bloqueios e impurezas energéticas, podemos também perder um excesso de energia durante o dia em virtude da nossa natureza codependente. Ou nosso corpo pode estar se recuperando de uma enfermidade grave ou lidando com dor crônica, doença ou problema, usando, portanto, grande parte da sua energia elétrica natural para a sobrevivência ou recuperação, em cujo caso também geramos um campo magnético mais fraco.

Se você sente que todas as camadas do campo áurico estão depletadas, será interessante que carregue a aura. Esse processo possibilitará que fortaleça todo o campo áurico, em vez de lidar apenas com bloqueios ou rasgões. Ele também possibilita uma ligação mais segura entre o corpo e o campo, para que eles possam trabalhar melhor juntos. Às vezes, quando sobrecarregamos o campo inteiro, outros problemas áuricos são natural-

CURANDO SEU CAMPO ÁURICO

ÀS VEZES PRECISAMOS trabalhar no nosso próprio campo áurico. Podemos alcançar as mesmas metas que um praticante — avaliando, reparando, purificando ou carregando o campo — ao empregar as técnicas a seguir.

É muito difícil avaliar visualmente nossa própria aura ou mover as mãos sobre todas as partes do nosso corpo ou campo. A boa notícia é que não precisaremos fazer isso se pedirmos ao Espírito Maior, com quem entramos em contato por meio do exercício Espírito-para-Espírito (consulte o Capítulo 9), que faça o trabalho por nós. Reconheça seu espírito interior e os espíritos invisíveis presentes. Agora peça ao Divino para ajudá-lo a perceber o que está afetando adversamente seu campo áurico. Você também pode pedir ao Espírito que purifique e repare seu campo, bem como carregá-lo.

Peça também que as correntes curativas de graça adequadas sejam inseridas onde são necessárias nas suas camadas áuricas. Essas correntes de graça podem fazer tudo,

desde remendar rasgões a liberar entidades. (Consulte o Capítulo 9 para mais informações sobre as correntes curativas de graça.)

Quando trabalho com meu campo áurico, geralmente coloco uma das mãos sobre o chakra do coração. O coração físico, que é o centro endócrino do chakra do coração, gera 5 mil vezes mais energia magnética do que o cérebro. Ele cria o mais intenso campo magnético produzido pelo corpo. O centro do chakra do coração é metafisicamente conhecido como o centro do sistema energético, bem como o local onde se encontra a "criança interior", o eu que contém nossas feridas, mas também nossa força suave. Ao colocar a mão sobre o chakra do coração, você está se conectando com os poderes energéticos do seu campo, estendendo a cura por todas as camadas do corpo físico e dos campos energéticos, e delicadamente propiciando a cura para o eu que mais precisa dela.

mente curados. Eles também podem se tornar mais evidentes, em cujo caso você poderá vedar os rasgões ou purificar os campos específicos que precisam ser limpos.

Nesse processo de carga da aura, você colocará as mãos sobre o tórax do cliente nas posições sucessivas mostradas na Figura 11.4, começando pelos pés. Em cada posição, a palma geradora de energia é mantida sobre a extremidade inferior da posição, e a mão receptora, sobre a extremidade superior. Por exemplo, na 1ª posição, coloque a palma da mão geradora sobre a sola do pé direito do cliente, e coloque a palma da mão receptora sobre a parte superior do joelho direito do cliente.

1º passo: transfira energia. Começando com as mãos na primeira posição, conduza energia para o cliente, irradiando a energia para o corpo e o campo áurico dele, de maneira a *criar um vínculo entre o corpo e o campo.* Irradie a energia igualmente a partir de ambas as mãos enquanto estiver fazendo isso.

2º passo: visualize o vínculo. Visualize o vínculo entre o corpo do cliente e o campo áurico na área onde você estiver trabalhando, imaginando o campo se enchendo e se expandindo com energia. Continue a visualizar e transferir a energia para o cliente durante um a dois minutos, ou até ter uma sensação de plenitude, como uma redução do fluxo de energia ou a sensação intuitiva de que o campo áurico do cliente está começando a transbordar de enegia.

3º passo: continue com a posição seguinte da mão. Coloque a palma da mão geradora na sola do pé esquerdo do cliente e a palma da mão receptora sobre o joelho esquerdo do cliente. Transmita novamente a energia, buscando criar um vínculo entre o cliente e o campo de energia dele enquanto visualiza o campo se enchendo e se expandindo. Continue a tratar essa segunda posição até obter uma sensação de plenitude. Dessa vez, certifique-se também de que está sentindo um equilíbrio entre esse lado do campo do cliente e o lado que você tratou anteriormente.

4º passo: trabalhe sucessivamente com as outras posições das mãos. Continue a trabalhar com as outras posições em ordem numérica, como mostrado na Figura 11.4. Transmita a energia da mesma maneira em cada posição, encerrando quando sentir que a posição está completa. Algumas posições têm vários pontos dentro delas; você pode inspecionar cada ponto ou deslizar a mão entre eles. Cada posição provavelmente exigirá de um a dois minutos de tratamento (embora determinadas posições possam requerer um pouco mais de tempo, dependendo das necessidades particulares do cliente). Lembre-se, enquanto estiver subindo, seguindo de um lado para o outro, de tratar até sentir que alcançou um equilíbrio entre os dois lados.

À medida que for subindo pelo corpo do cliente, você sentirá que a aura dele está sendo carregada, e poderá sentir a energia se irradiando para fora enquanto a aura é preenchida. Observe a aura dele se enchendo de uma energia vibrante, ficando brilhante e se expandindo.

Observação: Às vezes, você poderá constatar que somente determinadas regiões do corpo exibirão uma depleção de energia. Por exemplo, você poderá atender um cliente que tem trabalhado em excesso no computador e venha vivenciando depleção de energia nos antebraços e nas mãos. Essa depleção, causada, pelo menos em parte, pelo movimento repetitivo, pode ser aliviada com a carga da aura apenas nessa região.

Para a depleção de energia nos antebraços, carregue cada braço a partir da mão até a articulação do cotovelo, colocando a palma da mão direita na palma da mão do cliente e posicionando a palma da outra mão na parte interior da articulação do cotovelo. A parte do braço até o ombro poderá ser carregada em cada braço também, caso necessário. Para a depleção de energia nas pernas, carregue do pé até o joelho (como nas posições 1 e 2 descritas no procedimento acima), bem como do joelho até a articulação do quadril, se você sentir que isso é necessário.

12

A CURA PELA IMPOSIÇÃO DAS MÃOS

"A ferida é o lugar onde a Luz o penetra."

RUMI

C omo os agentes de cura de energia sutil demonstram de maneira frequente, as chaves para a nossa saúde estão literalmente nas nossas mãos. Com o simples ato de esfregar as mãos, podemos vivenciar o calor e a energia que é facilmente gerada. Quando adicionamos o poder da intenção — transmitindo energias como amor, interesse, esperança e otimismo —, os resultados podem ser extraordinários.

Neste capítulo, vamos examinar uma rica variedade de técnicas que usam a imposição das mãos e que você poderá utilizar para fortalecer a saúde e favorecer o bem-estar de seus clientes, e também para regular e ampliar seus poderes de cura. Em algumas dessas técnicas usamos as mãos para transmitir energia ou deslocar energia dentro do corpo sutil. Em outras, utilizamos as mãos para pressionar, dar pancadinhas ou manipular de alguma outra maneira os pontos de acupuntura e os meridianos a fim de promover um fluxo de energia saudável e equilibrado através desses canais.

O TOQUE DE CURA TERAPÊUTICO

Na obra excepcional *Healing Touch: Essential Energy Medicine for Yourself and Others,* minha colega Dorothea Hover-Kramer fornece instruções claras e inspiradoras sobre a prática do Toque de Cura (HT),* uma terapia energética na qual os praticantes utilizam as mãos de uma maneira consciente, intencional e centrada no coração para favorecer a cura. O HT, que é semelhante a práticas descritas no capítulo anterior, afeta o campo áurico, os chakras e outros aspectos do biocampo energético. Como Dorothea diz no

---

* Sigla para Healing Touch. (N. T.)

livro, "O Toque de Cura está literalmente tão próximo quanto a presença de uma pessoa dedicada".[1]

A primeira técnica que os alunos do Toque de Cura aprendem se chama *Passes Magnéticos*. Na condição de praticante, você visualiza suas mãos como pequenos ímãs que extraem a congestão e a estagnação energética e restaura o equilíbrio no campo do cliente. Os Passes Magnéticos funcionam bem para eliminar dores de cabeça e outros tipos de dor corporal. Embora o HT seja usado com muitas finalidades, o alívio da dor é provavelmente o resultado que as pessoas mais reconhecem.

PASSES MAGNÉTICOS PARA DORES DE CABEÇA

Os Passes Magnéticos compreendem duas partes, e o nome delas descreve o que suas mãos fazem com relação ao campo do cliente: *Mãos em Movimento* e *Mãos Imóveis*. Quando suas mãos estão em movimento, você as está movendo de uma maneira circular, no sentido horário ou anti-horário. O sentido horário frequentemente atrai a energia para dentro, ao passo que o anti-horário com frequência a expulsa. Quando suas mãos estão paradas, você simplesmente as está mantendo imóveis e deixando que elas sintam e recebam energia.

Você pode posicionar as mãos diretamente sobre o corpo, com a permissão do cliente, ou acima do corpo, no campo áurico. Se as suas mãos estiverem no corpo, aplique uma leve pressão, suficiente apenas para que o cliente se conscientize da sua presença. Se as suas mãos estiverem no campo áurico, você pode avaliar intuitivamente a que distância do corpo você deve mantê-las, ou voltar às descrições das camadas áuricas do Capítulo 11 e escolher uma camada específica onde trabalhar. A maioria dos praticantes faz uma avaliação intuitiva, e depois, durante a sessão, deixa a posição com as mãos no corpo e assume a posição com as mãos fora do corpo. Muitos também trabalham com um sistema de doze chakras, e cinco desses chakras (e as camadas áuricas correspondentes) são encontrados fora do corpo (consulte o Capítulo 4). Onde quer que você coloque as mãos, você as está usando como ímãs suaves, porém poderosos.

O processo para eliminar dores de cabeça descrito a seguir pode ser facilmente adaptado para eliminar também a dor em outras partes do corpo.

1. Prepare-se interiormente centrando-se, estabilizando-se e criando uma atmosfera de calma e segurança. (Várias técnicas são sugeridas para isso no Capítulo 9.)
2. Peça o consentimento do cliente para prosseguir.
3. Entre em sintonia com o cliente e avalie de maneira intuitiva a área de desconforto em volta da cabeça dele. (Consulte "A Intuição e a Confiança", no Capítulo 6, para dicas sobre como aplicar as faculdades intuitivas para perceber a energia.)
4. Usando *Mãos em Movimento*, mova levemente as mãos sobre a área dolorida. Se a área for grande, comece em uma das extremidades e avance até a outra, movendo continuamente as mãos em um padrão circular. Suas mãos podem estar na

cabeça do cliente ou logo acima dela, a não ser que você sinta que algumas das causas da dor de cabeça residam em um dos campos de energia externos, nesse caso será interessante que você se desloque para essa camada áurica e trabalhe nela também durante algum tempo.

5. Prossiga com *Mãos Imóveis* para acalmar ainda mais a área perturbada. Você saberá quando parar porque sentirá uma mudança no corpo do cliente.

6. Uma vez que você concluir os Passes Magnéticos, use as mãos ou a intenção para estabilizar seu cliente.

   • Se usar as mãos, coloque-as sobre os pés do cliente ou debaixo deles; você pode tocar os pés do cliente ou deixar as mãos pairarem a alguns centímetros de distância. Não importa que eles estejam com meias ou sapatos; a energia de cura passa através deles.

   • Se usar a intenção, ligue intuitivamente os pés do cliente com a terra profunda ou com qualquer um dos elementos da terra. (Consulte o Capítulo 20 para mais informações sobre os elementos.)

7. Conclua o tratamento pedindo *feedback* ao cliente a respeito de como ele está se sentindo.

No caso de sintomas de enxaqueca, os movimentos da mão talvez precisem ser feitos a uma distância maior da cabeça do cliente, possivelmente a mais de um metro de distância. Encontre uma distância na qual o cliente não sinta nenhum desconforto com a presença de suas mãos. Use *Mãos em Movimento* para desobstruir a congestão, continuando até conseguir levar ambas as mãos para mais perto da cabeça do cliente. Em seguida, assuma a posição *Mãos Imóveis*, mantendo as mãos diretamente acima da cabeça do cliente e continuando até que uma sensação de simetria e equilíbrio se estabeleça.

A CURA PELO MÉTODO REIKI

O reiki é uma prática de cura espiritual holística desenvolvida em 1922 pelo budista japonês Mikao Usui, tendo sido adaptada e modificada a partir de então por diferentes mestres. O reiki recorre a antigas tradições e emprega tanto a cura pela imposição das mãos quanto a cura sem o contato físico.

O reiki utiliza a energia da força vital para curar e equilibrar o corpo sutil, e o praticante é o conduto para essa energia universal. O reiki também usa símbolos místicos que canalizam a energia para uma determinada finalidade. Esses símbolos foram mantidos em segredo durante décadas, motivo pelo qual diferentes tradições têm explicações diversas para eles, mas hoje eles estão disponíveis na internet e em numerosas publicações. Muitas pessoas acreditam que esses símbolos são meramente pontos de foco para o praticante, não possuindo eles próprios nenhum poder.

Um dos símbolos do reiki que você poderá usar quando praticar o método em si mesmo ou em outras pessoas é Cho Ku Rei, que atua como um interruptor para atrair a manifestação, mais poder e uma cura mais rápida. O símbolo consiste de uma linha horizontal, que representa a fonte do reiki; uma linha vertical, que representa o fluxo de energia; e uma espiral que toca a linha central sete vezes, representando os sete chakras (consulte a Figura 12.1). Cho Ku Rei é muito versátil. Você pode traçá-lo em cada uma das suas palmas antes de uma sessão de cura pela imposição das mãos. Você pode desenhá-lo em um chakra, em uma camada áurica ou em um ponto de acupuntura em um meridiano. Ele pode ser traçado diretamente sobre uma área debilitada ou ferida, ou desenhado sobre um objeto, uma imagem ou quadro, ou ainda na comida ou na água. Esse símbolo é com frequência usado no início ou no fim de uma sessão de cura.

Eis um simples exercício que você pode usar para catalisar a cura e manifestar uma nova realidade utilizando esse símbolo de poder.

1º passo: escolha a versão do símbolo que você vai usar. Quando traçado no sentido horário, o símbolo Cho Ku Rei desloca energia do espírito para a matéria, fortalecendo, possibilitando a manifestação e promovendo a cura. Quando traçado no sentido anti-horário, ou ao inverso, o símbolo desloca energia da matéria para o espírito, descarregando e liberando a energia negativa e purificando.

2º passo: defina a sua intenção. Decida o que você vai ativar e por quê. A parte mais importante do trabalho é criar uma intenção (onde traçar o símbolo e por quê) e decidir se você deve traçar o símbolo no sentido horário ou anti-horário.

3º passo: ative o símbolo com a intenção. Enquanto estiver traçando o símbolo, concentre-se na sua intenção. Imagine que o símbolo funciona como um interruptor, ligando o fluxo de energia da força vital.

Eis algumas ideias simples para usar o Cho Ku Rei:

- Use-o com outros símbolos ou técnicas de cura. O símbolo Cho Ku Rei pode ser utilizado para reforçar qualquer outra intenção ou processo de cura. Por exemplo, você pode adicionar o símbolo no sentido horário à técnica de carga da aura explicada no Capítulo 11, a fim de energizar o processo, ou pode usar o símbolo no sentido anti-horário ao liberar impurezas energéticas quando purificar a sua aura, o que também é explicado no Capítulo 11.
- Utilize-o para abrir ou selar uma cura. Você pode iniciar uma sessão de cura para si mesmo ou outra pessoa com esse símbolo. Use a versão no sentido horário se você ou o cliente precisarem de um reforço de energia no início ou no final de uma sessão, e a versão no sentido anti-horário se você precisar liberar a negatividade ou impurezas.

- Trace o símbolo diretamente sobre uma área ferida para promover o alívio da dor.
- Trace-o sobre a imagem de algo que você deseja encorajar a se manifestar.
- Trace-o à sua frente (no ar) com a intenção de proteção.
- Trace o símbolo sobre as janelas ou entradas da sua casa com a intenção de proteção.
- Trace-o sobre um chakra ou em uma camada do campo áurico para promover a cura dessa área da anatomia sutil.
- Trace-o na sua mão ou na mão do seu cliente com um desejo, como fortalecer a sua escrita ou se abrir à energia de cura.
- Abençoe a sua comida e a água traçando o símbolo sobre elas. Você pode usar um movimento no sentido horário para adicionar vitalidade ou um movimento no sentido anti-horário se estiver usando a comida ou a água para purificar seu corpo.
- Trace o símbolo sobre um cristal ou uma joia e concentre a atenção nele para uma cura ou para magnetizar um desejo.

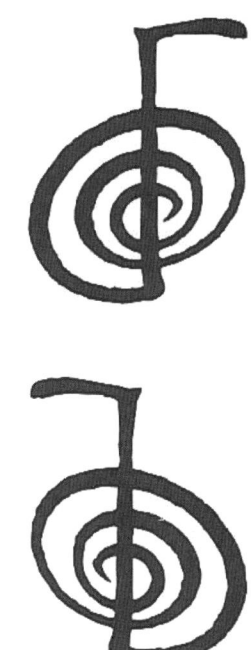

FIGURA 12.1
O SÍMBOLO REIKI CHO KU REI
Cho Ku Rei (pronuncia-se tcho-ku-rei) pode ser traçado no sentido horário para atrair ou gerar energia, ou no sentido anti-horário para purificar e descarregar energia.

Você também pode incorporar o símbolo Cho Ku Rei às técnicas de energia essenciais descritas no Capítulo 9.

Por exemplo, ao usar a técnica Espírito-para-Espírito, depois de confirmar o seu espírito ou o de outra pessoa, peça ao Espírito Maior para trabalhar através do símbolo Cho Ku Rei a fim de realizar uma cura ou manifestação.

Você também pode fortalecer o símbolo com uma corrente curativa de graça. Como foi abordado no Capítulo 9, as correntes curativas de graça são poderosas energias para a mudança. Quando você invocar uma corrente curativa de graça para substituir um bloqueio ou impureza no campo energético de um cliente, perceba intuitivamente a energia inútil sendo liberada e a corrente de graça se conectando ao campo, preenchendo o vazio deixado pela energia inútil. Em seguida, perceba o ponto de conexão sendo vedado com o símbolo Cho Ku Rei.

OS CINCO ELEMENTOS NAS SUAS MÃOS

Na teoria de cinco fases da medicina tradicional chinesa, o corpo humano é um reflexo do universo e dos elementos primários — Terra, Metal, Água, Madeira e Fogo. Esses mesmos cinco elementos estão refletidos em cada um dos nossos dedos e são direcionados através deles. No sistema desenvolvido pelo mestre taoista Mantak Chia, cuja tradição existe há milhares de anos, cada dedo corresponde aos seguintes elementos:

- Polegar: Terra
- Dedo indicador: Metal
- Dedo médio: Fogo
- Dedo anular: Madeira
- Dedo mínimo: Água

Na cura tibetana tradicional, os cinco elementos são vistos como Espaço, Vento, Fogo, Água e Terra. Cada um está, de uma forma semelhante, refletido em cada dedo, assim como a cor associada ao elemento:

- Polegar: Espaço/branco
- Dedo indicador: Vento Ar/verde
- Dedo médio: Fogo/vermelho
- Dedo anular: Água/azul
- Dedo mínimo: Terra/amarelo

Quer o seu foco seja a acupressura, a massagem, o Toque de Cura ou outra modalidade de cura pela imposição das mãos, ter consciência desses dois sistemas e invocar as energias de cura dos elementos pode aumentar a eficácia da sua prática pela imposição das mãos.

OS DEDOS COMO FERRAMENTAS DE CURA DE DIAGNÓSTICO

Ao decidir que dedo ou conjunto de dedos você vai usar para uma prática de energia sutil, examine as seguintes perguntas com relação ao seu cliente (ou a você mesmo, caso esteja envolvido com a autocura).

Teoria da medicina tradicional chinesa (taoista):

- Este problema diz respeito à preocupação ou ao estômago? Se for esse o caso, use o polegar para atrair o elemento Terra.
- Este problema envolve a tristeza, o pesar ou a depressão, ou o pulmão e/ou intestino grosso? Se for esse o caso, use o dedo indicador para atrair o elemento Metal.
- Este problema diz respeito à impaciência ou à precipitação, ou ao coração, intestino delgado ou sistemas circulatório e/ou respiratório? Se for esse o caso, use o dedo médio para atrair o elemento Fogo.
- Este problema envolve a raiva, o fígado, a vesícula biliar ou o sistema nervoso? Se for esse o caso, use o dedo anular para atrair o elemento Madeira.

- Este problema diz respeito ao medo ou ao(s) rim(ns)? Se for esse o caso, use o dedo mínimo para atrair o elemento Água.

Sistema tradicional tibetano:

- Este problema é sobre ideais ou princípios elevados? Se for esse o caso, use o polegar para atrair o elemento Espaço.
- Este problema diz respeito a ideias, pensamentos ou crenças? Se for esse o caso, use o dedo indicador para atrair o elemento Vento/Ar.
- Este problema está relacionado com condições inflamatórias, paixões ou a necessidade de manifestação? Se for esse o caso, use o dedo médio para atrair o elemento Fogo.
- Este problema envolve as emoções, a criatividade ou o fluxo intuitivo? Se for esse o caso, use o dedo anular para atrair o elemento Água.
- Este problema diz respeito a preocupações práticas, a cura física, os ancestrais ou uma necessidade de estabilização? Se for esse o caso, use o dedo mínimo para atrair o elemento Terra.

Você também pode usar seus próprios dedos como ferramentas de diagnóstico, empregando cada dedo, um de cada vez, enquanto examina as seguintes perguntas:

- Quando começa a trabalhar com o cliente, você se sente levado a usar especificamente um dos seus dedos?
- Um dedo particular evoca uma sensação de fortes sentimentos?
- Certos dedos trazem à tona imagens, palavras ou outras mensagens intuitivas?
- Você se sente impelido a usar determinados dedos mais de uma vez ou a usar dois ou mais dedos em alguma sequência específica?

Os dedos que "falarem" mais alto talvez sejam aqueles que possuem o maior potencial de cura para você e o cliente.

CURA SIMPLES COM OS DEDOS

Usando a interpretação tradicional chinesa (taoista) dos dedos ou a interpretação tibetana (ou qualquer outro sistema com o qual você se sinta à vontade), você pode obter alívio instantâneo para um problema simplesmente envolvendo com os dedos da mão direita o dedo da mão esquerda relacionado com o problema atual e comprimindo-o de três a seis vezes. Você pode então fazer o mesmo na mão oposta.

Se estiver empregando o sistema chinês, por exemplo, e estiver lidando com a raiva, você pode usar a mão direita para segurar o dedo anular da mão esquerda e apertá-lo. No sistema tibetano, você seguraria o dedo indicador esquerdo. Se você se sentir oprimido e não conseguir solucionar o problema, comprima cada dedo, um por um, de três a seis vezes, e depois troque de mão. Quer aumentar a eficácia? Faça simultaneamente uma respiração abdominal profunda.

ACUPRESSURA PARA TODOS

A acupressura é uma antiga arte de cura na qual os dedos pressionam e se fixam em pontos-chave da acupuntura a fim de estimular a capacidade de autocura natural do corpo. Às vezes chamada de massagem dos pontos de acupuntura, a acupressura que vamos focalizar neste capítulo deriva da medicina tradicional chinesa. Como examinamos no Capítulo 3, o *chi* circula por todo o corpo através de canais de energia chamados meridianos. Cada meridiano corresponde a um diferente órgão interno. Os pontos de pressão estão situados ao longo desses meridianos, e esses pontos são o foco tanto da acupuntura quanto da acupressura. Enquanto a acupuntura emprega agulhas, a acupressura utiliza uma pressão dos dedos de suave a firme. Quando esses pontos de acupuntura são estimulados, eles liberam tensão muscular; promovem a circulação do *chi*, do sangue e do fluido linfático; e aprimoram o equilíbrio global da energia da força vital do corpo para ajudar a cura.

A acupressura alcança duas metas primordiais:

- Quando você **massageia um ponto** com um pequeno movimento circular, libera qualquer *chi* que esteja bloqueado ao longo do meridiano e libera a tensão no órgão relacionado.
- Quando você **pressiona e fixa o ponto**, atrai o *chi* de uma maneira mais abundante para o meridiano, revigorando o sistema do órgão.

OS DEZ PONTOS DE OURO DA ACUPUNTURA

Entre os quase quinhentos pontos de acupuntura existentes no corpo humano, dez pontos são considerados *os* pontos — os dez pontos de ouro que são os mais importantes para prevenir e tratar todos os tipos de doenças e desequilíbrios. No centro da acupuntura, acupressura, shiatsu e outras terapias baseadas nos meridianos estão os seguintes pontos de acupuntura:

Estômago 36 (E 36): venerado pelos médicos da antiguidade por sua capacidade de tratar todos os estados doentios, o E 36 restaura e desenvolve energia digestiva no estômago e no baço. Ele sabidamente alivia os distúrbios digestivos, entre eles a prisão de ventre, os gases, o inchaço, a náusea, a diarreia, bem como a dor e a distensão abdominal. Ele também é usado para tratar a artrite e a fraqueza associada ao envelhecimento.

Intestino Grosso 11 (IG 11): este é um dos pontos mais fortes para reforçar a imunidade e curar infecções persistentes. Ele expele o excesso de calor, como aquele relacionado com a febre alta, as ondas de calor e a diarreia intensa. Alivia erupções da pele com calor úmido, como a acne, a urticária e o herpes-zóster. Ele é usado para problemas de circulação do sangue, como a anemia. Finalmente, ele pode ser utilizado para tratar os tremores e o cotovelo de tenista.

Intestino Grosso 4 (IG 4): este é um dos melhores pontos analgésicos para qualquer tipo de dor, inclusive a dor de cabeça e a dor no ombro e no braço. É um dos pontos mais conhecidos e é chamado com frequência pelo nome *Hoku*. É muito útil para eliminar o excesso de calor no corpo que pode causar sangramento do nariz e febres. Ele fortalece o *chi* defensivo do corpo e é usado para aliviar alergias, a congestão nasal, os resfriados, os espirros, o corrimento do nariz, a dor de garganta, a irritação nos olhos e a dor de dente. *O uso deste ponto é contraindicado durante a gravidez.*

Bexiga 40 (B 40): este ponto é muito útil para aliviar a dor nas costas (inclusive a dor aguda na região lombar), os espasmos musculares, distensões, rigidez do joelho e dor na perna. Ele também é usado para tratar a artrite, problemas relacionados com a pele (coceira, inflamação) e condições de calor como o esgotamento pelo calor e a insolação.

Fígado 3 (F 3): este é um ponto primordial para a liberação do *chi*, para liberar a energia reprimida que pode contribuir para a irritabilidade, agressividade, ansiedade, depressão, dores de cabeça de tensão e síndrome pré-menstrual (TPM, inclusive seios doloridos). Ele nutre os tendões e os ligamentos aliviando a rigidez e a tensão. O Fígado 3 também é conhecido como um poderoso ponto para aliviar a hipertensão, a insônia e até mesmo a diabetes.

Vesícula Biliar 34 (VB 34): este ponto controla o vento que sobe para a cabeça e causa insônia, enxaquecas e ansiedade. Ele também é usado para tratar a indigestão, a náusea, os vômitos e o gosto amargo na boca, bem como para evitar os cálculos biliares. Ele é usado para tratar câimbras, dores, espasmos, ciática e outros problemas na região lombar, nos quadris, nos joelhos e nos músculos das pernas.

Pulmão 7 (Pu 7): este é um ponto muito bom para o alívio da asma e da falta de ar. Também é um ponto fundamental para quaisquer problemas relacionados com a cabeça e a nuca, inclusive as dores de cabeça da enxaqueca. Ele lida com o vento interior que pode causar espasmos, convulsões e a paralisia de Bell. E também é eficaz para o tratamento de problemas de vento exterior como calafrios e febre alternados, corrimento do nariz, dor e irritação na garganta, espirros e dores no corpo.

Coração 7 (C 7): este ponto acalma a mente e convida ao relaxamento quando o pensamento hiperativo induziu a ansiedade. Ele alivia a insônia causada pela superexcitação, reduz palpitações cardíacas e regula o coração, harmonizando a sua função, equilibrando as emoções e fortalecendo o espírito (ou *shen*).

Baço 6 (B 6): este ponto nutre o baço e fortalece o sangue, sendo importante para tratar de todos os desequilíbrios ginecológicos, sexuais, urinários, digestivos e emocionais. Ele é frequentemente usado para tratar a ansiedade, a insônia, as dores de cabeça e as cólicas menstruais. E ele é apreciado por aliviar o sentimento de peso e cansaço. *A utilização deste ponto é contraindicada durante a gravidez.*

Rim 1 (R 1): este é um ponto poderoso para a estabilização e a conexão com a energia da Terra. Ele é útil para acalmar e confortar uma pessoa que seja extremamente ansiosa ou tenha passado por um choque. Ele é usado para tratar dores de cabeça, hipertensão, diarreia e insônia. Além disso, é um ponto fundamental para nutrir o fogo interior, especialmente nos idosos.

Agradeço à equipe da NaturalNews Network por ter inspirado este apanhado geral dos pontos de acupuntura. Identificar os dez principais pontos entre o vasto número de pontos existentes é algo inestimável para o agente de cura de energia sutil.[2]

LOCALIZANDO SEUS DEZ PONTOS DE OURO DA ACUPUNTURA

Você encontrará a seguir uma breve descrição da localização dos seus pontos de ouro, que estão retratados na Figura 12.2. Um *cun* equivale à largura do seu polegar. Os pontos de acupuntura são encontrados em áreas côncavas ou levemente denteadas, com frequência perto dos ossos. Não raro você sentirá certa sensibilidade nos locais que estiverem bloqueados. (Observação: Vários desses pontos não devem ser usados durante a gravidez ou se você estiver com pouca energia. Discuta essas questões com um profissional especialista em meridianos, se estiver interessado.)

Estômago 36 (E 36): três *cun* abaixo da patela (rótula), a largura de um dedo na direção da crista anterior da tíbia.

Intestino Grosso 11 (IG 11): encontrado na extremidade da linha da dobra no lado externo do cotovelo flexionado.

Intestino Grosso 4 (IG 4): junte o polegar e o indicador para formar uma elevação. O ponto está situado na parte mais elevada do montículo formado.

Bexiga 40 (B 40): atrás do joelho, no centro da dobra.

Fígado 3 (F 3): no alto do pé, entre o primeiro (o maior) e o segundo osso dos dedos do pé, cerca de três *cuns* para dentro a partir do dedão.

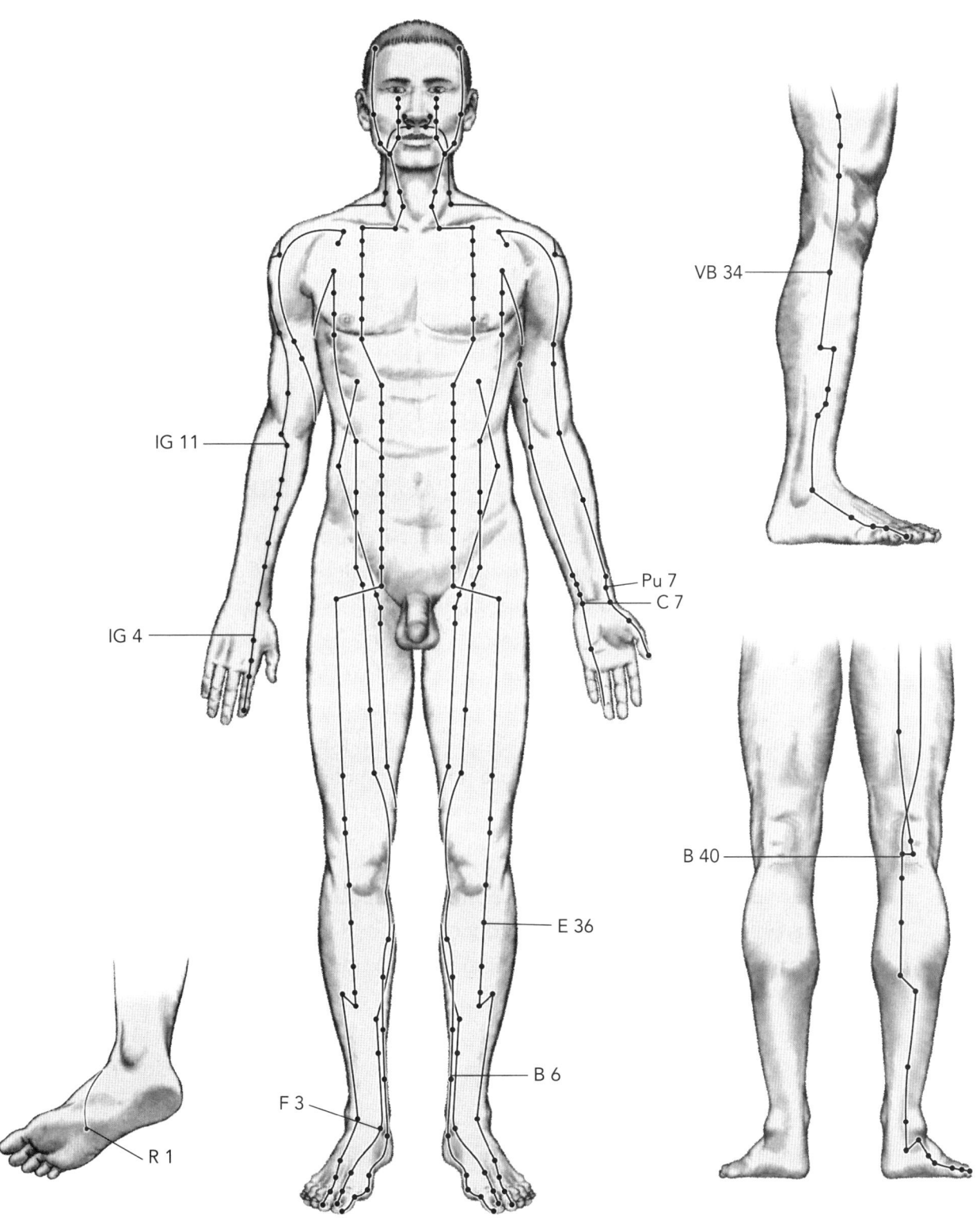

FIGURA 12.2
OS DEZ PONTOS DE OURO DA ACUPUNTURA
Esses dez pontos de acupuntura são os mais impor-
tantes para tratar um vasto leque de enfermidades.

VB 34

IG 11

Pu 7
C 7

IG 4

B 40

E 36

B 6

F 3

R 1

Vesícula Biliar 34 (VB 34): do lado de fora da perna, logo abaixo do joelho, na depressão tenra cerca de um *cun* abaixo da cabeça da fíbula.

Pulmão 7 (Pu 7): estenda o polegar com a unha voltada para cima, para longe da palma da mão. Encontre a área côncava na base do polegar, perto do pulso. Cerca de outro comprimento de polegar (não um *cun*, que é a largura) para baixo desse lado esquerdo, você encontrará outro osso que se projeta para fora. Pu 7 está situado entre esses dois tendões.

Coração 7 (C 7): na articulação do pulso do lado interno, com a palma para cima, ao lado do osso pisiforme. (Cerca de um *cun* a partir do lado do dedo mínimo do pulso.)

Baço 6 (B 6): do lado interno da perna, a largura de uma mão acima da ponta do osso do tornozelo e na parte de trás da tíbia.

Rim 1 (R 1): na sola do pé entre o segundo e o terceiro dedo, cerca de um terço da distância entre a base do segundo dedo e o calcanhar — na depressão que aparece quando o pé está estendido ou flexionado para baixo.

SIMPLES DIRETRIZES PARA A APLICAÇÃO DA ACUPRESSURA

As seguintes diretrizes para o uso da acupressura são inspiradas no trabalho de Michael Reed Gach, Ph.D., fundador do Acupressure Institute em Berkeley, Califórnia, e autor de vários livros, inclusive *Acupressure's Potent Points*.[3]

Ferramentas da profissão. O dedo médio geralmente é o mais longo e mais forte dos dedos e é bastante adequado para a autoacupressura e para aplicar a acupressura nos clientes. Você também pode usar os nós dos dedos, o punho ou outras ferramentas, como uma bola de tênis ou a borracha da ponta de um lápis. Você pode consultar as informações sobre os cinco elementos e os dedos (já abordados neste capítulo), para aumentar potencialmente a eficácia da sua aplicação.

Pressão dos dedos e permanência nos pontos de acupuntura. Use uma pressão gradual, constante e penetrante diretamente sobre um ponto de acupuntura durante cerca de dois ou três minutos. (Você pode aumentar esse tempo se quiser, mas não passe mais de dez minutos em um único ponto.) Embora talvez você queira massagear o ponto antes de aplicar uma pressão direta, evite massagear toda a área ao redor de um ponto. Quando seu dedo ou dedos estiverem confortavelmente posicionados no lugar, incline de maneira gradual o seu peso sobre o ponto, sem fazer esforço.

Sensibilidade e dor. Você experimentará uma sensação um tanto diferente em cada ponto quando pressioná-lo. Você provavelmente encontrará alguns pontos que se mostrarão sensíveis quando tocados. Se você sentir extrema (ou crescente) sensibilidade, reduza gradualmente a pressão até sentir um equilíbrio entre a dor e o prazer.

Atenção plena ao aplicar e liberar a pressão. Aplicar e liberar a pressão de forma gradual confere tempo aos tecidos para que respondam, o que promove a cura. Colocar e retirar conscientemente os dedos no ponto aumentará a eficácia do seu tratamento de acupressura.

Sinais do *chi*. Permaneça em um ponto durante alguns minutos até sentir uma pulsação regular (a pulsação da energia) ou até que a sensibilidade no ponto diminua. Em seguida, solte gradualmente a pressão, terminando com um toque reconfortante.

Timing. Evite trabalhar em uma área do corpo, como o rosto, a cabeça ou a região abdominal, durante mais de quinze minutos de cada vez. Os efeitos da acupressura podem ser bastante fortes, e um excesso de energia sendo liberado em uma área pode causar complicações, como uma dor de cabeça. Além disso, você deve limitar suas sessões de autoacupressura a uma hora, no máximo.

Frequência. Praticar séries de acupressura diariamente oferece os melhores resultados. No entanto, usar a acupressura duas ou três vezes por semana também é bastante benéfico.

Ambiente. Vá para um ambiente privativo e confortável, que seja propício a um profundo relaxamento.

Posição do corpo. Escolha a posição, sentada ou deitada, que você ache mais confortável e conveniente.

Roupas. Roupas soltas e confortáveis são as ideais.

Alimentos e bebidas. Evite praticar a acupressura com o estômago cheio ou pouco antes de fazer uma grande refeição. Evite as bebidas geladas, pois o frio extremo pode neutralizar os benefícios da acupressura. Depois de uma sessão, é muito bom beber uma xícara de um chá quente de ervas, seguido por um período de profundo relaxamento.

ALÍVIO RÁPIDO POR MEIO DA ACUPRESSURA: SETE EXERCÍCIOS COM OS PONTOS DE ACUPUNTURA PARA RESULTADOS RÁPIDOS

Os sete exercícios a seguir se destinam aos cuidados de si mesmo. Eles o ajudarão a fazer de tudo, desde reduzir a ansiedade, eliminar as dores de cabeça até se livrar da dor no pescoço. Tendo em vista a acessibilidade e simplicidade de cada exercício, você também poderá usá-los nos clientes e ensiná-los aos mesmos, sempre que isso seja apropriado. Esses exercícios incluem alguns pontos de acupuntura além dos dez principais destacados acima. Você encontrará neles uma clara explicação da localização dos novos pontos e dos benefícios de cada um.

Para aumentar o metabolismo

A boa digestão envolve muito mais do que apenas o estômago. Uma maneira poderosa de ativar o metabolismo é liberar o *chi* do seu fígado (eliminando o que é conhecido como *estagnação do chi do fígado*). Os dois pontos de acupuntura que você deverá localizar são o Fígado 3 (F 3), também conhecido como o "Grande Ímpeto", e Fígado 2 (F 2), conhecido como "Movendo-se no Meio". (Consulte *The Subtle Body*, Figura 4.15, para a localização de F 2.) Encontre a depressão na parte superior de cada pé, entre o dedão e o segundo dedo. Faça pressão para baixo de maneira delicada porém firme, e permaneça no ponto ou massageie-o durante alguns minutos. Se você usar três dedos, certamente conseguirá tocar os dois pontos ao mesmo tempo.

Observação: Os pontos F 2 e F 3 também ajudarão a aliviar a irritabilidade, as dores de cabeça e a má circulação das mãos e dos pés (sinais de que o *chi* do fígado está bloqueado).

A raiva e a liberação da tensão

Quando a irritação, a tensão e a raiva se acumularem, é comum sentirmos dores e rigidez no corpo, junto com a perturbação emocional. Um dos melhores pontos para liberar e dissolver esse mal-estar é o Vaso da Concepção 17 (VC 17), também conhecido, apropriadamente, como "Mar da Tranquilidade". No centro do tórax, acima do esterno (no caso de muitas pessoas, no nível dos mamilos), você encontrará o VC 17 (consulte *The Subtle Body*, Figura 4.16). Uma maneira especialmente tranquila de permanecer neste ponto é juntar as palmas das mãos na posição de prece, e depois pressionar o nó dos polegares no ponto. Lembre-se de usar a respiração como aliada, inspirando de maneira profunda e soltando completamente o ar. Permaneça no ponto até que ele deixe de estar sensível ou até sentir algum alívio.

Alívio da dor no pescoço (e outras coisas)

Na realidade, este simples exercício de acupressura não apenas ajudará a aliviar a dor no pescoço, como também pode aliviar a rigidez do pescoço, as dores de cabeça, o estresse mental, a tensão nervosa, a irritabilidade, a fadiga ocular, a hipertensão, o zumbido no ouvido e a insônia. Ao pressionar o par de pontos conhecidos como Vesícula Biliar 20 (VB 20), também chamados de "Portais da Consciência", você ajudará a regular a circulação do *chi* para o cérebro, o relaxamento e a liberação de endorfinas. É muito fácil encontrá-los, e quase todos nós esfregamos intuitivamente esses pontos de tempos em tempos. Logo abaixo da base do crânio, você sentirá as duas reentrâncias ou grandes depressões situadas entre os dois músculos verticais do pescoço. Usando os dedos ou os nós dos dedos (o que o deixar mais à vontade), pressione com firmeza, porém delicadamente, essas duas reentrâncias debaixo da base do crânio. Seus dedos estarão separados pela distância equivalente à largura de quatro dedos (ou 7,5 centímetros). Feche os olhos, incline muito devagar a cabeça para trás, e respire profunda e lentamente durante mais ou menos dois minutos. Repita o exercício, caso necessário.

Alívio do estresse

Não é de causar surpresa que um dos pontos de acupuntura mais eficazes para o alívio do estresse seja encontrado ao longo do meridiano do Coração. O Coração 7 (C 7), também chamado de "Portal do Espírito", ajuda a aliviar o estresse e a ansiedade no nível das emoções. Quer você esteja sentindo uma leve onda de preocupação ou medo, ou até mesmo pânico total, você pode pressionar esse ponto, que é facilmente encontrado na parte interna do pulso.

Vire uma das mãos de maneira que a palma fique voltada para cima. Agora, acompanhe o dedo mínimo até a parte inferior da mão, até a prega onde a palma encontra o braço — e levemente para dentro do osso do pulso. Usando a ponta de um a três dedos, permaneça delicadamente nesse ponto durante alguns minutos, lembrando-se de inspirar de maneira profunda e soltar completamente o ar. Quando estiver pronto, troque a posição para o Coração 7 do outro pulso, pressionando o ponto e respirando tranquilamente durante mais alguns minutos.

Alívio da ansiedade

Embora vários pontos de acupuntura sejam muito úteis para aliviar a ansiedade, existe um cuja capacidade global de equilibrar e elevar o espírito é excepcional — o Rim 1 (R 1), também chamado de "Primavera Expansiva". Revigorante para todo o ser, o ponto Rim 1 enraíza o corpo, revitaliza o cérebro e acalma a mente e o espírito (*shen*). Esse ponto é facilmente encontrado na sola do pé. Coloque o dedo entre o segundo e o terceiro e siga por cima da parte "gordinha" da sola do pé até chegar à reentrância natural situada a cerca de um terço do caminho ao longo da sola do pé. Mantendo o ponto pressionado com a ponta de um, dois ou três dedos, respire de maneira profunda durante alguns minutos e depois repita o exercício com o outro pé.

Alívio da dor de cabeça

Uma abordagem simples e eficaz para o alívio das dores de cabeça está prontamente disponível com este ponto de acupressura especial. Situado no centro da testa, entre as sobrancelhas, esse ponto é associado ao terceiro olho — o ponto da fonte externa da nossa visão interior. Na medicina tradicional chinesa, esse ponto é conhecido como *Yin Tang* (ou "Corredor da Impressão"). É interessante observar que embora o ponto esteja situado ao longo do trajeto do Vaso Governador, ele não pertence oficialmente a esse meridiano. Em vez disso, pertence a uma categoria de pontos conhecidos como *pontos extraordinários.* Ao aplicar uma pressão suave nesse ponto, respirando de forma consciente, você pode fazer com que as dores de cabeça desapareçam, junto com qualquer ansiedade ou preocupação que possa estar na raiz da tensão.

Alívio da dor nas costas

Uma maneira fácil e eficaz de encontrar alívio para a dor da região lombar, seja ela crônica ou aguda, é aplicar a acupressura nos pontos Bexiga 40 (B 40). Também conhecidos pelo nome "Centro Flexionado", esses pontos estão situados na parte posterior de cada joelho, no centro, no ponto central da depressão quando os joelhos estão flexionados.

Vá para um lugar confortável onde você possa se deitar de costas com os joelhos flexionados ou se sentar em uma cadeira — escolhendo a posição que lhe proporcione o acesso mais fácil aos pontos B 40 atrás de cada joelho, enquanto você permanece o mais relaxado possível. Pressione os pontos durante dois a cinco minutos, usando a respiração para inspirar uma cor ou imagem que simbolize comodidade e abertura para você. Deixe que a exalação libere qualquer tensão nas costas, pernas e qualquer outra parte do corpo onde você possa estar sentindo dor.

SHIATSU SIMPLIFICADO

SHIATSU É UMA palavra japonesa que significa "pressão do dedo". No entanto, um tratamento de shiatsu normalmente envolve o uso dos polegares, das palmas das mãos, dos joelhos, dos antebraços, dos cotovelos e dos pés, além da pressão dos dedos. A meta é aplicar pressão aos meridianos e pontos de acupuntura do corpo, promovendo uma saúde vibrante por meio da estimulação do *chi* — ou *ki*, como o fluxo de energia é conhecido na cura japonesa.

Uma sessão de shiatsu tipicamente é realizada sobre um tapete ou esteira, possibilitando liberdade de movimento para o terapeuta. Como ferramenta para a autocura e o autodesenvolvimento, o shiatsu pode ser praticado em quase todo lugar e a qualquer hora. Os simples exercícios a seguir são métodos acessíveis aos praticantes e seus clientes, e possibilitam regular a própria energia quando necessário.

Fluxo de energia da cabeça aos dedos os pés. Libere a sua energia *ki* separando os dedos do pé com uma das mãos, e em seguida comprimindo cada um dos dedos com o polegar e o dedo indicador. Isso possibilita que a energia flua a partir do pés até o tórax.

Alivie a rigidez no pescoço e nas costas. Livre-se da rigidez que ocorre quando você fica sentado tempo demais na sua mesa de trabalho. Fique em pé e coloque as mãos na cintura. Com os polegares apontando para cima nas costas, aplique pressão constante com um movimento para cima e para baixo em ambos os lados da coluna vertebral. Sinta a força inerente das suas costas como uma energia que está conseguindo se mover novamente.

Fuja da ansiedade, renove a coragem. Para reduzir a ansiedade e revitalizar a energia da coragem, use os nós dos dedos para dar leves pancadinhas de um lado ao outro do alto da cabeça. Você despertará a energia de vários pontos de acupuntura ao fazer isso. Enquanto estiver mantendo um ritmo constante, lembre-se de ser delicado.

Livestrong.com, a organização on-line da qual Lance Armstrong foi um dos fundadores, se dedica a ajudar as pessoas a criar histórias de sucesso de saúde e bem-estar. Os exercícios de acupressura acima foram inspirados no compêndio de recursos dessa organização e adaptado para respaldar o corpo sutil da melhor maneira possível.[4]

TÉCNICAS DE LIBERTAÇÃO EMOCIONAL: ACUPRESSURA PSICOLÓGICA PARA O BEM-ESTAR TOTAL

Embora existam muitos métodos para lidar com feridas do passado e sintomas atuais, o método EFT (Emotional Freedom Techniques — Técnicas de Libertação Emocional) oferece uma solução excelente e, com frequência, permanente. O EFT compreende uma série de técnicas de pancadinhas (*tapping* em inglês, como são conhecidas no método e como serão chamadas aqui) que ajudam as pessoas a liberar sentimentos estressantes. Criada pelo engenheiro da Universidade de Stanford Gary Craig, o EFT dissipa a dor associada ao pesar, à tristeza, à raiva ou ao medo. Com base em princípios da acupuntura e da acupressura, o método envolve o *tapping* de pontos de meridianos na cabeça, no tórax e nas axilas para liberar bloqueios do sistema de meridianos enquanto você pensa a respeito de um problema específico e pronuncia uma frase-chave, frequentemente um lembrete da causa de uma reação negativa. Alguns praticantes acompanham essa frase, que enfatiza o seu desejo de mudar, por uma afirmação positiva. Essa combinação elimina os bloqueios emocionais do campo de energia sutil e restaura o equilíbrio energético necessário para a saúde e o bem-estar.

Para esta seção, recorri à experiência da colega Valerie Lis, especialista e instrutora habilitada do EFT Universe.[5] Valerie e outros praticantes de EFT constataram que esta abordagem é muito eficaz, independentemente da intensidade do problema e com frequência funciona em questão de minutos. Além de liberar o estresse, o EFT sabidamente dispersa a dor emocional (inclusive as fobias e o trauma), elimina a ânsia, reduz a dor física crônica, faz desaparecer a dor de cabeça e a acidez estomacal, confere liberdade com relação às sensibilidades alimentares e químicas, e melhora o desempenho físico (como no esporte e em outras atividades atléticas).

Para usar o EFT agora, siga os seguintes passos.

1. Concentre-se em uma lembrança incômoda. Observe quanto estresse você sente e em que parte do corpo sente esse estresse. Você deve vivenciar a angústia emocional do problema enquanto faz o *tapping* no 3º passo; quanto mais intensa a sua reação, melhor e mais rápido o EFT vai funcionar. Você pode até mesmo criar uma frase que sintetize o problema, como "raiva da minha mãe" ou "mágoa por ser desprezada".

2. Prepare-se para o *tapping*. Você pode aplicar o *tapping* nos dois lados do rosto ao mesmo tempo, mas isso não é necessário e, de acordo com Valerie, a maioria das pessoas não faz isso. Faça então o *tapping* em um dos lados do rosto. É aceitável

passar a mão sobre o rosto para chegar ao outro lado, e você pode usar qualquer uma das mãos.

3. Enquanto continua a se concentrar na lembrança, aplique delicadamente o *tapping* com as pontas dos dedos, de quatro a sete vezes em cada um dos locais abaixo. Segue-se uma ordem sugerida, embora Valerie diga que a ordem é menos importante do que a intenção:

    • Alto da cabeça.
    • Parte interna da sobrancelha.
    • Parte externa do olho.
    • Debaixo do olho.
    • Debaixo do nariz.
    • No queixo.
    • Na clavícula — no início, onde o esterno, a clavícula e a primeira costela se encontram.
    • Debaixo do braço, na lateral do corpo, em um ponto nivelado com o mamilo para os homens e no meio da tira horizontal do sutiã para as mulheres, cerca de dez centímetros abaixo da axila.

    A Figura 12.3 contém um diagrama dos sete primeiros pontos.

4. Continue a se concentrar na recordação e repita o procedimento, fazendo o *tapping* sucessivamente em cada ponto.
5. Quando você notar uma mudança, ajuste o foco e recomece. Por exemplo, se você ainda se sentir estressado, porém em um nível mais reduzido, concentre-se nos sentimentos e pensamentos que permanecem na sua consciência (o que resta do problema). Se a emoção tiver se modificado de estresse para medo, concentre-se no medo e recomece. Se a energia tiver se deslocado do estômago para o pescoço, ajuste o foco e volte a fazer o *tapping*.

Este processo simplificado pode ser tudo o que você precisa para eliminar de forma permanente a sua reação a essa lembrança. Embora existam versões ampliadas de EFT que talvez sejam mais eficazes para memórias profundamente arraigadas, este processo de alívio rápido oferece a oportunidade para que qualquer pessoa experimente seus benefícios de alívio do estresse.

No exercício a seguir, vamos investigar o que acontece quando adicionamos uma frase específica ao processo do *tapping*.

FIGURA 12.3

PONTOS DE *TAPPING* DO EFT

São mostrados aqui os sete primeiros pontos; o oitavo fica debaixo do braço, na lateral do corpo, em um ponto nivelado com o mamilo, no caso dos homens, ou no meio da tira horizontal do sutiã, no caso das mulheres, cerca de dez centímetros abaixo da axila.

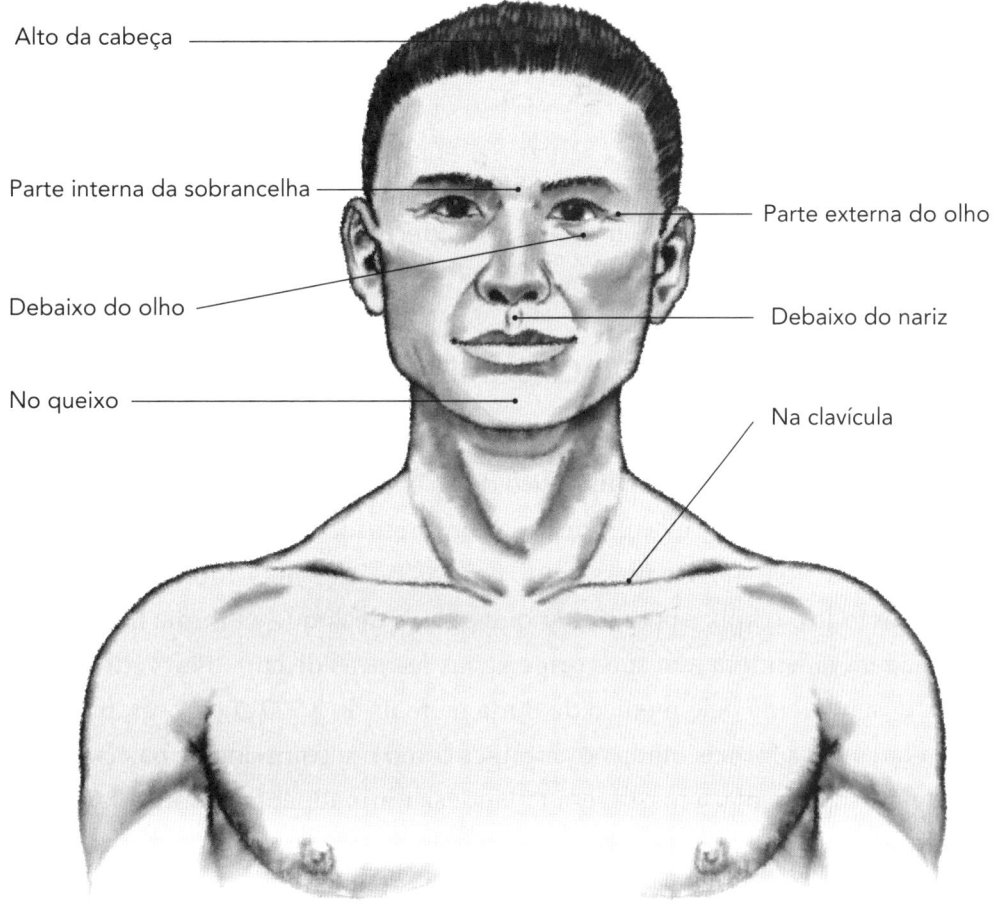

Alto da cabeça

Parte interna da sobrancelha

Parte externa do olho

Debaixo do olho

Debaixo do nariz

No queixo

Na clavícula

A VOLTA DA FELICIDADE: UM EXERCÍCIO DE EFT PARA CURAR A DOR EMOCIONAL E ELIMINAR A DEPRESSÃO

Por meio do EFT, podemos enfrentar recordações difíceis e convicções limitantes relacionadas a essas lembranças adicionando uma declaração ao *tapping*. Deve ser uma declaração positiva, como "sou muito feliz", que provoque uma reação negativa, como fazer com que você se sinta infeliz. O *tapping* é usado para eliminar as cargas negativas que o estão impedindo de aceitar a convicção ou declaração positiva.

Para eliminar a resistência à felicidade, use a técnica e os pontos básicos de *tapping* descritos acima enquanto repete, em voz alta, a declaração "Sou muito feliz!". Diga a frase em voz alta e com grande entusiasmo, repetindo-a em cada ponto de *tapping*. Depois de alguns ciclos, mude a declaração para "Eu sou uma pessoa *tão* feliz". Fazer o *tapping* com uma ou ambas as declarações geralmente inicia o processo de recuperação e resolve a dor, a tristeza e outras emoções subjacentes que podem expulsar a paz e a felicidade.

Usar frases como essas é o ponto inicial para algumas pessoas; para eliminar a depressão que pode ser sentida com mais intensidade, é necessário fazer mais *tapping*, por até mais dez minutos.

MASSAGEM TAILANDESA: O CASAMENTO DO YOGA COM A MASSAGEM

A massagem tailandesa é um tipo dinâmico de trabalho com o corpo que reúne elementos do yoga, de alongamento e de práticas de compressão, uma forma de terapia de exercício que combina a pressão e a massagem, para alongar os músculos, aumentar o fluxo do sangue por todo o corpo, e possibilitar que o *chi* se desloque de forma livre e vibrante.

A massagem tailandesa tem suas origens nas técnicas de cura ayurvédicas, e consta que ela foi desenvolvida pelo médico de Buda há mais de 2.500 anos. Durante séculos, a massagem tailandesa foi executada por monges como um componente básico da medicina tailandesa. Hoje em dia, a massagem tailandesa normalmente é praticada por massoterapeutas habilitados que receberam treinamento especializado. Mesmo que você não tenha recebido treinamento específico, você pode experimentar em casa com um parceiro as simples técnicas de massagem tailandesa que se seguem.

Antes de começar, vista roupas bem confortáveis. Como a massagem tailandesa é uma prática muito ativa, você e seu parceiro deverão usar roupas leves, que não restrinjam o movimento. Escolha também um local no chão que lhe dê ampla liberdade de movimento, seja em carpete macio ou em um tapete de exercício confortável e grande o bastante para proporcionar apoio a vocês dois. Se usar um tapete de exercício, você precisará ser capaz de se deslocar ao redor do seu parceiro sem sair do tapete. Peça ao seu parceiro para permanecer solto e leve durante todo o exercício; você deve lembrar constantemente a ele que permaneça relaxado e deixe que você faça o trabalho durante a massagem.

1º passo: posição inicial e compressão. Comece o exercício com seu parceiro deitado de bruços, com a cabeça voltada para baixo. Inicie com uma compressão, o que é um dos movimentos fundamentais da massagem tailandesa. Usando o "calcanhar" da mão, pressione as costas, os braços e as pernas de seu parceiro. Trabalhe com ele para determinar um nível de pressão confortável. De acordo com a Associated Bodywork and Massage Professionals, esse toque aumenta a circulação, promove a drenagem do fluido linfático e relaxa os músculos tensos ou usados em excesso.

2º passo: amplitude de movimento — braços e mãos. Este exercício pode ser feito com seu parceiro deitado de bruços ou de costas. Mova ativamente os membros de seu parceiro. Comece movendo cada braço ao longo da amplitude de movimento dele. Leve o braço acima da cabeça do parceiro e afaste-o lentamente do corpo dele para proporcionar um alongamento. Gire também as mãos e os pés dele em toda a sua amplitude de movimento.

3º passo: simples alongamento com o joelho flexionado. Com seu parceiro deitado de costas no tapete, sente-se perto dos pés dele, com suas pernas em volta das pernas dele. Levante uma das pernas dele para que o joelho fique de frente para o teto. Coloque o pé dele debaixo do jarrete perto das nádegas. Entrelace as mãos e coloque-as na extremidade mais distante do joelho do seu parceiro, envolvidas para que seu parceiro consiga vê-las. Agora, incline-se suavemente para trás, fazendo tração para cima e na sua direção de modo a alongar a perna do parceiro perto do joelho. Você pode então deslocar as mãos alguns centímetros para cima na coxa de seu parceiro e se inclinar para trás, puxando suavemente para um rápido alongamento. Levante as mãos mais alguns centímetros e repita esse movimento. Cada um dos alongamentos não dura mais do que alguns segundos. Uma vez que você tenha chegado ao meio da coxa, inverta a direção em alguns centímetros e repita o alongamento até voltar ao joelho. Repita o alongamento com a outra perna. Converse e trabalhe com seu parceiro para determinar outras áreas que possam ser confortavelmente alongadas. Trabalhe sempre de maneira lenta e tranquila.

4º passo: o alongamento da vida do tronco. Um movimento comum na massagem tailandesa é chamado de vida do tronco. Com seu parceiro deitado com o rosto para baixo, de bruços, você se ajoelha no chão entre as pernas dele, o que possibilita que você segure os braços dele e os puxe delicadamente para trás. Levantar o tronco, a cabeça e o pescoço dele do chão e puxá-los para trás proporciona um agradável alongamento das costas, dos ombros e dos músculos abdominais.

Comunique-se o tempo todo com seu parceiro, verificando constantemente qual é a intensidade certa de pressão e alongamento para ele. A massagem tailandesa nunca deve ser dolorosa. Se os alongamentos forem excessivos, poderão causar lesões. Encoraje seu parceiro a se manifestar caso sinta desconforto, e lembre-o continuamente de que precisa relaxar. E vocês dois não devem se esquecer de usar o poder purificador de cura da respiração durante toda a prática.

13

A CURA ESOTÉRICA MODERNA

"A possibilidade de ingressar em um plano superior
é bastante real para todos. Não requer força,
esforço ou sacrifício. Envolve pouco mais
do que modificar as nossas ideias
a respeito do que é normal."

DR. DEEPAK CHOPRA

A natureza da cura da energia sutil é bastante *esotérica* — misteriosa, enigmática e talvez até mesmo mística. Ela com frequência envolve visitar outros lugares, épocas, dimensões e espaços. Este capítulo proporciona o acesso a esses lugares esotéricos e a algumas técnicas que podem conduzi-lo em segurança até eles. Depois de revelar cada lugar que você pode visitar, descreverei um processo de cura que o ajudará a eliminar e resolver problemas nesse espaço. Incluí também uma seção sobre a prática da cura a distância, que envolve permanecer em um lugar e enviar a energia de cura para outra pessoa.

AS QUESTÕES DE CURA NA SUA ORIGEM: A ZONA BRANCA

Antes de iniciar uma existência particular, nossa alma entra na *zona branca*. Nesse espaço, engendramos um *contrato da alma*, um acordo entre nós e nossos guias espirituais ou o Divino que abarca o que queremos aprender e realizar em uma existência vindoura. O contrato principal da alma incorpora contratos com outras almas, como a nossa futura mãe, pai, irmãos, amigos e parceiros românticos importantes. Os contratos individuais de alma com alma delineiam a natureza desses relacionamentos, inclusive quando iremos nos encontrar e que tipo de relacionamento iremos formar. Essas conexões da alma com frequência formam a base de ligações ou cordões energéticos; o compromisso talvez se solidifique em uma barganha energética que pode, infelizmente, criar um problema restrito em vez de um vínculo livre.

Na zona branca também definimos nossos pontos de destino, as coisas que necessariamente vão acontecer quando estivermos habitando um corpo físico. Podemos escolher nossas escolas e evoluções na carreira. Podemos também escolher vivenciar eventos desafiantes ou que até mesmo ameacem a nossa vida, se acreditarmos que eles são necessários para o aprendizado da nossa alma.

Em seu trabalho como praticante da medicina da energia sutil, você poderá ter clientes que desejam mudanças ou uma cura relacionada com o contrato da alma deles, quer ou não eles tenham consciência do contrato. Você talvez deseje alterar seu próprio contrato da alma. Nesses casos, é apropriado revisitar a zona branca para descobrir qual é o plano original da alma e modificá-lo, se isso for apropriado. Veja a seguir o método básico para ter acesso a essa dimensão:

1. Comece sempre no oitavo chakra, que está situado logo acima da cabeça, como o portal para exploração, ou no quarto chakra, o coração, por meio do qual você pode ter acesso a outros períodos. O oitavo chakra também está ligado ao corpo físico por meio do timo, localizado logo acima do centro do tórax, o que significa que você também pode ter acesso a ele através dessa área do "coração elevado".

2. A partir do meio do oitavo ou do quarto chakra, visualize os filamentos que emanam do centro deste e o circundam. Peça ao seu guia superior para lhe mostrar qual é o filamento que o conduzirá à zona branca.

3. Percorra o filamento designado para chegar à zona branca.

4. Uma vez lá, peça para ver ou voltar a vivenciar o acordo que causou um problema que o está afetando adversamente.

5. Se achar que seria melhor para você reescrever o acordo, peça ajuda divina ou espiritual para fazer isso.

Se estiver atuando como agente de cura para outra pessoa, você pode guiar verbalmente seu cliente ao longo desses passos, pedindo a ele que lhe transmita as constatações dele para que você possa acompanhá-lo.

Se o cliente for incapaz de obter essa informação, você pode dar esses passos em nome dele, como fizeram os xamãs em muitas culturas ao longo das eras. Tendo como objetivo a segurança energética, viaje dentro do seu ser e da sua anatomia energética, pedindo para registrar dentro de si mesmo as informações do cliente. Dessa maneira, você permanecerá dentro dos seus limites pessoais e mesmo assim será capaz de interpretar as energias do cliente.

OS REGISTROS ENERGÉTICOS: AS BIBLIOTECAS DA SUA ALMA

Existem três registros energéticos principais aos quais você pode ter acesso ou visitar para ativar a cura: os Registros Akáshicos, os Registros de Sombra e o Livro da Vida.

Os *Registros Akáshicos* contêm todo o conhecimento da experiência humana. Essa biblioteca metafísica ou compêndio de conhecimento reside em um plano não físico de existência. Trata-se de registros da história efetiva tanto da nossa vida individual quanto do próprio cosmo. Um dos aspectos extraordinários dos Registros Akáshicos é que eles contêm o conhecimento de tudo o que já foi feito, dito ou pensado no que vivenciamos como passado, presente *e* futuro.

A maneira mais eficaz de entrar em contato com os Registros Akáshicos é por intermédio do oitavo chakra, entrando meditativamente em sintonia com o portal desse chakra para ficar aberto e receber as informações que está buscando. Os Registros Akáshicos são utilizados com frequência para fazer o trabalho com vidas passadas, o trabalho com a criança interior ou quando estamos envolvidos com um importante processo de tomada de decisões.

Os *Registros de Sombra* contêm os nossos "assuntos inacabados" — remorsos, desapontamentos, mágoas e até mesmo a vergonha — que podem causar uma incalculável dor emocional, mental e física. Esses assuntos inacabados com frequência incluem coisas não feitas, não ditas, não pensadas e não sentidas. Poderíamos simplesmente descrever esse fenômeno humano como "aquilo que não existiu e ainda perdura" através do tempo e do espaço. Outra maneira de interpretar esse fenômeno é considerá-lo como as coisas que acreditamos que *poderiam ter* ou *deveriam ter* acontecido, mas não aconteceram.

O *Livro da Vida* contém o conhecimento e os dons do caminho que você trilhou. Depois de consultar os Registros Akáshicos e os Registros de Sombra para reunir as peças do milagroso enigma da nossa vida, podemos então entrar no Livro da Vida e encontrar um ponto de vista transformacional, uma nova perspectiva que possibilitará que conheçamos e compreendamos profundamente o que é importante no que aconteceu, no que não aconteceu, no que poderia ter acontecido e/ou irá acontecer. Desse modo, podemos chegar a um entendimento bem mais profundo que nos permite dizer sinceramente: "Tudo bem, agora vejo as dádivas do caminho que trilhei".

O exercício a seguir, "Descobrindo a Trama da sua História", pode ser usado para obter acesso a qualquer um desses registros, ou todos eles.

DESCOBRINDO A TRAMA DA SUA HISTÓRIA

A trama de uma história é a sequência de eventos que conduziu a um desafio na vida. Alguns desses eventos são concretos, mas a maioria deles — os mais importantes — é invisível, consistindo das nossas reações interiores e decisões inconscientes.

Este exercício particular foi concebido para ser usado no seu processo de cura e evolução, e também para ajudar seus clientes de maneira semelhante. Ele o ajudará a encontrar a causa de um dilema atual. Pode ser utilizado para o acesso a memórias de vidas passadas, eventos da infância ou experiências mais contemporâneas. Além disso, você pode usar esse processo para deliberadamente ter acesso a informações a respeito do passado por intermédio dos Registros Akáshicos, descobrir remorsos por meio dos Registros de Sombra, ou encontrar dádivas ocultas por intermédio do Livro da Vida.

Cinco elementos estão envolvidos na exposição da trama da sua história ou da série de eventos que deram origem aos seus problemas atuais. Eles são os seguintes:

Seu eu encarcerado. Se um trauma foi realmente grande ou doloroso, a energia dele nos bloqueia na idade que tínhamos quando o sofremos. Essa nossa parte nunca se desenvolve, nem se amplia, cresce ou voa. Ela permanece encarcerada nas fibras energéticas criadas pelas pessoas ou pela situação que nos prejudicou. Precisamos resgatar esse eu oculto, aprisionado, a fim de liberar as energias negativas que o estão condenando à prisão.

Violação da segurança. Este elemento se refere à natureza do evento, atitude, pessoa ou situação crônicas que ameaçou a sua sobrevivência.

Sua decisão de segurança. A fim de sobreviver à situação ameaçadora, você precisou pensar depressa — talvez com uma rapidez tão grande que você não estava nem mesmo pensando quando (de maneira inconsciente) decidiu como se proteger energeticamente. O que você concluiu que tinha que fazer a fim de sobreviver?

A síndrome. Inevitavelmente, sua decisão baseada na sobrevivência bloqueou seu desenvolvimento e afetou outras áreas da sua vida. Como essa decisão o afetou a curto e a longo prazo? De que maneira ela ainda o está afetando hoje em dia?

A necessidade. O que deveria acontecer? Como você deveria ter sido tratado, se tivesse sido amado, protegido e valorizado? Eis o seu trabalho; aqui estão as respostas para a pergunta de como se curar do passado.

Você está pronto para descobrir a trama pertinente de uma história? A maneira mais fácil de fazer sozinho este exercício é pegar papel e caneta e se conduzir através de perguntas e respostas em um estado de percepção aberta. Se estiver guiando um cliente através desse processo interior, tenha papel e caneta prontos para captar as informações que ele fornecer em voz alta, e adapte de maneira adequada o roteiro que a seguir.

A meditação ativa que desenvolvi envolve fazer perguntas ao seu espírito a respeito da trama da história. Cada um de nós é um espírito, e esse espírito também é o nosso eu sábio. Neste processo, peço a você que veja, experimente, ouça ou sinta o seu eu sábio como um ser separado de você, para que consiga obter as respostas necessárias e a cura que está enterrada dentro do seu subconsciente. No final do processo, você reintegrará esse eu sábio, para que a cura possa continuar.

1. Proteja-se em um lugar tranquilo no qual tenha certeza de que não será perturbado durante algum tempo. O mais calmamente possível, acomode-se em uma posição confortável e respire de maneira profunda, guiando a si mesmo até o seu coração.

2. Peça ao seu espírito interior, ou eu sábio, para aparecer na tela interior da sua mente. Dedique-se por alguns momentos a esse eu sábio. Qual é a aparência dele? Como o seu eu sábio está vestido? Ele está segurando algum(ns) objeto(s) de poder ou talismã(s)?

3. Pergunte a esse eu sábio se existe um nome que deva usar quando consultá-lo e, caso exista, qual é o significado desse nome. Pergunte também se o seu eu sábio está disposto a ajudá-lo na sua jornada de volta à origem do problema que você está vivenciando. Se ele concordar, prepare-se para a viagem.

4. Tendo seu eu sábio como guia, comece a voltar no tempo. Logo você dará consigo em uma época e um lugar anterior.

5. Nessa época e lugar anterior, você consegue observar o que aconteceu. Ao notar as pessoas envolvidas no evento prejudicial, você é capaz de voltar a vivenciar tudo o que ocorreu, inclusive suas reações emocionais. Você também é capaz de perceber as mudanças que ocorreram no seu campo energético em reação ao trauma.

6. Se estiver tendo dificuldade para observar, ver ou sentir o que aconteceu naquela época — se você estiver se sentindo bloqueado, recebendo impressões nebulosas ou incompletas, por exemplo —, peça ao seu eu sábio para acessar os Registros Akáshicos a fim de rever o que aconteceu e os Registros de Sombra para revelar o que você *precisava* que tivesse acontecido naquela ocasião, mas que não aconteceu.

7. Com lápis e papel em mãos, você agora deve se voltar para o ser sábio ao seu lado e pedir a opinião dele sobre os itens abaixo. Você será capaz de anotar o que ouvir ou lhe for mostrado:
   - Fiquei traumatizado por essa experiência porque:
   - Por causa dessa experiência, decidi acreditar:
   - Por causa dessa convicção, eu me senti da seguinte maneira:
   - Decidi que, para me proteger, eu precisava:
   - Para me proteger ainda mais, desenvolvi o seguinte mecanismo para lidar com situações desse tipo:
   - Sempre que estou passando por uma experiência que me faz sentir da mesma maneira, reajo da seguinte forma:
   - Essas reações criam os seguintes problemas para mim:
   - O que eu realmente precisava que tivesse acontecido durante e depois do trauma era:
   - O que eu realmente preciso fazer a fim de ficar curado é:

- Para ficar realmente protegido na minha vida agora, meus limites energéticos devem ser formados da seguinte maneira:
- Posso permanecer seguro e ser amado da seguinte maneira:

8. Depois de fazer outras perguntas que deseje fazer, você e o seu eu sábio olham para o seu eu que foi ferido pela experiência passada. Juntos, estendam os braços e o coração e abracem esse seu eu mais jovem. Tranquilize-o garantindo a ele que tudo está sendo corrigido.

9. Em seguida, peça ao seu eu sábio que revele o conhecimento contido no Livro da Vida relacionado a esse evento ou experiência. Qual é a *dádiva* desse evento ou experiência que o seu eu sábio deseja que você e o seu eu mais jovem recebam? Sinta como o reconhecimento dessa dádiva é um portal para o perdão e a cura.

10. Atraídos magneticamente para o coração um do outro, o seu eu atual, o seu sábio e o seu mais jovem se amalgamam. O eu sábio transforma todas as feridas em asas de felicidade e todos os danos em dádivas de graça.

11. Respire profundamente algumas vezes e registre qualquer outra coisa que você sinta vontade de escrever. Em seguida, retorne a um estado de plena consciência. Tenha ciência de que você pode recorrer ao seu eu sábio para pedir mais informações e cura sempre que desejar.

A VISÃO REMOTA: OBSERVAÇÕES ATRAVÉS DO TEMPO E DO ESPAÇO

A visão remota é um processo poderoso e ao mesmo tempo simples de ter acesso a um lugar, época ou espaço distante com o objetivo de reunir informações. Embora a visão remota frequentemente seja descrita como um protocolo com base rigorosamente científica (com frequência utilizada em ambientes militares para a obtenção de informações remotas ou ocultas), descobri que ela também é útil para as pessoas leigas. Imagine que você precise tomar uma decisão baseada em eventos que estão ocorrendo em outro lugar. Por que não ir até lá por meio da visão remota? Do mesmo modo, a cura de um problema pode estar escondida em um laboratório ou no consultório de um agente de cura do outro lado do mundo, ou pode ainda se encontrar no passado distante ou no futuro longínquo. A visão remota pode ser empregada para termos acesso a qualquer época ou lugar.

O observador — ou viajante — emprega seus sentidos de energia sutil para reunir informações. A partir da óptica dos chakras, a visão remota emprega o oitavo chakra, também conhecido como o chakra do xamã, situado logo acima da cabeça; o timo e o chakra do coração ou coração alto; e os dons intuitivos do sexto chakra, que possibilitam que observemos psiquicamente alguém, alguma coisa ou uma situação no passado, no presente ou no futuro.

O viajante permanece completamente desperto e consciente durante a sessão, ele não entra em um estado hipnótico ou meditativo. Ao contrário da sessão da jornada xamânica, na qual a *interação* acontece nas esferas interiores, a visão remota é um processo *observacional*. (Consulte o Capítulo 17 para informações sobre a jornada xamânica.) A visão remota tampouco é uma experiência fora do corpo ou uma viagem astral. No nível da consciência, o viajante permanece no seu corpo, tendo acesso às suas habilidades intensificadas de ver, sentir e conhecer por meio da segurança e da expansão da sua alma. Embora a alma do viajante na verdade não viaje para lugar nenhum, é proveitoso descrever uma sessão de visão remota do ponto de vista de uma viagem, já que a experiência envolve sentir informações intuitivas que não estão imediatamente disponíveis para o viajante.

Viajante e guia. No caso da visão remota, é preferível que uma sessão seja realizada com duas pessoas: um viajante e um guia. O observador remoto é o viajante e é respaldado por um guia, que está fisicamente presente. O guia ajuda o viajante a relaxar e se estabilizar, o assiste durante a viagem e registra os detalhes que são transmitidos durante a sessão de observação. Como você poderá optar por ser tanto guia quanto viajante em diferentes ocasiões, o resumo básico a seguir foi escrito para delinear claramente ambos os papéis.

Foco e meta. No início da sessão, o guia também pode ajudar o viajante a determinar para onde ele deseja viajar — passado, presente ou futuro — e com qual finalidade. O viajante precisa ter um foco definido e uma meta para a sessão de visão remota. Aonde ele deseja ir e com que objetivo? Essa clareza possibilitará que ele retrate o cenário o mais especificamente possível. A precisão e o detalhe são primordiais para a visão remota.

Estabilização e centralização. O guia ajuda o viajante a se estabilizar e se centrar. Em primeiro lugar, o guia orienta o viajante a respirar lenta e profundamente algumas vezes, levando a respiração até os pés. O guia pode pedir ao viajante para sentir a conexão entre o seu corpo, a cadeira que está debaixo dele e a própria Terra.

A escolha do ponto de partida. Quando guio um cliente em uma sessão de visão remota, eu o levo a entrar em contato com seus sentidos expandidos por meio do oitavo chakra. Restringir a jornada ao oitavo chakra ajuda o cliente a permanecer concentrado na tarefa em questão e mantém a energia dele envolvida dentro de um limite; na condição de praticante, não preciso me concentrar tanto em manter meus próprios limites porque os do meu cliente estão contidos. Além disso, todas as informações através do tempo estão disponíveis por meio do oitavo chakra, o que possibilita que o cliente tenha acesso às informações necessárias. Esse centro de energia se liga ao corpo físico na região do timo, situado na área do coração elevado (logo acima do centro do tórax), o que garante que o viajante não será desorientado por energias que não são suas próprias.

Deslocando-se no tempo e no espaço. Com o foco e a meta do viajante como catalisadores, o guia pede ao viajante que sopre sua alma para a época e o espaço que são a sua meta, para que o viajante seja capaz de ver esse tempo e espaço como se estivesse efetivamente lá. Na realidade, a alma do viajante permanece no seu corpo enquanto observa esse outro tempo e espaço; como foi mencionado, esse vínculo com o corpo físico garante a segurança energética.

Fazendo observações intuitivas. O guia agora faz perguntas que ajudam o viajante a ativar sua capacidade de ver, ouvir, sentir e conhecer aquele outro tempo e espaço. Ao fazer perguntas como as que se seguem, o guia convida o viajante a mobilizar suas habilidades de ver e sentir para narrar o que está observando.

- O que você está vendo?
- Quem está presente?
- Onde você está com relação ao que está acontecendo?
- O que você está ouvindo?
- Quem está falando?

Enquanto o viajante diz em voz alta o que está vendo e sentindo, o guia anota as informações. Perguntas adicionais podem ser acrescentadas, dependendo do objetivo da observação.

Dica: O guia não deve pedir ao viajante que interaja com o ambiente ou a situação que está observando. Na minha prática, nunca digo a um cliente o que fazer ou com o que ele deve interagir em uma sessão de visão remota.

A volta: Depois de reunir as informações que conseguir observar, o viajante retorna da mesma maneira como começou a viagem — através do oitavo chakra. O guia instrui o viajante a usar a respiração para trazer a percepção consciente de volta para a cadeira onde está sentado, de volta para o seu ambiente físico. Com isso, a sessão de visão remota chega ao fim.

A VIVAXIS: SEU CORPO DE ENERGIA TERRESTRE

No Capítulo 2, "Campos de Cura", pela primeira vez você tomou conhecimento da Vivaxis, uma esfera energética que se desenvolve dentro de nós como um feto e nos liga para sempre ao nosso local de nascimento. *Vivaxis* é um termo inventado por Judy Jacka (e sua professora, Frances Nixon) e é descrito de maneira detalhada no livro de Jacka, *The Vivaxis Connection.*[1]

A ideia central é que a energia continua a fluir entre nós e o nosso lugar de origem (o nosso local de nascimento) durante toda a nossa vida, como um cordão umbilical bidirecional de ondas magnéticas. Quando importantes mudanças ocorrem na Terra, sejam elas causadas por alterações naturais ou humanas, podemos vivenciar efeitos semelhantes em nosso corpo. Por conseguinte, a Vivaxis é um corpo de energia ideal a ser avaliado se você ou seu cliente tiverem sintomas de fadiga, inflamação crônica, ataques repentinos de distúrbios autoimunes ou graves alergias ambientais.

As aplicações descritas a seguir oferecem maneiras de lidar com a doença física e os desafios emocionais, possivelmente transformando problemas que se mostraram resistentes a outros métodos.

PRIMEIRA APLICAÇÃO: CURA DAS DOENÇAS

Trabalho com a Vivaxis sempre que um cliente tem um problema físico crônico ou agudo que não está respondendo aos cuidados alopáticos ou holísticos. Você pode diagnosticar de duas maneiras uma possível ligação da Vivaxis como a fonte do problema existente.

Pesquisa do local de nascimento. Peça ao cliente para pesquisar seu local de nascimento, buscando descobrir especificamente mudanças que tenham ocorrido no ambiente depois que o cliente nasceu, como uma nova construção, a demolição de um prédio, a adição de lixo tóxico, linhas de transmissão de força ou outras estruturas elétricas, ou outras anomalias. Peça então ao cliente para sentir como o corpo dele reage quando você descreve para ele essas mudanças. Os sintomas dele aumentam? O cliente dá um suspiro de alívio, como se a causa dos problemas dele tivesse sido encontrada?

Visualização intuitiva do local de nascimento. Conduza uma visualização guiada na qual você ajuda o cliente a sentir o que está acontecendo no local de nascimento dele, investigando por meio da intuição a ligação entre as mudanças ambientais e a doença dele. (Consulte o Capítulo 15 caso deseje obter instruções sobre como conduzir visualizações guiadas.) Faça o cliente imaginar que está percorrendo o cordão umbilical Vivaxis em direção ao local de nascimento dele. Observe que o cordão começa no *hara*, o nome japonês para o portal situado no umbigo e considerado o centro da energia do *ki* (também conhecido, na medicina tradicional chinesa, como o *dan tien* inferior e o centro do *chi*). Nesse processo de cura, é importante saber que o *hara* também é a via de acesso para o envoltório etérico que circunda o planeta.

Se o local de nascimento parecer um dos motivos do mal-estar do cliente, incentive-o a pegar energeticamente a Vivaxis dele e ancorá-la em outro lugar. A nova localização pode ser a residência atual dele, um lugar favorito na natureza, um elemento que combine com a personalidade dele (você pode ter ideias consultando o Capítulo 20, "A Cura do Mundo Natural") ou até mesmo um lugar "fora do mundo", como o local espiritual do céu.

Deixe então que a energia desse novo lugar limpe e purifique o corpo do cliente e continue a reabastecê-lo pelo tempo que for necessário para curar o problema existente. Esteja ciente de que o cliente talvez precise repetir esse passo todos os dias durante algumas semanas a fim de continuar a estimular o corpo.

SEGUNDA APLICAÇÃO: FUNDAMENTO EM UMA BOA VIDA

Algumas pessoas sentem que as circunstâncias da vida as colocam diante de um excesso de desafios, a ponto de relatarem dificuldades de concentração, foco, tomada de decisões e estabilidade na vida. Elas podem achar que não conseguem se ajustar ou que têm dificuldade em levar uma vida normal.

Do mesmo modo, na condição de agente de cura, você com frequência pode se sentir desestabilizado pelos problemas dos seus clientes ou tão sensível que é difícil permanecer centrado no trabalho. Deslocar uma Vivaxis de um local de nascimento para um lugar que promova melhor qualidade de vida pode, com frequência, fazer uma diferença importante.

Seguindo os passos na aplicação acima, pense na possibilidade de se conectar a uma nova residência de energia sutil — um lugar que crie o tipo de bem-estar emocional e mental que o cliente queira sentir (ou que você deseje sentir). Uma vez mais, poderia ser um lugar na natureza, um local de férias ou até mesmo o elemento que melhor respalde a sua saúde e verdadeira personalidade (água, madeira, ar, fogo, pedra, terra, metal, luz, éter ou estrela).

A CURA A DISTÂNCIA

Existem circunstâncias e situações nas quais é simplesmente impossível proporcionar uma cura por meio do contato físico. Nesses momentos, podemos usar a *cura a distância*, que envolve enviar ou confirmar a energia de cura a longa distância. A cura a distância funciona no nível energético sutil e é basicamente uma maneira de ajudar as pessoas com seus dons de cura. Os exercícios nesta seção se baseiam no trabalho do meu colega Jack Angelo, autor de *Distant Healing: A Complete Guide,* um guia meticuloso, claro e imensamente útil, que possibilita às pessoas aprenderem a se abrir e enviar energia não apenas para outra pessoa, mas também para um grupo ou uma situação, como um lugar que esteja sofrendo um desastre natural.

COMO REALIZAR UMA SESSÃO DE CURA A DISTÂNCIA

Para começar, tudo o que você precisa é o nome da pessoa para quem estará enviando a energia. Se ela chegou até você por meio de um ente querido que o procurou em nome dela, você precisará saber se a pessoa concordou em aceitar ajuda através da cura a distância. Sem esse nível de consentimento, as energias de cura poderão ser indesejadas, desnecessárias ou ineficazes. Se você tiver uma forte sensação de que o possível destinatário não desejaria a energia de cura, não pratique a cura a distância. No entanto, às vezes nós não sabemos. Nesse caso, é aceitável enviar energia para o eu ou espírito superior de uma pessoa, o qual poderá então determinar qual a melhor maneira de usar a energia.

Quando as pessoas pedirem sua ajuda, seja para si mesmas ou para uma terceira pessoa, pedir a elas que lhe forneçam um relatório de acompanhamento faz com que elas se envolvam no processo e as incentiva a assumir a responsabilidade pelo que solicitaram. Pedir aos clientes que participem pode fortalecê-los ainda mais, ao mesmo tempo que também o ajuda, amplificando as energias de cura por meio da intenção e da atenção.

O ideal é que a pessoa que for receber a energia participe da sessão no momento em que a cura estiver sendo enviada, embora isso não seja crucial. Lembre-se de que as energias viajam fora do *continuum* espaço-tempo. Peça à pessoa que se sente ou deite tranquilamente na ocasião em que você estiver enviando a cura para ela. Peça a ela que relaxe, respire normalmente e visualize uma esfera de luz protetora ao redor dela. Quando as pessoas conseguem participar da própria cura dessa maneira, elas com frequência sentem as energias de inúmeras maneiras e são capazes de lhe fornecer *feedback* a respeito da experiência que tiveram, a qual poderá ou não coincidir com a sua experiência de cura delas. De qualquer modo, o *feedback* delas será interessante e informativo, e demonstrará a infinidade de maneiras fascinantes pelas quais a energia de cura se manifesta.

1. Ao começar, talvez seja interessante acender uma vela como um símbolo da luz da Fonte (o Divino). Se você fizer isso, dedique a luz da Fonte ao trabalho e a quaisquer ajudantes que você possa ter nas esferas espirituais. Agradeça por ter recebido a oportunidade de enviar a luz (energia) de cura.

2. Concentre-se no seu centro do coração (o quarto chakra). Ao inspirar, visualize esse centro enchendo-se com a luz da Fonte. Com a respiração seguinte, a luz preenche o seu tórax.

3. Com o nome do destinatário escrito diante de você, peça que a luz seja enviada para essa pessoa, chamando-a pelo nome. Você pode dizer a seguinte frase em voz alta ou mentalmente: "Peço que a cura seja enviada para (nome da pessoa)". Faça uma pausa e sintonize-se com o que está acontecendo energeticamente.

4. Quando você se sentir energeticamente completo, agradeça. Fique certo de que a pessoa em quem você se concentrou recebeu a cura de que precisa. Permaneça sentado em silêncio com a sua experiência por um momento.

5. Quando terminar, você pode enviar para algum lugar a luz da vela ao apagá-la. Faça uma pequena pausa antes de soprar a vela e veja se consegue sentir intuitivamente para onde a luz precisa ir. Em geral, é o primeiro lugar que nos vem à mente e pode ser a localização de uma pessoa específica, um local dominado pela discórdia, um ambiente ameaçado ou algum outro lugar. Ao apagar a vela, diga o seguinte: "Envio a luz para (diga o nome do lugar)".

Uma vez que tenha encerrado a sessão, você entregou o nome do destinatário a poderes superiores. Está na hora de parar de pensar a respeito da sessão.

14

MOVIMENTO DE CURA

"Que aquilo que eu faço brote de mim como um rio, sem imposição
e sem retenção, do jeito que é com as crianças."

RAINER MARIA RILKE

Você se lembra da infância? Para a maioria de nós, foi uma época em que corríamos como o vento, subíamos em árvores, andávamos de bicicleta, rolávamos na grama úmida, pulávamos em poças d'água, e nadávamos praticamente em qualquer massa de água que pudéssemos, desde piscinas infantis infláveis a grandes lagos. Podemos genuinamente não *querer* subir em árvores agora, mas de alguma maneira sentimos, intuitivamente, que ficaríamos mais revigorados e rejuvenescidos se nos movimentássemos mais, da maneira como fazíamos quando éramos crianças.

Este capítulo é dedicado aos estilos e tipos de movimento de cura que são excepcionalmente eficazes quando trabalhamos com energias sutis; em poucas palavras, vamos explorar o yoga, o acu-yoga, o qigong, o tai chi, a prática dos mudras (para trabalhar interiormente com mais energia) e as maravilhas e alegrias inigualáveis de *caminhar*. Quer seja lento e sutil ou rápido e vigoroso, cada um dos estilos de movimento delineados aqui foi escolhido por sua capacidade excepcional de abrir os chakras e os meridianos, desobstruir os campos eletromagnéticos, e invocar e fortalecer as energia da força vital que cura. (Não deixe de consular seu profissional habilitado se tiver quaisquer perguntas antes de fazer estes ou quaisquer outros exercícios.)

ACU-YOGA

Acu-yoga é a brilhante união da acupressura com o yoga. Asanas modificados (posturas do yoga) são utilizados para estimular delicadamente pontos de acupressura/acupuntura, meridianos e várias partes do corpo propensas a reter tensão. As posturas, combinadas com exercícios de respiração e relaxamento, são uma forma de autoterapia física e ferramentas práticas para melhorar a saúde. O acu-yoga é uma prática de manutenção da energia sutil que se concentra principalmente na prevenção da doença e nos desequilíbrios.

Como um suplemento de outras ferramentas holísticas, os problemas descritos a seguir são apenas alguns daqueles que o acu-yoga pode ajudar a aliviar:

- Fadiga crônica e exaustão nervosa
- Gripes e resfriados
- Dor nas costas
- Hiperacidez e refluxo gastroesofágico
- Hipertensão
- Doenças cardíacas
- Diabetes
- Obesidade
- Depressão
- Insônia
- Impotência

ELEMENTOS BÁSICOS DO ACU-YOGA: POSTURA DA PONTE E POSTURA DO LEVANTAMENTO DAS ASAS

Duas posturas do acu-yoga conhecidas por seus efeitos rejuvenescedores são a Postura da Ponte e a Postura do Levantamento das Asas, delineadas a seguir. Para o máximo benefício, pratique essas duas posturas duas ou três vezes por dia durante uma semana, estabelecendo, com o tempo, o acu-yoga como uma rotina diária. Aumente gradualmente o tempo que você dedica a cada postura. Além disso, é muito importante que depois da prática você faça dez minutos de relaxamento profundo, deitado de costas com os olhos fechados.

Postura da Ponte

Esta versão do acu-yoga para a Postura da Ponte é feita com os braços acima da cabeça. A postura completa é mostrada na Figura 14.1. Eis como fazê-la:

1. Deite-se de costas.
2. Flexione os joelhos de maneira que as solas dos pés fiquem estendidas no chão.
3. Ponha os braços acima da cabeça no chão e mantenha-os relaxados.
4. Inspire, arqueando a pelve para cima. Sustente a posição durante vários segundos.
5. Solte o ar enquanto desce lentamente a pelve até o chão.

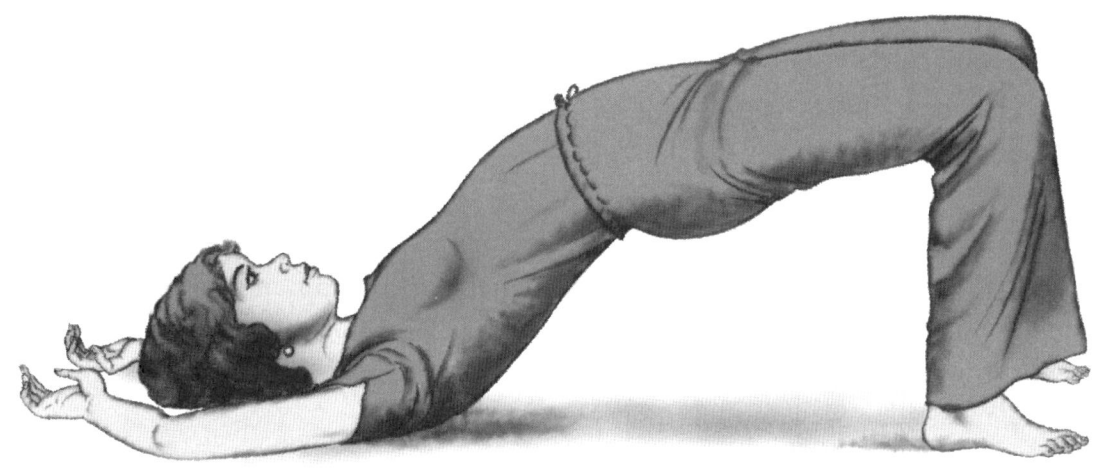

FIGURA 14.1
POSTURA DA PONTE
Deitado de costas com os joelhos flexionados e os braços estendidos acima da cabeça, inspire e levante a pelve. Sustente a posição durante vários segundos e, em seguida, solte o ar e baixe a pelve.

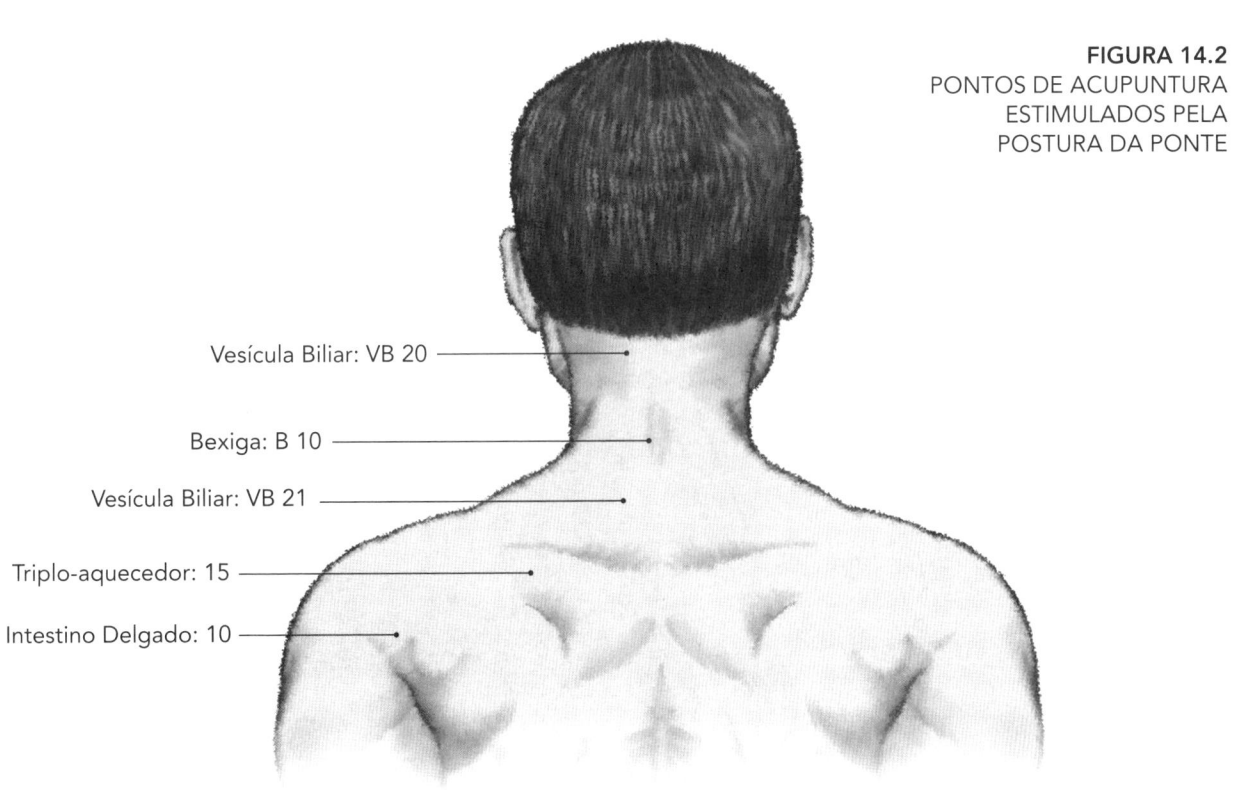

FIGURA 14.2
PONTOS DE ACUPUNTURA
ESTIMULADOS PELA
POSTURA DA PONTE

Vesícula Biliar: VB 20

Bexiga: B 10

Vesícula Biliar: VB 21

Triplo-aquecedor: 15

Intestino Delgado: 10

6. Durante um minuto, continue a inspirar enquanto sobe e a soltar o ar enquanto desce.

7. Quando terminar, lembre-se de relaxar de costas durante alguns minutos, com os olhos fechados.

Outra versão comum dessa postura envolve manter os braços ao longo do corpo. Deitado no chão, levante os quadris e o tronco enquanto inspira durante vários segundos. Solte o ar enquanto desce a pelve de volta à posição inicial.

A Postura da Ponte proporciona benefícios ao estimular os seguintes pontos de acupuntura, mostrados na Figura 14.2, para efeito de cura:

Triplo-aquecedor 15 (TA 15): alivia a rigidez do pescoço, a dor no ombro e no pescoço, e a dor no cotovelo.

Vesícula Biliar 20 (VB 20): alivia a ansiedade, a dor no ombro e no pescoço, o reumatismo, a tensão ocular, e o excesso de calor e peso na parte superior do corpo.

Vesícula Biliar 21(VB 21): alivia a dor no ombro e no pescoço, o hipertireoidismo e o reumatismo.

FIGURA 14.3
POSTURA DO LEVANTAMENTO DAS ASAS
Sentado confortavelmente, com as mãos entrelaçadas nas costas, faça força para juntar as omoplatas. Inspire, levante os ombros e deixe a cabeça cair para trás. Endireite os braços. Solte o ar e deixe os braços e ombros flutuarem para baixo. Repita cinco vezes os movimentos.

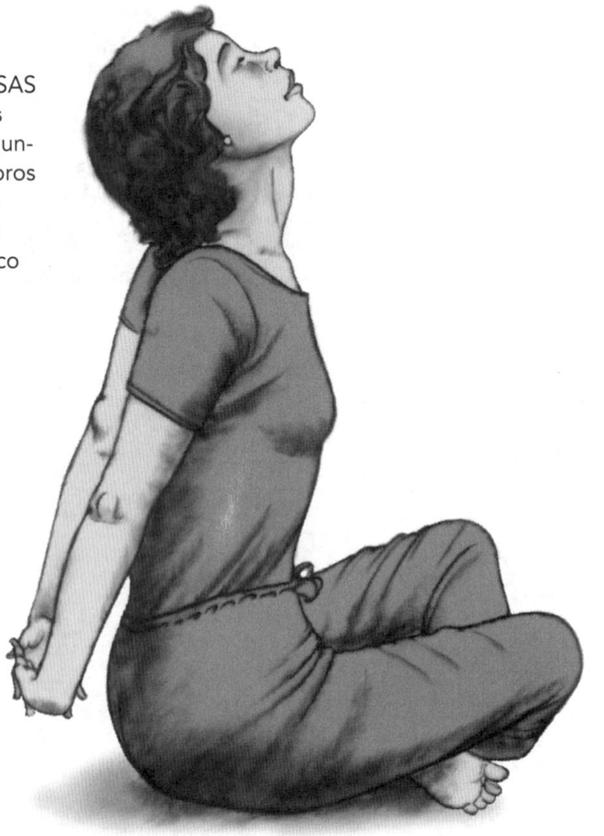

Bexiga (B 10): alivia a dor de garganta, os espasmos no pescoço e a sensação de plenitude na cabeça.

Intestino Delgado (ID 10): alivia a dor muscular, o entorpecimento, o inchaço e a artrite na região do ombro-escápula.

Postura do Levantamento das Asas

Esta postura é demonstrada na Figura 14.3. Eis como executá-la:

1. Sente-se em uma posição confortável e entrelace as mãos nas costas, com as palmas de frente uma para a outra. Você pode se sentar no chão com as pernas cruzadas ou com as pernas estendidas. Você também pode se sentar em uma cadeira.
2. Faça força com os ombros para trás, para que as escápulas fiquem comprimidas uma contra a outra.
3. Inspire, levante os ombros na direção das orelhas, e deixe a cabeça cair delicadamente para trás.
4. Endireite os braços e levante-os, afastando-os das nádegas.
5. Solte o ar e volte à posição de repouso com as mãos ainda entrelaçadas nas costas.
6. Repita cinco vezes os passos de 2 a 5. Continue a fazer o exercício durante um minuto.
7. Solte as mãos e relaxe os braços, sacudindo ligeiramente os ombros.
8. Ao terminar, não deixe de relaxar as costas com os olhos fechados durante alguns minutos.

RESPIRAÇÃO DIAFRAGMÁTICA PARA QIGONG

A RESPIRAÇÃO DIAFRAGMÁTICA OU YOGUE é um dos aspectos mais importantes da prática do qigong. Ela maximiza a cura e o potencial de equilíbrio dos movimentos por

- estimular a circulação do sangue,
- aumentar a quantidade de oxigênio para o cérebro e para o corpo inteiro,
- estimular a força interior ao gerar a energia do *chi*, e
- promover o relaxamento e a receptividade.

Respire através do nariz, com a língua colocada em uma posição de repouso natural contra os dentes superiores e o céu da boca, e os lábios levemente comprimidos. Quando a língua está pressionada contra o céu da boca, ela atua como uma ponte que possibilita que a energia do *chi* se desloque para baixo, a partir do alto da cabeça, e entre no corpo.

Enquanto pratica a respiração diafragmática, faça uma pausa entre a inspiração e a expiração para dar tempo à energia do *chi* de se acumular e se desenvolver. (Você encontrará técnicas de respiração adicionais no Capítulo 18.)

A Postura do Levantamento das Asas é a postura do acu-yoga para evitar ou aliviar a hipertensão (pressão arterial elevada). Alongar e soltar os ombros possibilita que a tensão física e emocional que pode contribuir para a hipertensão desapareça. Você pode carregar consigo o dia todo os efeitos positivos da postura lembrando a si mesmo, com frequência, que deve respirar, relaxar e se abrir.

QIGONG

Qual é o "segredo" de energia sutil que mais de sessenta milhões de pessoas na China, e um sem-número de outras ao redor do mundo, conhecem e praticam? Trata-se do qigong, a antiga disciplina que coordena o movimento do corpo com exercícios aliados à respiração profunda e disciplinas que concentram a mente. Em outras palavras, o qigong é uma forma de exercício criada para mentalmente gerar e direcionar o *chi* por intermédio do movimento. Os exercícios do qigong com frequência imitam os movimentos naturais dos animais, como a garça, o veado ou o macaco, e são acompanhados por simples técnicas respiratórias.

O qigong pode:

- fortalecer a ligação entre o corpo e a mente,
- aprimorar o sistema nervoso,
- reduzir os hormônios do estresse,
- aliviar a depressão e a ansiedade,
- incrementar o sistema imunológico,
- aliviar as dores de cabeça e as alergias, e
- promover um sono mais profundo.

ELEMENTOS BÁSICOS DO QIGONG: DOIS EXERCÍCIOS PARA TODO MUNDO

Extraídos do tesouro de exercícios do qigong, eis instruções passo a passo para dois dos mais úteis e eficazes exercícios para os cuidados pessoais e profissionais — um para o ajuste da energia como um todo e outro especificamente para o alívio da dor nas costas.

1º exercício: Tocando o Gongo do Templo

Este é um exercício simples que você pode fazer em qualquer lugar, a qualquer hora, tanto para relaxar quanto para aumentar a energia. Para os praticantes, Tocar o Gongo do Templo é uma prática inestimável. Você não apenas pode usá-lo para aumentar sua própria energia e bem-estar, como também pode utilizá-lo para se preparar para suas sessões de trabalho, podendo ainda recomendá-lo aos clientes, quando apropriado.

1. Fique em pé com os braços ao longo do corpo, os pés separados pela distância equivalente à largura dos ombros e os joelhos ligeiramente flexionados.

2. Gire o tronco para a direita até onde conseguir ir confortavelmente, deixando que os braços acompanhem o movimento com um delicado balanço. Em seguida, gire o tronco e os braços para a esquerda.

3. Encontre seu próprio ritmo e continue a girar para a direita e depois para a esquerda. Vá acumulando delicadamente *momentum* até que suas mãos golpeiem o abdômen e as costas de leve no fim de cada rotação. Se for confortável, gire a cabeça para olhar sobre cada ombro enquanto você gira.

4. Respire normalmente durante todo o movimento, inspirando profundamente de vez em quando para encorajar um relaxamento mais profundo.

Faça este exercício pelo tempo que desejar. Depois de alguns segundos ou minutos, comece gradualmente a desacelerar até parar de maneira suave. Permita-se permanecer imóvel por um momento, alongando conscientemente a coluna vertebral e observando as sensações do aumento da energia sutil em todo o seu corpo.

2º exercício: Cavalo Qigong

O Cavalo Qigong é um exercício terapêutico, voltado especificamente para o alívio da dor nas costas. Para aumentar a força das suas costas, comece com a versão sentada.

1. Sente-se na beirada de uma cadeira. As coxas não devem estar apoiadas na cadeira, apenas as nádegas. Apoie os pés firmemente no chão, separados por uma distância equivalente à largura dos ombros, com os dedos apontando para a frente e paralelos uns aos outros. Flexione os joelhos em um ângulo de noventa graus. Mantenha as costas retas, mas não rígidas, e os ombros relaxados.

2. Observe a parte de trás das coxas, liberando qualquer tensão que esteja sentindo nessa área.

3. Alongue a coluna visualizando um fio dourado no alto de sua cabeça que esteja sendo delicadamente puxado em direção ao céu. Levante lenta e suavemente o tronco, até ficar em pé.

Cada vez que você se levantar, leve a atenção para a parte posterior das coxas e para as nádegas. Se elas ainda estiverem tensas, repita o exercício a partir da posição sentada na beirada da cadeira. Faça o exercício novamente enquanto isso for confortável.

Uma vez que você tenha desenvolvido força nas costas e nas pernas, a versão na posição em pé do Cavalo Qigong aumentará os benefícios do exercício, aliviando ainda mais os problemas nas costas.

1. Fique em pé com os pés separados por uma distância equivalente à largura dos ombros. Os dedos devem apontar ligeiramente para dentro e os joelhos devem ficar levemente flexionados. A dobra na área da virilha onde o quadril e a coxa se encontram, conhecida como *kua* em chinês, deve estar levemente sulcada.
2. Alongue a coluna visualizando um fio dourado no alto da cabeça sendo delicadamente puxado em direção ao céu. Em seguida, contraia o cóccix e imagine que o seu tronco e a parte inferior do corpo estão afundando, como se você fosse se sentar em uma cadeira imaginária. Se estiver em pé no alinhamento adequado, a parte de trás das suas coxas e nádegas estará completamente relaxada.
3. Repita o exercício com a frequência que desejar.

A prática frequente da postura do Cavalo Qigong, na posição em pé ou sentada, contribui para o realinhamento das vértebras e para a postura correta. Quando praticado regularmente, este exercício também ajuda a aliviar a escoliose e as lesões nas costas.

TAI CHI: O MOVIMENTO COMO MEDITAÇÃO

O tai chi chuan (em geral chamado apenas de tai chi) é considerado uma arte marcial interior, executada individualmente com o objetivo de aprimorar o nosso eu interior. Originário da China, o tai chi promove uma saúde vigorosa e uma longa vida por meio do cultivo do *chi*. Na realidade, *tai chi* significa "o supremo" e envolve a progressão em direção à existência suprema, em parte por meio de uma série de movimentos que deslocam o *chi* através do corpo.

Existem muitos estilos de tai chi, como o Yang, o Wu e o Chen. Em geral, o aluno leva de um a três anos para aprender a série fixa de 108 posturas de tai chi (chamadas de forma longa do tai chi). Ao longo do tempo, foram desenvolvidas formas curtas, há desde uma rotina de 37 posturas a uma rotina de 8 posturas.

Em todas as formas de tai chi, os praticantes empregam uma variedade de posições e movimentos que estimulam o *chi*. Essas posturas se baseiam nos meridianos e funcionam tanto como exercícios quanto como partes de um processo de cura terapêutica. O tai chi é ideal para pessoas que têm limitação da mobilidade, seja ela temporária ou permanente, já que os movimentos podem ser facilmente adaptados para qualquer pessoa. Os movimentos nesta arte marcial de baixo impacto são lentos, suaves e geralmente circulares. Os músculos são relaxados, as articulações não são completamente estendidas ou flexionadas, e os tecidos conjuntivos não são alongados. Enquanto você se move, se concentra em respirar de uma maneira profunda e natural, e em observar as sensações no seu corpo.

Os benefícios do tai chi incluem:

- redução da dor e da rigidez.
- mais força e flexibilidade.

- melhor coordenação e equilíbrio (o que significa um risco menor de quedas para os idosos)
- um sono melhor
- maior sensação de calma e bem-estar
- maior percepção consciente e clareza espiritual

EXERCÍCIO DE TAI CHI: BALANÇANDO AS MÃOS NAS NUVENS

O objetivo deste exercício é combinar os movimentos das mãos e dos pés em um único movimento fluido do corpo inteiro. O movimento o conduz em uma volta de 180 graus na qual você levanta a mão esquerda enquanto olha para a esquerda e levanta a mão direita quando olha para a direita. Imagine-se observando uma nuvem que flutua de um lado para o outro, enquanto você lentamente acompanha a nuvem com os braços, extraindo água da nuvem em cada uma das extremidades.

1. Comece o exercício em pé com os braços ao longo corpo. Seu peso deve estar sobre a perna esquerda, a cabeça apontando levemente para a esquerda e o calcanhar direito levantado do chão.
2. Com a palma voltada para fora, eleve a mão esquerda ao nível do ombro, estendendo-a para fora a partir da sua lateral. Leve a mão direita para debaixo do cotovelo esquerdo, com a palma voltada para cima. Os dois cotovelos devem estar ligeiramente flexionados.
3. Ondule da esquerda para a direita em um movimento circular, trocando a posição das mãos suavemente até que você esteja voltado para a direita, em uma posição espelhada daquela em que começou o exercício: sua mão direita ao nível do ombro, a palma voltada para fora, e sua mão esquerda sob o cotovelo direito, a palma voltada para cima. Quando estiver virado para a direita, seu peso deve estar sobre a perna direita e a cabeça deve apontar levemente para a direita. Seu calcanhar esquerdo estará levantado do chão.
4. Ondule de um lado para o outro, da direita para a esquerda e depois no sentido oposto. Encerre descansando as mãos nas laterais do corpo e inspirando profundamente. Repita três vezes o ciclo inteiro.

OS MUDRAS DOS CHAKRAS: A ARTE DO MOVIMENTO INTERNO SUTIL

Na prática do yoga e de outras formas meditativas de movimento, existe uma antiga prática complementar que utiliza gestos de mão conhecidos como *mudras* (palavra sanscrítica que significa "sinal" ou "selo"). Os mudras possibilitam que cultivemos o controle do fluxo da nossa energia ou força vital (*prana* ou *chi*) e conservemos essa energia com posições específicas da mão que promovem estados mais elevados de consciência.

Quando executamos um mudra com a mão, unindo intencionalmente as pontas dos dedos, as palmas e as mãos de maneiras específicas, nós ativamos, recarregamos e redirecionamos a energia sutil de todo o nosso ser. Uma vez que cada área da mão corresponde a uma determinada parte da mente ou do corpo, usar configurações específicas entre os dedos e as mãos possibilita que tenhamos uma conversa energética entre os dois.

De certa forma, nosso relacionamento com todo o universo está representado em nossos dedos e mãos. Cada dedo representa um elemento, um chakra, um planeta, um órgão do corpo, uma emoção e extremidade de um meridiano.

O **polegar** representa a força de vontade e a lógica, e está ligado ao elemento fogo, ao meridiano do Pulmão e a Marte, o planeta que tem o nome do antigo deus da guerra. A utilização do polegar restabelece o equilíbrio e cria a ordem.

O **dedo indicador** representa a mente, o poder do pensamento e a inspiração. Ele está associado ao elemento ar, ao meridiano do Estômago e ao planeta Júpiter, que representa a natureza eterna da mudança.

O **dedo médio** representa o nosso caminho espiritual e é chamado de "dedo celestial" com frequência, já que se irradia até o infinito. Está associado ao elemento éter, aos meridianos do Pericárdio e da Vesícula Biliar, e ao planeta Saturno, que é metafisicamente comparado aos portões do céu.

O **dedo anular** reflete vitalidade e saúde, e está associado ao elemento terra, aos meridianos do Fígado e do Triplo-aquecedor, ao Sol, e a Apolo, o deus da cura e da profecia.

O **dedo mínimo**, que expressa a comunicação, a sexualidade e os relacionamentos pessoais, está associado ao elemento água, aos meridianos do Coração e o Intestino Delgado, e ao planeta Mercúrio.[1]

No Hatha Yoga tradicional, 25 mudras são ensinados e praticados. Vamos nos concentrar nos mudras dos sete chakras como uma maneira de ativar a energia dos nadis e dos chakras, e conservar a energia de cada um deles.

A PRÁTICA BÁSICA DOS MUDRAS DOS CHAKRAS

1. Comece cada sessão de mudras dos chakras lavando energeticamente as mãos. Esfregue as mãos mais ou menos dez vezes, e depois mantenha-as diante do segundo chakra (chakra do sacro) durante alguns momentos.
2. Sente-se com as costas retas em uma cadeira ou confortavelmente no chão com as pernas cruzadas. Respire lenta e profundamente algumas vezes para se centrar.

3. Guiando-se pelas imagens e descrições da seção "Os Mudras dos Chakras" e da Figura 14.5, junte os dedos da maneira como é descrita em cada mudra. Faça apenas pressão suficiente para sentir o fluxo de energia (não há necessidade de pressionar com força).

4. Um cântico de uma só palavra em sânscrito, associado ao mudra de cada chakra, é sugerido. Enquanto você mantém a posição de cada mudra, repita sete vezes os cânticos, ou mais vezes se desejar. (Esses cânticos/palavras estão incluídos na seção "Os Mudras dos Chakras" a seguir.)

O MUDRA OM

O MUDRA MAIS CONHECIDO e praticado em todo o mundo, o mudra OM (Figura 14.4), é usado intuitivamente para restabelecer a ligação com a nossa consciência superior. Ele utiliza o mesmo símbolo da mão usado para o primeiro chakra na prática dos mudras dos chakras. No entanto, o mudra OM é tão universal que podemos utilizá-lo de maneira eficiente para nos conectarmos inteiramente com o corpo, a mente e o espírito.

O polegar é considerado a via de acesso para a vontade divina (representada pelo sétimo chakra), e o dedo indicador corresponde ao ego (representado pelo segundo chakra). Juntar a ponta do polegar com a do indicador possibilita que a energia do céu e da Terra percorra nossos sistemas.

Enquanto fizer este mudra, entoe *OM* (exatamente como fazemos com o mudra do sexto chakra) para encorajar ainda mais a religação. Ou então repita a seguinte afirmação: ao inspirar, diga "Sou um com o Universo", e ao expirar, diga "O Universo e eu somos um".

FIGURA 14.4
O MUDRA OM

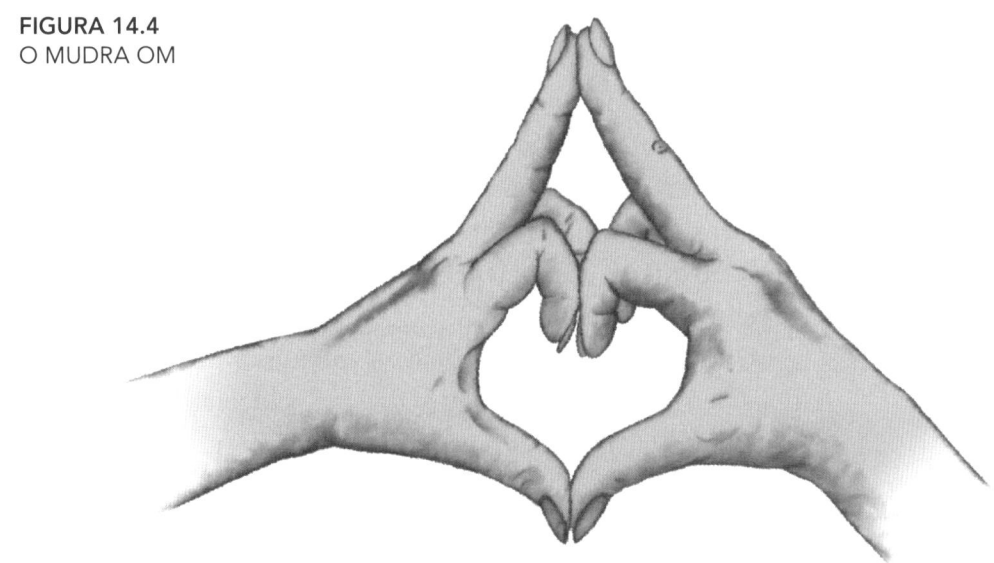

FIGURA 14.5
OS MUDRAS
DOS CHAKRAS

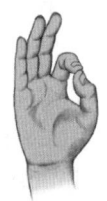

Mudra do Primeiro Chakra

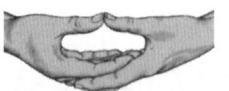

Mudra do Segundo Chakra

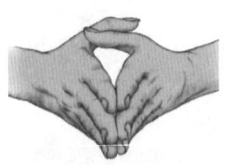

Mudra do Terceiro Chakra

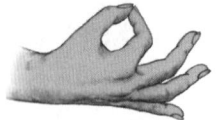

Mudra do Quarto Chakra

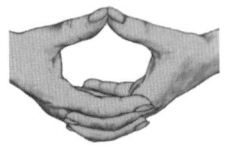

Mudra do Quinto Chakra

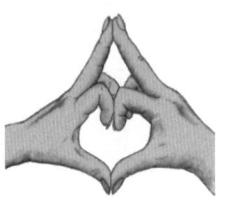

Mudra do Sexto Chakra

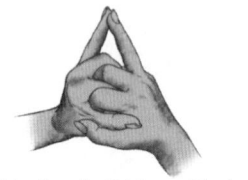

Mudra do Sétimo Chakra

Você pode intensificar a sua prática do mudra cercando-se de música que promova a cura, cores, óleos essenciais ou velas.

Dica: Ao se concentrar em ativar e equilibrar os chakras, é melhor trabalhar a partir do primeiro chakra para cima (do chakra da raiz para o chakra da coroa), a não ser que você só esteja trabalhando com um ou dois chakras de cada vez.

OS MUDRAS DOS CHAKRAS

Veja na Figura 14.5 ao lado as imagens de todos os mudras dos chakras.

Primeiro chakra: toque a ponta do polegar com a ponta do dedo indicador. Concentre-se no primeiro chakra (chakra da raiz), situado na base da coluna vertebral. No seu próprio ritmo e volume, entoe o som *Lam* e visualize a cor vermelha.

Segundo chakra: coloque as mãos juntas no colo, suavemente em concha, com a palma voltada para cima; a mão esquerda fica embaixo, com a palma esquerda tocando o dorso dos dedos da mão direita. Junte levemente as pontas dos polegares. Concentre-se no segundo chakra (chakra do sacro), que está situado três dedos abaixo do umbigo. Entoe o som *Vam* e visualize a cor laranja.

Terceiro chakra: coloque as mãos na frente do seu plexo solar, entre o coração e o estômago. Com os dedos retos e apontando para longe de você, faça com que as pontas de todos os dedos se toquem e cruze os polegares. Concentre-se no terceiro chakra (chakra do plexo solar). Entoe o som *Ram* (com um erre suave, como o da palavra "sereno") e visualize a cor amarela.

Quarto chakra: coloque os dedos de ambas as mãos na mesma posição, com as pontas dos dedos indicador e polegar se tocando. Ponha agora a mão esquerda no joelho esquerdo, com a palma voltada para baixo, e a mão direita diante da parte inferior do esterno (levemente acima do plexo solar). Concentre-se no quarto chakra (chakra do coração). Entoe o som *Yam* e visualize a cor verde.

Quinto chakra: com as palmas voltadas para cima, entrelace os dedos na parte de dentro das mãos, deixando os polegares livres. Deixe que os polegares se toquem na parte superior e puxe-os ligeiramente para cima, a fim de criar um círculo. Concentre-se no quinto chakra (chakra da garganta). Entoe o som *Ham* (pronuncia-se "ram") e visualize a cor azul.

Sexto chakra: coloque as mãos na frente da parte inferior da área do seu tórax. Estenda os dedos médios para a frente, com as pontas dos dedos se tocando. Os outros dedos devem permanecer flexionados, com as articulações em contato umas com as outras. Os polegares devem apontar para a frente e se tocar nas extremidades. Concentre-se no sexto chakra (chakra do terceiro olho), situado um pouco acima do ponto entre as sobrancelhas. Entoe o som *OM* e visualize a cor roxa (ou anil).

Sétimo chakra: coloque as mãos na frente do estômago, com os dedos anulares apontando para cima e as pontas se tocando. Cruze os outros dedos, com o polegar esquerdo debaixo do polegar direito. Concentre-se no sétimo chakra (chakra da coroa), no alto da cabeça. Você pode escolher entre dois sons populares: *Visarga* é frequentemente expressado como um som respiratório, como "ahhh". Outras seitas empregam o som *"NG"*, que soa como "ing", com um "i" muito suave. Enquanto emitir o som, visualize a cor violeta (ou as cores dourada e branca).

CAMINHE DESTA MANEIRA

Caminhar é uma das maneiras mais essenciais de se reenergizar e purificar a sua energia, se você convertê-la em uma prática de energia sutil por meio da intenção. Eis quatro medidas que você pode tomar para caminhar de maneira sensata e saudável, reforçando seu sistema energético.

1º passo: energize a sua respiração. Antes de caminhar, fique em pé, imóvel, e respire profundamente. Deixe que essa respiração energize cada célula do seu corpo com a vitalidade da vida.

2º passo: alinhe a coluna vertebral. Tensione o corpo e em seguida relaxe, deixando os ombros e braços soltos. Firme os pés no chão separados por uma distância mais ou menos equivalente à largura dos ombros e gire os quadris até que eles descansem em uma posição estável. Alongue a coluna, puxe os ombros para trás, solte os joelhos e suba e desça sobre a ponta dos pés. Quando seu corpo se acomodar em uma posição confortável, você está alinhado e pronto para caminhar.

3º passo: caminhe a partir do umbigo. Seu segundo chakra, assim como seu Triplo-aquecedor inferior, é o centro das emoções. Ele também contém a linha *hara*, o centro japonês da sua essência espiritual. Ande para a frente ao mesmo tempo que se concentra no umbigo, com as pernas balançando como se estivessem unidas no segundo chakra. As emoções afluirão e passarão através de você enquanto avança. Os sonhos da sua alma surgem do seu umbigo e sobem pela sua coluna, entrando no coração, seguindo até os ombros e descendo pelos braços, que pendem soltos. Essa mesma energia continua a subir pelo pescoço e entra na cabeça, abrindo-o para a luz solar da iluminação que vem de cima.

4º passo: abra-se para a sabedoria do seu corpo. Enquanto você caminha, deixe a mente fluir para quaisquer lugares de desconforto no seu corpo. Respire na tensão enquanto pede ao seu corpo para revelar a grande sabedoria oculta debaixo desse bloqueio. Concentre-se em cada bloqueio até que toda a tensão tenha sido liberada e você sinta apenas paz ou alegria enquanto caminha.

15

A MENTE SUTIL

DA MEDITAÇÃO À REPROGRAMAÇÃO SUBCONSCIENTE

"Você pode alterar suas vibrações na forma de pensamentos para aquelas
que estão mais em harmonia com seus desejos, e você pode então
começar a dar os pequenos passos necessários para que
a sua inspiração seja sentida."

WAYNE W. DYER

Quer você seja novo na área, quer seja um praticante de cura de longa data, sem dúvida já experimentou como o poder da mente afeta o corpo sutil. O que e como nós pensamos exerce profundo impacto nas nossas emoções, e o efeito propagador desse impacto é refletido no nosso corpo físico e reverbera através do nosso campo energético. Este capítulo contém uma série de ferramentas que possibilitam que você trabalhe com a mente e a domine em toda a magnificência dela. Depois de tomar conhecimento das diversas partes da mente, você aprenderá a abri-la por meio de técnicas como a meditação e a mobilizá-la para a cura com técnicas, como a da meditação guiada. Você vai descobrir que muitos dos processos e técnicas delineados aqui podem ser usados com bastante eficácia em conjunto com outras ferramentas contidas no livro. E o ponto de partida é a descoberta da conexão do mesencéfalo.

ENTENDENDO OS NÍVEIS DA MENTE

A mente é um ponto de reunião de pensamentos, convicções e informações. Quando falamos a respeito da inteligência, na verdade estamos nos referindo a como processamos e utilizamos esses três poderosos elementos.

Ao trabalhar com os clientes, e também ao seguir seu próprio caminho de aprendizado e crescimento pessoal, é proveitoso conhecer as diferenças entre os níveis da mente e como cada um deles interage com o cérebro. A mente é maior do que o cérebro. Ao contrário do cérebro, que está situado dentro do crânio e interage bioquímica e neurologicamente com o corpo, a mente é tanto local (ou ligada ao cérebro e ao sistema nervoso central) como não local, ou interligada além do seu ser físico. Enquanto as principais preocupações do cérebro são a nossa sobrevivência e necessidades, a mente está intricadamente ligada a todas as mentes ao longo do tempo. Por conseguinte, ela pode recorrer a uma energia muito mais vasta do que a energia à qual o cérebro tem acesso.

Muitos cientistas dizem que o cérebro na realidade tem três partes, cada uma delas governando diferentes aspectos da nossa vida. Essas três partes do cérebro são chamadas de *cérebro superior*, *cérebro mamífero* e *cérebro reptiliano*. Cada uma delas é vital para a nossa sobrevivência e capacidade de desenvolvimento. Cada uma dessas três partes do cérebro também está relacionada com um dos três aspectos da nossa mente. O cérebro superior, que controla o aprendizado inteligente e a consciência, está conectado à *mente superior*. Esta é a função do cérebro que nos separa dos outros animais, que estimula o desenvolvimento da sabedoria por meio da experiência. Ela nos impele na direção da harmonia social e do altruísmo. Nosso cérebro mamífero está associado à *mente intermediária*. Compartilhamos essa capacidade do cérebro com os animais, os quais, como nós, confiam a experiência à memória a fim de garantir a segurança da tribo. O cérebro reptiliano, que está relacionado com a *mente inferior*, controla o impulso básico de sobrevivência pessoal. Ele regula as partes do corpo que nos fazem ter reações instintivas quando nos sentimos ameaçados, como o impulso de lutar, fugir ou ficar imóvel.

Entender as informações básicas a respeito das três categorias da mente e do cérebro o ajudará a localizar a(s) causa(s) mental(is) dos problemas existentes e eliminar os distúrbios da vida no nível em que eles ocorrem com relação tanto à mente quanto ao cérebro.

A mente superior. A mente superior contém todos os conceitos de que precisamos para realizar o nosso destino espiritual. A mente superior, essencialmente por meio da glândula pineal, governa o cérebro superior. Este último, o aspecto mais consciente do cérebro, corresponde à parte de aprendizado e de ensino do cérebro; inclui todos os órgãos e glândulas de aprendizado superior, entre eles os lóbulos temporais e a glândula pineal. O cérebro superior é capaz de realizar todas as formas de comunicação, inclusive a sensorial, a psíquica, a intuitiva e a espiritual. A função dele é a realização da plena consciência.

Neurologicamente, a mente superior está relacionada com o nosso *sistema de amplificação*, que nos interconecta energeticamente com tudo o mais no universo. É difícil localizar esse sistema no corpo humano. De um modo geral, sua presença só pode ser rastreada por meio do surgimento de certas substâncias químicas emitidas pelo lóbulo temporal direito e a glândula pineal, como a molécula conhecida como DMT (dimetiltriptamina). A DMT, um neurotransmissor que ocorre naturalmente e é encontrado nos seres humanos, nas plantas e nos animais, também é conhecida como a "molécula do espírito". Ela parece expandir a nossa consciência além da consciência comum do dia a dia.

A mente intermediária. A mente intermediária governa os relacionamentos, as emoções e o raciocínio, e é o principal elo entre a mente de um modo geral e o cérebro. Está ligada ao cérebro mamífero, ou à seção relacional do cérebro, e ao sistema nervoso central, que inclui o sistema límbico e o sistema endócrino pancreático. As diversas glândulas no cérebro mamífero controlam o armazenamento da memória e crenças, bem como a conexão entre os pensamentos e os sentimentos. Ela governa o inconsciente, o aspecto do eu que coordena os relacionamentos. Neurologicamente, a mente intermediária comanda o *sistema digital*, que regula muitas funções entre a coluna vertebral e o cérebro, entre elas a transferência de informações, como os impulsos elétricos, de um ponto para outro.

A mente inferior. A mente inferior governa a nossa sobrevivência física por intermédio do cérebro reptiliano. É a parte de lutar ou fugir do cérebro e inclui o tronco cerebral, partes do hipotálamo, a amígdala e as funções das suprarrenais. O cérebro reptiliano está conectado ao subconsciente, que governa nossos desejos e comportamentos mais profundos e os hereditários. O subconsciente comanda o *sistema analógico*, o sistema neurológico que funciona em ondas. Mais antigo do que o digital, o sistema analógico reage aos campos geomagnéticos, controla o crescimento e o rejuvenescimento, e pode nos ajudar a atingir um estado hipnótico.

ABRINDO A MENTE: A MEDITAÇÃO

Precisamos, às vezes, de uma pequena ajuda para preencher a lacuna entre o mundo visível e o invisível, o que é um dos motivos pelos quais as técnicas de meditação e as práticas de percepção consciente são tão valiosas para o praticante de cura.

Em poucas palavras, a *meditação* diz respeito ao método, caminho ou processo por meio do qual somos guiados a partir do interior para o centro de uma tranquila percepção consciente. A prática meditativa também pode servir para despertar a intuição e a receptividade a energias sutis.

Existem incontáveis tipos de meditação, da meditação transcendental à meditação zen, da secular à espiritual. Uma das formas mais acessíveis, praticada por pessoas com os mais diferentes antecedentes filosóficos e espirituais, é a meditação da atenção plena.

MEDITAÇÃO DA ATENÇÃO PLENA: PARA LIMITES EMOCIONAIS E TRANQUILIDADE

Como professor emérito da Escola de Medicina da Universidade de Massachusetts, onde foi o fundador e diretor executivo do Centro de Atenção Plena em Medicina, Cuidados com a Saúde e Sociedade, Jon Kabat-Zinn, Ph.D., foi pioneiro ao levar as práticas de atenção plena para a cultura predominante. Como cientista e autor de vários livros, entre eles *Full Catastrophe Living: Using the Wisdom of Your Body and Mind to Face Stress*, sua pesquisa explorou os efeitos da redução do estresse baseada na atenção plena (Mindfulness-Based

Stress Reduction — MBSR) sobre o cérebro e como ele processa as emoções, particularmente na presença do estresse.[1] Foi constatado que a MBSR causa profundos efeitos nas mulheres com câncer de mama, em homens com câncer da próstata e em outras pessoas cujo sistema imunológico esteja crônica ou extremamente deficiente; também foi demonstrado que ele afeta de maneira positiva pessoas com outros problemas.

A meditação da atenção plena oferece uma maneira de entrarmos rapidamente em um estado de calma e alcançarmos a serenidade emocional. A simples meditação da atenção plena que se segue foi adaptada de vários exercícios de meditação da atenção plena para estabelecer limites emocionais positivos.

1. Vá para um lugar tranquilo e sente-se ereto, mas de maneira confortável (não rígida).
2. Ponha de lado pensamentos divagantes a respeito de ontem ou de amanhã, e traga a consciência para o momento presente.
3. Preste atenção à respiração, sentindo cada parte do seu abdômen, pulmões e boca responder às suas inalações e exalações.
4. Visualize todos os pensamentos ou preocupações indo embora enquanto você solta o ar. Enquanto observa suas emoções desaparecendo nos éteres, repare também nas emoções de outras pessoas que você possa estar carregando, à medida que elas também são liberadas do seu campo energético. Sinta seus limites emocionais se tornando mais vibrantes e claros a cada respiração.
5. Continue a voltar para a consciência da liberação e da aceitação dos seus sentimentos naturais e verdadeiros pensamentos. Conduzindo seu foco em direção ao amor e ao merecimento. Atraia esses sentimentos e pensamentos saudáveis de volta para o seu corpo e a sua vida a cada inalação.
6. Demore-se aqui por algum tempo — liberando e aceitando em sua exalação, abraçando o que *existe* na inalação.
7. Encerre este exercício com um sentimento de gratidão para si mesmo e o Divino no seu coração.

ENVOLVENDO ATIVAMENTE A MENTE: SURFANDO AS ONDAS CEREBRAIS

O cérebro recebe sinais eletroquímicos por meio de células altamente especializadas chamadas neurônios, que estão localizadas no corpo inteiro. O cérebro recebe informações sensoriais como sons, toques, odores e temperaturas de todas as partes do corpo e processa essas informações com extraordinária eficiência, enviando sinais através de complexos circuitos, redes de bilhões de células nervosas, para glândulas e músculos, além de armazenar informações. As ondas cerebrais que são geradas por esses sinais eletroquímicos podem ser medidas por instrumentos de EEG (eletroencefalografia). Os resultados das leituras de EEG podem indicar o nosso estado de saúde, consciência e atividade cerebral. Existem ondas cerebrais que são ideais para a vida cotidiana, para a meditação, para dormir e para alcançar um estado de cura.

As ondas cerebrais são medidas em hertz, ou ciclos por segundo. Quanto menor o número de hertz, mais lenta a frequência da onda cerebral. A tabela a seguir relaciona as características e os possíveis efeitos de cura de cada uma das cinco ondas cerebrais.

CURANDO COM AS ONDAS CEREBRAIS

Onda cerebral (frequência)	Características	Possíveis efeitos de cura[2]
Ondas gama (40 hertz ou mais)	Envolvidas na atividade mental superior e na organização de informações. Os meditadores tibetanos avançados produzem níveis mais elevados de gama antes e durante a meditação. Associada a estados com elevado grau de atenção.	Aumenta a capacidade de manifestar e abre estados de percepção mais elevados.
Ondas beta (13 a 39 hertz)	Consciência ativa no estado desperto; olhos abertos. Essas ondas rápidas ocorrem quando estamos pensando ativamente, trabalhando, concentrando-nos, resolvendo problemas e interagindo com as pessoas.	Aumenta a concentração, o foco, a consciência desperta e o pensamento analítico; ajuda no caso de problemas relacionados ao TDAH e à hiperestimulação.
Ondas alfa (8 a 13 hertz)	Estado de consciência calmo e relaxado; olhos fechados. São também associadas ao devaneio com olhos abertos.	Intensifica o relaxamento, a criatividade, a resolução de problemas e o pensamento intuitivo.
Ondas teta (4 a 8 hertz)	Relaxamento profundo, sonolência e estágios de sono leve. Caracterizadas por uma mente, um corpo e emoções tranquilos; também são associadas a estados hipnóticos.	Incentiva o aprendizado rápido, a mudança de comportamento, a liberação do trauma e a resolução de vícios e fobias. O estado do sonho lúcido.
Ondas delta (abaixo de 4 hertz)	Sono profundo e ausência de consciência. São também associadas ao sonambulismo e ao sonilóquio (falar durante o sono).	Aprofunda o sono, a cura física, a recuperação cirúrgica e o relaxamento profundo.

Observação: Dependendo do estudo, existem discrepâncias nas medidas em hertz das ondas cerebrais. As frequências incluídas na tabela são as mais comumente mencionadas nos estudos científicos.

Quando há um distúrbio nos padrões ideais das ondas cerebrais, entre os culpados habituais encontramos os seguintes:

- Estresse e preocupação.
- Exaustão e fadiga.
- Falta de exercício.
- Diálogo interior negativo.
- Angústia emocional.

- Dor física.
- Álcool e drogas.
- Alguns remédios controlados.

O PODER DAS ONDAS TETA

Para os praticantes da energia sutil, acessar o subconsciente é uma das melhores vias de acesso para a transformação e a cura. É nele que somos capazes de trabalhar com as convicções que estão por trás das nossas realidades no estado desperto, bem como com os estados de sentimento que são induzidos por nossas crenças ou convicções. Ao substituirmos as ondas cerebrais mais elevadas (beta e alfa) pelas do estado teta, ingressamos no domínio da profunda receptividade que possibilita identificar nossas convicções limitantes e as alterar se essa for a nossa escolha.

Desde meados da década de 1990, Vianna Stibal, fundadora da técnica conhecida como ThetaHealing [Cura Teta], vem ensinando as pessoas a utilizar o estado das ondas cerebrais teta para transformar emoções e pensamentos negativos em emoções e pensamentos positivos e benéficos.[3] Depois de ficar espontaneamente curada de um câncer, ela foi inspirada a desenvolver sua técnica, que utiliza o pensamento e a oração para alcançar um estado claro e concentrado, e para se conectar com a "energia de tudo o que existe".

O PORTAL TETA:
UM PROCESSO DE VISUALIZAÇÃO DA ENERGIA SUTIL

Para a minha atividade de cura, criei a seguinte técnica de visualização a fim de alcançar o estado de cura da consciência proporcionado pelo estado teta. Baseei o processo na Ressonância de Schumann, a frequência de 7,83 hertz que ocorre na zona limítrofe entre os estados de ondas cerebrais alfa e teta. Essa é a mesma frequência purificadora e liberadora que experimentamos na atmosfera depois de uma tempestade com relâmpagos. Na realidade, é o campo de energia ressonante ao qual nos referimos quando usamos o termo "embaixo, como em cima".[4]

Nesse processo, a Ressonância de Schumann oferece um portal para o estado teta, no qual você pode entrar em sintonia com sua consciência superior. Fomos concebidos para literalmente andar sobre essa ressonância, que é um dos vários campos magnéticos com base terrestre, e ser restaurados por ela, o que não acontece devido às frequências interferentes da vida moderna. A jornada que se segue é uma ótima maneira de ativar essa frequência e rejuvenescer, restaurar e curar em todos os níveis.

1. Vá para um lugar confortável, onde você possa relaxar durante dez a quinze minutos sem ser interrompido.
2. Feche suavemente os olhos e comece com a técnica Espírito-para-Espírito (consulte o Capítulo 9). Respire no coração, afirmando que você é um ser espiritual

pleno e poderoso. (Se você estiver guiando um cliente nesse processo, afirme que ele também é um ser espiritual plenamente desenvolvido. Sinta a presença do espírito do cliente e mobilize esse aspecto desperto dele.) Invoque então a presença do seu guia superior ou o Divino — qualquer que seja o aspecto da consciência superior com o qual você se identifique.

3. Respire novamente no coração, reconhecendo que ele é o maior campo magnético que emana do seu corpo.

4. Com sua percepção consciente, transporte-se para a glândula pineal, concentrando-se nessa glândula minúscula, em forma de pinha, situada no centro do cérebro (também conhecida como o lar do sétimo chakra).

5. Imagine ou sinta um portal que se abre para a sua glândula pineal. Quando você estiver pronto para passar por esse portal, reconheça-o como o portal para o campo de cura ou vibração conhecido como Ressonância de Schumann.

6. Uma vez que o portal esteja aberto, faça fluir a energia de luz da sua glândula pineal para todo o seu cérebro, o seu corpo e a sua mente. Deixe essa energia circular, sincronizando suas ondas cerebrais com essa ressonância.

7. Respire lenta e profundamente mais uma vez e reconheça que você se colocou no estado teta de clareza interior e receptividade aberta.

8. A partir desse estado, identifique uma situação ou condição na sua vida em que você gostaria de fazer uma mudança positiva. Pode ser no nível físico, material, emocional, mental ou espiritual, ou pode ser em uma combinação deles. De que maneira você está vivenciando contração ou resistência na sua vida neste momento?

9. Examine as *crenças* ou *convicções* que você possa ter a respeito desse problema ou desafio. O que você acredita a respeito da situação, de você mesmo ou de outras pessoas que possam estar envolvidas?

10. Onde convicções limitantes tiverem se associado a vários sentimentos pode haver emoções bloqueadas ou imobilizadas. Permita-se *ver a convicção ou crença que mais se destaca* e *experimente o sentimento* que está causando qualquer estagnação de emoções dentro de você. Usando seus dons intuitivos, veja, ouça, sinta ou perceba de alguma outra maneira qual das cinco principais convicções negativas parece mais exata:

    • Sou uma má pessoa.
    • Sou imprestável.
    • Não valho nada.
    • Sou incapaz.
    • Não mereço nada.

11. Peça ao seu corpo para ajudá-lo a sentir qual(is) sentimento(s) pode(m) estar imobilizado(s). Concentre-se nas áreas físicas onde o desconforto é maior e sinta quais dos seis sentimentos básicos estão estagnados:

TESTE MUSCULAR: Uma Ferramenta de Comunicação Mente-Corpo

OS QUIROPRÁTICOS, NATUROPATAS, PRATICANTES de Theta-Healing e muitos outros praticantes da energia sutil utilizam o teste muscular (também chamado de cinesiologia aplicada) como um método para ter acesso ao subconsciente. O teste muscular funciona porque a mente subconsciente e o corpo estão interconectados. Poderíamos até dizer que o corpo é um reflexo do subconsciente. Ao fazer uma série de perguntas cuja resposta precisa ser sim ou não e observar minúsculas mudanças em grupos específicos de músculos, podemos contornar os filtros da mente e descobrir as respostas que o corpo pode fornecer.

Você pode usar o teste muscular em um cliente pedindo a ele que fique em pé e estenda um dos braços para a frente, paralelo ao chão. Faça ao cliente a pergunta pertinente, e depois pressione para baixo a parte de cima do pulso do cliente, de leve, porém com firmeza. Quando os músculos do braço do cliente permanecerem firmes e o braço não se mover, o subconsciente está respondendo de maneira positiva. Quando os músculos do braço estiverem flácidos ou fracos, o subconsciente está respondendo de forma negativa.

Você poderia perguntar, por exemplo: "Você acredita que tem valor?" ou "Essa convicção está contribuindo para o seu estado de saúde?". Se os músculos do braço do cliente estiverem fortes, isso indica uma resposta subconsciente afirmativa; o cliente de fato acredita que tem valor ou que a convicção em questão contribui para o seu estado de saúde.

Além de ser uma ferramenta para a descoberta de convicções subconscientes, o teste muscular também é usado por muitos praticantes para determinar se vários remédios (como ervas, medicamentos homeopáticos, essências florais e tipos de exercícios) serão úteis e em que dosagem.

- Felicidade (geralmente por não ter sido expressa).
- Tristeza (sensação de perda).
- Raiva (violação de limites).
- Medo (falta de segurança).
- Aversão (alguma coisa ou alguém não é saudável para você).
- Dor.

Você também poderá vivenciar culpa, a sensação de ter feito algo errado, ou vergonha, a sensação de que existe alguma coisa errada com você.

1. Uma vez que você tenha identificado a convicção básica e o sentimento correspondente, dê permissão a si mesmo para modificá-los. Qual é a *nova crença* e o *novo sentimento* que respaldam a vida que você deseja colocar no lugar? Se você não souber, sempre poderá se concentrar na convicção "Estou conectado" e no sentimento de gratidão, uma das muitas versões da felicidade que é sempre saudável e pertinente.

2. Respirando na nova convicção e no novo sentimento, sinta o livre fluxo de suas emoções no nível sutil.

3. Quando estiver pronto, volte pelo portal energético da glândula pineal e vá para a sua consciência desperta normal. Esteja seguro de que renovou e reajustou todo o seu campo de energia.

Dica: Na condição de praticante, este processo é uma excelente maneira de se sintonizar e se preparar para as sessões com os clientes, o que o ajudará a ser um conduto livre para as energias de cura.

AUTOSSUGESTÃO: AFIRMAÇÕES PARA A REPROGRAMAÇÃO SUBCONSCIENTE

Franz Bardon, o mestre da tradição espiritual do hermetismo do século XX, escreveu eloquentemente a respeito da conexão entre a mente, o corpo e a alma. Em seu livro *Initiation into Hermetics*, de 1956, Bardon descreveu como ter acesso e reprogramar o subconsciente por meio da prática da *autossugestão*, um método para substituir convicções limitantes e comportamentos viciantes por convicções e comportamentos que respaldam a vida.[5] O que ele chamava de "autossugestão" é, nos nossos tempos modernos, chamado com mais frequência de usar afirmações. O que se segue é uma simples visão geral de como e por que a autossugestão funciona e de que forma podemos elaborar afirmações que realmente deem resultado.

    A conexão cérebro-alma. A consciência normal do estado desperto tem a sua sede na alma e é ativada pelo "grande cérebro" no corpo, o telencéfalo (situado na frente da cabeça). O subconsciente também é um atributo da alma e está localizado no "pequeno cérebro" ou cerebelo (situado na parte de trás da cabeça).

    Desconectando a força propulsora por trás do que não queremos. A força propulsora ou impulso de tudo o que é indesejável para nós, como nossas deficiências, fraquezas e vícios, tem origem no subconsciente. Por conseguinte, a chave para fazer mudanças positivas é usar autossugestões (afirmações) primorosas.

    A elaboração de afirmações eficazes. Para garantir que suas afirmações sejam eficazes, crie uma frase positiva no *presente do indicativo*. Além disso, expresse as palavras ou frases na forma de *uma ordem*. Por exemplo, em vez de escrever o que você não vai fazer em uma data futura, como em "vou parar de fumar" ou "vou parar de beber", afirme quem você é e o que você está fazendo no presente do indicativo: "Não sou fumante". "Eu não bebo." Ao declarar as afirmações no presente, nas palavras de Bardon, nós "impregnamos o subconsciente com um desejo, e descobriremos que somente a parte positiva do subconsciente está coordenada com ele".

    O momento ideal para a autossugestão. Quando dormimos, nossa consciência normal é suspensa, e a atividade do subconsciente assume o comando. Por conseguinte, a melhor hora para uma afirmação ser aceita pelo nosso cérebro é quando estamos naquele estado intermediário em que o padrão de ondas cerebrais teta é dominante — quando nos deitamos na cama, cansados e prontos para adormecer, ou logo depois de acordar, quando ainda estamos em um estado semidesperto. A propósito, é por causa do estado de maior receptividade nesses momentos que é importante não adormecer com pensamentos de aflição, tristeza e angústia. O subconsciente continua a ser influenciado pelos pensamentos e estados que estão mais ativos quando adormecemos.

COMO ESCREVER SEUS PRÓPRIOS ROTEIROS DE VISUALIZAÇÃO GUIADA

É bastante provável que você já tenha escutado, lido e recitado muitas visualizações guiadas, mas você já escreveu uma de sua própria criação? Se não escreveu, e se as visualizações guiadas fazem parte da sua prática de cura, para si mesmo e para os outros, eu o encorajo entusiasticamente a fazer uma tentativa.

O resumo que se segue é um modelo geral para você criar seus próprios processos guiados.

Propósito. Você deve começar a visualização guiada determinando o seu propósito e os resultados desejados. O processo se concentra na autocura, na conexão com o sagrado, na alteração de convicções, no equilíbrio dos chakras, na visualização de um futuro positivo, na redução do estresse, no perdão, no equilíbrio do corpo sutil ou talvez em uma combinação de metas?

A estrutura global. Com o seu propósito em mente, determine passos que irão facilitar a sua experiência pretendida. Como você gostaria que a progressão dessa visualização acontecesse? O que vem primeiro? O que vem em seguida? Como você vai concluir o processo? Talvez seja interessante que você leia todos os passos descritos abaixo antes de começar a escrever, a fim de obter uma visão geral e começar a despertar a sua criatividade. Lembre-se, acima de tudo, de que o texto deve ser simples. Deixe que o seu processo de visualização sirva a um propósito claro (evitando passos muito complicados ou um processo longo demais).

Timing. O *timing* e a espaciosidade são importantes. Enquanto escrever o seu roteiro, tenha em mente que você deverá deixar intervalos entre as suas instruções verbais nos quais o ouvinte, seja ele você mesmo ou um cliente, poderá entrar em contato com recursos e orientação interiores. (Essa orientação pode aparecer na forma de imagens e símbolos, sensações, sentimentos, pensamentos, vislumbres e outras coisas.)

Os sentidos. Quando for apropriado dentro do contexto do roteiro que você estiver elaborando, incentive o ouvinte a observar cenas, sons, odores, cores e/ou sensações que possam estar envolvidos com um lugar ou um momento particular. Isso não apenas auxiliará o ouvinte a ativar e abrir os sentidos, como também o ajudará a permanecer no agora.

A fase do relaxamento. Idealmente, essa fase envolve alguns minutos nos quais você convida o ouvinte a relaxar e quando ele pode dar permissão a si mesmo para deixar que os pensamentos e preocupações do dia desapareçam. Mais importante, sugira a ele que se conecte de forma consciente com a respiração. Durante toda a visualização guiada, a conexão com a respiração será a ferramenta mais importante para que o cliente relaxe, conecte-se consigo mesmo e tenha acesso à orientação interior.

Além do processo básico de relaxamento (respirar, relaxar o corpo, deixar que a tensão vá embora), sugerir que o ouvinte volte a atenção para o coração também pode ser relaxante em um nível ainda mais profundo. Voltar-se para o coração ajuda o ouvinte a trazer a atenção do mundo exterior para o mundo interior, da atividade mental para os sentimentos e as emoções.

Observação: Uma técnica de indução que envolve levar o ouvinte a fazer uma contagem regressiva (por exemplo, de dez até um) é uma técnica de hipnose que requer treinamento adicional, devido aos estados de consciência mais profundos aos quais podemos ter acesso dessa maneira.

O ambiente interno. À medida que o ouvinte se conecta com a respiração e entra em um estado relaxado, você o guiará então para um ambiente interno — com frequência um lugar de tranquilidade e beleza que o conecta com a orientação interior e respalda o propósito da visualização.

Você pode, por exemplo, convidá-lo a entrar em um lugar seguro na natureza que ele aprecie ou se envolver em uma brilhante luz dourada. Outro exemplo, mais específico, pode ser encontrado no processo de Portal Teta descrito anteriormente neste capítulo. Você deve se lembrar de que esse processo envolve entrar na glândula pineal (ou terceiro olho), essencialmente "carregando" o ouvinte até o limiar desse portal da própria consciência dele para que o ouvinte possa ter acesso à frequência de ondas cerebrais teta.

O aliado ou guia. Dependendo do tipo e da duração da visualização, talvez seja interessante que o ouvinte encontre e se faça acompanhar por um guia espiritual, anjo da guarda ou por amigo querido em quem confia — alguém cuja presença confirmará a condição sagrada e a importância da experiência, e que também contribuirá para o sentimento de segurança.

A jornada. Quer ela seja breve e simples ou intricada e complicada, a jornada na qual você conduzirá o ouvinte terá um início, um meio e um fim.

O ponto de partida da jornada dependerá do ambiente interno que você escolheu e do propósito e objetivo do processo. No caso no Portal Teta, o local de partida é o portal que dá acesso à glândula pineal. Outros pontos de partida poderiam ser um lugar seguro na natureza, o portal para uma grande mansão, a entrada para um grandioso corredor com muitas portas, os chakras do corpo — qualquer coisa que facilite o processo de forma adequada.

A não ser que esteja guiando o ouvinte para uma experiência específica, como no caso da técnica do Portal Teta, você simplesmente deixará o ouvinte escolher aonde ele deseja ir (a parte da natureza, o aposento da mansão, a porta no corredor, o chakra específico).

Observação: É melhor não pedir ao ouvinte que lhe diga em voz alta onde ele está ou aonde está indo. Deixe que o ouvinte permaneça plenamente no próprio processo dele. Ao longo do caminho, enquanto explora o terreno (novamente, as colinas e os vales, a extensão da vista, os aposentos da mansão, os diversos portais), ele poderá se preparar energeticamente para o passo seguinte.

Uma das maneiras mais simples e mais eficazes de oferecer apoio ao ouvinte é convidá-lo a se conectar novamente com a respiração. Entre outros benefícios, a conexão com a respiração incentiva a receptividade e a clareza.

A oportunidade. Este é o clímax da jornada, o momento que cumpre o principal propósito da visualização. É quando o ouvinte pode receber o sinal, encontrar a dádiva, liberar a convicção limitante, sentir a emoção, transmitir a comunicação que estava retida, vislumbrar a visão futura, perdoar a si mesmo ou outra pessoa, descobrir a resposta, ver o símbolo, abrir-se à orientação superior ou possibilitar a cura. Não raro, o clímax será um convite para que ele faça apenas *uma* dessas coisas, embora, em alguns casos, você poderá combinar alguns deles. Você poderia levar o ouvinte, por exemplo, a identificar uma emoção que estivesse imobilizada (como a vergonha, o medo ou o ressentimento), para que ele pudesse reconhecê-la e liberá-la. E depois, você poderia sugerir que ele se abrisse a uma nova possibilidade para o futuro (uma visão futura), à qual ele talvez não tivesse tido acesso antes de possibilitar o movimento emocional e energético. Você deve conceder ao ouvinte o tempo que ele precisa para receber a dádiva que esse ponto da visualização pode oferecer a ele.

O retorno. Depois de conceder ao ouvinte um intervalo de tempo adequado no clímax, você o trará de volta ao ponto inicial da jornada, informando a ele que está na hora de começar a voltar ao mundo cotidiano. Se ele estiver sendo acompanhado por um companheiro espiritual ou tiver encontrado outra pessoa (ou ser) durante a jornada de visualização, informe ao ouvinte que ele pode agradecer a esse acompanhante pelo apoio que proporcionou (como testemunha silenciosa, guia, protetor — o que quer que seja apropriado).

Peça ao ouvinte para respirar de maneira profunda mais uma vez e convide-o a se conscientizar novamente do corpo físico. Você também pode levá-lo a trazer a consciência de volta para o ambiente físico — especialmente para a cadeira ou outra superfície na qual ele esteja apoiado e para quaisquer sons no ambiente. Incentive-o a não se apressar e abrir os olhos quando estiver pronto.

DICAS PARA A CONDUÇÃO DE VISUALIZAÇÕES GUIADAS

PRIORIZE A SEGURANÇA E O CONFORTO. A criação de um ambiente seguro é fundamental para possibilitar que os clientes relaxem e recebam os benefícios que estão disponíveis por meio dos processos guiados. O que é necessário para criar um ambiente seguro e confortável?

- Um espaço físico tranquilo e limpo.
- Uma temperatura ambiente agradável. (Tenha um cobertor disponível, para o caso de ser necessário.)
- Uma mesa ou cadeira de massagem confortável e resistente.
- Uma música relaxante, em volume relativamente suave.
- Fragrâncias relaxantes, como uma vela de lavanda naturalmente aromatizada (nada muito forte ou perfumado).
- Que você, o guia, esteja relaxado e bem preparado.

Consulte o Capítulo 7 para mais ideias sobre como criar um local de trabalho de qualidade para sua prática de cura.

Use a respiração. Como mencionado no resumo sobre como escrever o seu roteiro, comece seu processo guiado com uma respiração consciente, a ferramenta mais poderosa que você tem para ajudar os clientes a relaxar e obter acesso ao mundo interior deles.

Module a voz. Embora você deva falar em um tom de voz um pouco mais suave e com um volume mais baixo do que aquele que você provavelmente usa em uma conversa habitual, procure falar em um tom de voz relativamente normal. Não é interessante que você fale de uma maneira que pareça muito afetada e que, portanto, possa distrair o cliente. Apenas relaxe, confie em si mesmo e permita-se entrar em contato com o bem maior do seu cliente. Ao fazer isso, sua voz ficará perfeita e harmoniosamente ajustada!

Conscientize-se do ritmo. Conceda tempo ao cliente para que ele possa relaxar entre as declarações ou instruções guiadas. Se você se envolver no processo junto com ele (em vez de apenas ler o roteiro), encontrará naturalmente o ritmo ideal para o processo, que não é nem rápido nem lento demais.

Ofereça incentivo. Tendo em mente que alguns clientes são mais visuais, outros mais auditivos ou mais cinestésicos, você pode ocasionalmente incentivá-los a visualizar de uma maneira com a qual se sintam bem. Por exemplo, enquanto um cliente talvez visualize uma vívida paisagem se estender diante dele, outro poderá se sentir envolvido por uma presença cálida e amorosa. Outro cliente ainda poderá ouvir uma mensagem do guia superior dele. Apenas ratifique a maneira particular do cliente de sentir e receber informações, incentivando-o a confiar no processo e em si mesmo.

A VISUALIZAÇÃO EM AÇÃO:
Quatro Aplicações Populares

A VISUALIZAÇÃO PODE SER usada tanto para a obtenção de informações quanto como uma forma de efetuar mudanças no campo de energia sutil. Eis quatro maneiras simples de usar a visualização. Você pode utilizar essas minipráticas quando estiver trabalhando com a autocura, ou pode orientar seu cliente a segui-las durante uma sessão de cura.

Quando estiver lidando com um problema:

1. Visualize-se em um lugar seguro, vendo-se cercado por uma beleza curativa (como a beleza da natureza, da luz ou da cor).
2. Agora, peça ao Divino que lhe envie um ajudante. Esse ajudante está segurando um presente que, quando desembrulhado, o ajudará a entender melhor o seu problema ou lhe fornecerá uma ferramenta para lidar com ele.

Quando você estiver tentando entender a lição contida em um difícil desafio da vida:

1. Solicite o recebimento de uma mensagem que possa ajudá-lo a encontrar uma ideia. Vá diretamente ao Divino e peça um guia pessoal que possa lhe oferecer instruções e talvez até mesmo um ensinamento contínuo. Visualize completamente o seu guia, seja qual for a forma em que ele apareça.

2. Depois de estabelecer uma ligação com esse guia, você pode começar a fazer perguntas que favoreçam sua meta. Entre as perguntas que podem ajudá-lo (ou o seu cliente) a descobrir as razões para as dificuldades na vida estão as seguintes:
   • Qual é a lição a ser aprendida com os recentes eventos?

   • Que medida você precisa tomar para concluir o processo de aprendizado?
   • Que medida você precisa tomar para integrar o aprendizado?
   • Como será a sua vida depois que o aprendizado estiver concluído?

3. Receba as respostas para suas perguntas. Elas poderão aparecer como imagens, sons ou palavras, sensações físicas ou um conhecimento interior. Se você não entender as respostas ou informações que receber, peça esclarecimentos ou mais detalhes. Você também pode pedir que a resposta seja repetida de uma forma diferente. Por exemplo, se a primeira resposta que você recebeu foi uma imagem enigmática, peça ao seu guia para explicar em palavras o que ela representa.

4. Agora pergunte se você precisa se concentrar em alguma coisa específica para favorecer a cura, como uma forma, cor, símbolo, imagem, aroma, som, tom ou qualquer outro estímulo extrassensorial específico.

Quando você estiver sentindo uma dor no corpo ou sofrendo de uma doença:

1. Peça ao guardião para ajudá-lo a visualizar de forma simbólica a doença ou a parte do corpo atingida.

2. Agora, tenha um diálogo com essa imagem. Deixe que ela lhe mostre ou diga a mensagem que tem para você e que medida é preciso tomar para resolver o problema.

Posteriormente, se estiver trabalhando com um cliente e se houver tempo, você pode incentivá-lo a rascunhar algumas imagens, pensamentos ou sentimentos que tenham surgido para ele durante a visualização guiada — para captar esses detalhes enquanto estão recentes. Você também pode incentivar o cliente a escrever a respeito da experiência em um diário mais tarde, quando ele estiver em casa.

Dica: Ao desenvolver sua visualização guiada, você pode consultar o Capítulo 22 a fim de obter ideias adicionais. Esse capítulo aborda perguntas a fazer para receber orientação por meio da intuição visual e maneiras de incorporar a cor ao seu roteiro de visualização.

16

O ESPÍRITO SUTIL

A PRECE, A CONTEMPLAÇÃO E A COMUNHÃO COM AS FORÇAS ESPIRITUAIS

"Os homens notáveis são aqueles que percebem que o espiritual é mais forte do que qualquer força material..."

RALPH WALDO EMERSON

N a área da medicina da energia sutil, que se baseia mais no que *não pode* ser visto com os olhos do que no que *pode*, a influência e o impacto das esferas espirituais sobre a cura são amplamente abraçados. Os pacientes e os clientes que são atraídos pela cura da energia sutil, quer aliada com métodos convencionais, quer como abordagem única, geralmente se mostram abertos a práticas espirituais, como a prece e a meditação, ou já estão envolvidos com elas. Na condição de praticante de energia sutil, você pode muito bem ter certos rituais e práticas para se abrir para o Espírito, convidá-lo a guiar você no seu trabalho com os outros e enriquecer a sua experiência como um todo. Muitos praticantes constatam que os métodos de cura da energia sutil são frequentemente mais eficazes quando combinados com ferramentas e técnicas que tenham um foco espiritual, como as técnicas de energia essencial abordadas no Capítulo 9.

Neste capítulo, nosso foco principal recai no poder da prece, da contemplação e da comunhão com um ser superior, que aqui vamos chamar de Espírito, e com outras forças e seres espirituais que podem nos ajudar no processo da cura. Embora essas três atividades espirituais estejam interligadas, elas são diferentes. As diferenças e interações entre essas três formas de comunicação espiritual são descritas em "Recebendo Respostas e Ajuda", bem como as maneiras de receber novas ideias e revelações.

Uma discussão sobre a prece é inevitavelmente acompanhada pela seguinte pergunta: para quem ou para o que estamos rezando? Acho que a resposta para essa pergunta muda de tempos em tempos. Em um determinado momento, estamos falando com Deus; no momento seguinte estamos falando com um membro querido da família que já faleceu; em um terceiro momento, estamos falando com o nosso eu ou consciência superior. Para os praticantes de energia sutil, o Espírito e as forças espirituais são alguns dos melhores aliados. Por conseguinte, o restante do capítulo abordará anjos e seres espirituais, a nossa alma e o nosso espírito, e outros aspectos do eu aos quais podemos recorrer para obter instruções, clareza e orientação.

A beleza da prece e de outros modos de comunicação espiritual é que qualquer pessoa, praticante ou leiga, pode empregá-los visando a cura.

RECEBENDO RESPOSTAS E AJUDA

Muitos praticantes de energia sutil se apoiam na percepção espiritual durante uma sessão, quer estejam trabalhando em si mesmos ou em outras pessoas. Podemos usar três formas diferentes, porém relacionadas, de comunicação espiritual — a prece, a contemplação e a comunhão — para obter respostas a perguntas, energia de cura ou revelações que irão nos ajudar a compreender a verdadeira natureza de um dilema.

Essas três formas de comunicação funcionam da seguinte maneira:

A **prece** envolve falar com o Espírito.
A **contemplação** é desfrutar a presença do Espírito.
A **comunhão** é se abrir para receber informações e energia do Espírito.

A prece pode ser feita em qualquer ocasião e de qualquer maneira. Muitos de nós aprendem a orar de joelhos, em um templo ou igreja, ou antes das refeições. Esses rituais de prece nos fazem lembrar que podemos sempre contar com uma presença maior para receber amor, esperança e bênçãos. Mas também podemos dizer uma prece quando estamos no carro indo para o trabalho ou sentados em um cinema, e podemos incentivar os clientes a compreender que não existem regras a respeito da prece. As preces podem ser compartilhadas com outras pessoas — em voz alta ou em silêncio, por meio do canto ou da dança — ou simplesmente guardada no lugar silencioso dentro do nosso coração.

Se os clientes se sentirem à vontade com a prece, podemos perguntar a eles como preferem chamar o Espírito, e depois podemos rezar para eles ou com eles. No entanto, é fundamental que respeitemos as convicções dos clientes, caso contrário a prece poderá parecer opiniática ou confinante. Também podemos rezar interiormente, de uma maneira particular, para pedir ajuda espiritual ao nosso trabalho como praticante.

A contemplação ocorre de centenas de maneiras diferentes, mas todas têm em comum o seguinte: elas reconhecem a presença do Espírito ou de forças espirituais e buscam uma união pacífica com eles. Incentivo os clientes a dedicar algum tempo do dia para simplesmente sentir o Espírito, sem planejar nada. Essa desobstrução da mente e da alma é revigorante e pode, com frequência, conduzir à comunhão, ou ao recebimento de ajuda e de cura.

Durante as sessões com os clientes, emprego a contemplação por meio da técnica Espírito-para-Espírito (consulte o Capítulo 9). Faço uma pausa depois de cada um dos três passos e me permito abraçar a santidade sagrada do meu espírito, do espírito de outras pessoas e do Espírito superior. Peço então ao Espírito que me mantenha em um estado de unicidade com o seu poder ilimitado. Quando me sinto bloqueada durante uma sessão, paro, respiro, fecho os olhos por um momento e depois peço ao Espírito que me faça lembrar da sua presença. Esse momento de conexão com frequência é tudo o que eu preciso para saber que rumo devo tomar.

Como você recebe as respostas que está procurando? Este é o objetivo da comunhão, de se abrir à revelação.

Durante as sessões, frequentemente comungo com o Espírito para receber ideias intuitivas no momento. O cliente faz uma pergunta; vejo uma imagem psíquica da minha cabeça, ouço palavras de conhecimento nos ouvidos ou sou atingida por um lampejo de compreensão por intermédio do meu eu corporal. Esses sinais intuitivos fazem com que eu e o cliente avancemos mais no caminho do entendimento ou da cura.

Às vezes, as respostas e a energia de cura não chegam imediatamente. Posso então sugerir que o cliente defina a intenção de entrar em um estado de comunhão na sua vida cotidiana. O segredo é dedicar um período no qual o Espírito irá responder. Esse intervalo de tempo pode abranger mais do que poucos minutos ou uma hora até vários dias ou semanas. Sugiro com frequência que o cliente defina a intenção de receber orientação, e depois conceda dias, ou até mesmo semanas, para que o Espírito envie aquilo que o cliente está buscando.

Viver a vida cotidiana em um estado de comunhão significa prestar atenção aos sinais e prenúncios recebidos por meio da intuição e também por intermédio da realidade mundana. Os sinais podem incluir sonhos, visões ou lampejos intuitivos, mas podem igualmente envolver a leitura de um livro revelador ou receber uma mensagem de um amigo. Certa vez consegui que um cliente aprendesse tudo o que ele precisava a respeito da recuperação de uma doença assistindo a um programa para crianças na televisão enquanto permanecia em comunhão durante uma semana. A chave é estar disposto e aberto; o Espírito fará o resto.

Esses três processos de comunicação espiritual podem ser facilmente combinados de diferentes maneiras. Você pode entrar em um estado contemplativo para reconhecer a presença do Espírito, em seguida rezar pedindo ajuda e depois avançar para a comunhão a fim de aguardar uma resposta. Você pode rezar e depois contemplar para receber uma revelação — ou receber um lampejo intuitivo e depois rezar pedindo que ele seja explicado.

Observação: Definir a intenção de comungar com o Espírito poderia ser considerado uma forma de prece. Qualquer uma das dez preces para cura, examinadas na próxima seção, pode ser usada como introdução a um período de comunhão.

PRECES PARA CURA

Existem dez tipos de prece para a comunicação com o Espírito e as forças espirituais para benefício dos outros e de você mesmo. Eu as chamo de Preces para Cura. Conhecer as características distintivas de cada tipo o ajudará a criar uma prece que seja ideal para as suas circunstâncias e metas de cura. Você pode fazer essas preces para si mesmo ou para outras pessoas; antes, durante ou depois de uma sessão; em silêncio ou em voz alta; e/ou falando, escrevendo ou cantando — na verdade, por qualquer meio de expressão que lhe ocorra.

Ao fazer um trabalho de cura com outras pessoas, você pode rezar em voz alta com elas ou sugerir um tipo de prece para que elas rezem em voz alta ou interiormente. As preces podem começar com o nome de Deus, mas não necessariamente. Você pode chamar o Divino como você e/ou o cliente o concebem, ou apenas respirar no coração usando a técnica Espírito-para-Espírito (consultar Capítulo 9) e formular o tipo de prece mais adequada às necessidade da outra pessoa.

Para usar as preces para a autocura, pense na possibilidade de criar seu próprio livro de preces em um diário especial, anotando as palavras, frases e ideias que lhe ocorram, com base nos dez diferentes tipos de preces descritos a seguir. Na realidade, o tempo que você gastar escrevendo suas ideias sobre as preces pode efetivamente *ser* pequenos momentos de prece.

Enquanto estiver lendo as descrições, procure sentir quais delas você considera mais inspiradoras no momento.

MEDITAÇÃO: Uma Forma de Comunhão

A MEDITAÇÃO É UM dos processos mais conhecidos para desobstruir a mente e aquietar o corpo. Essa quietude com frequência ajuda a abrir o portal entre o Espírito e nós mesmos para que a revelação e a cura possam ser saudadas. Você pode meditar sentado na postura tradicional do yoga (com as pernas cruzadas) ou fazer uma respiração profunda, mas você também pode, com a mesma facilidade, meditar enquanto caminha, canta monotonamente em voz baixa ou até mesmo enquanto cozinha.

A meditação é uma forma de comungar ou se comunicar com o Espírito. Enquanto na prece nós nos expandimos para cima e para fora, a meditação fecha o ciclo da nossa comunicação com o Espírito. Ela pede ao Espírito que responda e respeite o fato de que somos dignos de receber. Até mesmo a ideia de receber percepção intuitiva, ajuda e esperança do Espírito cura as questões de desmerecimento que tantos de nós guardam bem no fundo e que não raro impede o movimento e a eficácia da energia da cura sutil.

Para mais detalhes sobre a meditação, inclusive seus benefícios adicionais, consulte o Capítulo 15, "A Mente Sutil".

PRECE DE DECISÃO: ASSEGURANDO UMA INTENÇÃO CLARA

Quando uma importante decisão precisa ser tomada, às vezes podemos dar conosco padecendo em um estado de confusão, fuga ou dúvida. A Prece de Decisão é a oportunidade de fazermos uma declaração do que *precisamos* que aconteça — mesmo que ainda não estejamos certos de que essa é a situação, solução ou escolha "certa" ou adequada. Declarar a nossa necessidade abre a porta para uma clareza ainda maior. O propósito dessa prece é diminuir a dúvida e aumentar a fé assegurando uma intenção clara.

Uma cliente com câncer, por exemplo, poderá querer saber se deve usar radiação, quimioterapia, tratamentos fitoterápicos ou as três opções juntas. Ela poderá conceber uma Prece de Decisão que diga o seguinte: "Espírito, estou disposta a fazer o que for preciso a fim de ficar curada, e estou aberta a todos os caminhos. Peço esclarecimentos a respeito de qual tratamento se ajusta melhor aos meus desejos de cura". A cliente poderá então passar um dia inteiro rezando para ser esclarecida com relação ao uso da radiação, fazendo a declaração: "Espírito, estou aberta à radiação como a melhor solução para esta doença", e verificar como essa decisão se encaixa no seu corpo e na sua alma. Ela poderá então fazer a mesma declaração de Prece de Decisão para a quimioterapia e os tratamentos fitoterápicos, cada um em dias diferentes, e depois finalmente avaliar os resultados para chegar a uma decisão final.

PRECE DE SÚPLICA: INVOCANDO A VONTADE SUPERIOR

Há momentos em que sentimos que a solução para um problema ou o resultado ideal para uma situação não é necessariamente o que poderíamos desejar ou o que escolheríamos por nós mesmos. Quando não encontramos a resposta que buscamos por meio de nossas habilidades mentais ou até mesmo intuitivas, podemos saber, no fundo, que o momento requer que invoquemos uma vontade superior — que solicitemos o apoio do Divino. O propósito desta prece é pedir a disposição de que as nossas preces sejam ouvidas de uma maneira que atenda a uma ordem superior em vez da nossa vontade pessoal.

PRECE DE PERDÃO: LIBERAR E SEGUIR EM FRENTE

Podemos sentir intuitivamente quando está na hora de liberar a nós mesmos ou outra pessoa de uma ofensa cometida e da mágoa associada a ela. Quer o incidente ou momento que nos deixou sentindo traídos ou abandonados tenha acontecido há trinta anos ou na semana passada, sentimos quando está na hora de abandonar a raiva ou amargura que pode acompanhar a dor emocional, e adotar uma postura a partir de uma posição superior, afirmando, por meio da prece e do respaldo divino, que está na hora de seguir em frente. Ao fazer isso, nós nos abrimos para um novo caminho, uma nova maneira de avançar. O propósito desta prece é que liberemos a nós mesmos ou outras pessoas de qualquer ofensa, mágoa, fracasso ou desapontamento percebido.

PRECE DE CAPITULAÇÃO: A DISPOSIÇÃO DE ESPERAR POR UM SINAL

Existem momentos em que já tentamos encontrar soluções para problemas recorrendo ao nosso processo de pensamento, a deduções baseadas em experiências anteriores e a sistemas de crenças familiares, mas não conseguimos encontrar o alívio ou a resolução que precisamos. É nesses momentos que esta prece pode ser a solução. Quando dizemos algo como "Estou disposto a liberar tudo o que possa estar atrapalhando. Ajude-me a me submeter às forças do meu bem maior", empregamos a prece da capitulação. Essa prece nos coloca em um lugar que eu chamo de "ponto de pausa" — o lugar poderoso de espera. Espera da ajuda. Espera de uma resposta. Espera de um sinal. O que torna esse tempo de espera especialmente poderoso é o fato de que entremeada no pedido de capitulação está a entrega do nosso fardo a um poder superior.

PRECE DE COMPROMISSO: A PROMESSA DA AÇÃO

A prece de compromisso é a mais abertamente interativa de todas as preces. Em um determinado sentido, é nela que a comunhão sagrada encontra o *coaching* da vida [*life coaching*]. Quando você invoca o Espírito para que Ele o ajude a encontrar uma solução, resolução ou cura de qualquer tipo, você ao mesmo tempo se compromete a fazer a *sua* parte. Assim como faz o pedido de ajuda, você também se compromete a esclarecer as medidas que precisa tomar na questão, bem como quando e como você vai tomar essas medidas.

PRECE DE LIBERDADE: A DISPOSIÇÃO DE PERMANECER NO BELO DESCONHECIDO

A prece de liberdade pode ser uma das Preces para Cura mais radicais, porque ela é uma comunicação com o Espírito na qual você afirma que está disposto a se colocar em um novo terreno na sua vida. Você está disposto a redescobrir a si mesmo e a vida, mesmo que tenha evitado fazer isso um milhão de vezes. Na essência desta prece reside a sincera declaração de que você está totalmente disposto a se livrar das causas subjacentes dos seus desafios e problemas atuais. Você está disposto a se livrar da negatividade, antigas convicções, toxinas, outras energias e entidades, laços, influências — qualquer coisa que o esteja impedindo de viver a sua expressão mais elevada.

PRECE DE ORIENTAÇÃO: UM PEDIDO PARA SER ÚTIL

Embora cada prece envolva, de alguma maneira, um pedido de orientação, esta prece encerra um propósito muito específico. Ela é a prece para o Espírito na qual você pede para que a orientação venha através de você da maneira que *o* torna mais eficiente, sabendo que você está singularmente programado — plenamente equipado com as suas percepções, talentos, habilidades e dons. Esta é a prece na qual você pede para ser útil e para fazer a diferença. Você pede às forças divinas para proporcionar a orientação que lhe possibilitará causar o maior impacto possível, com base em quem você é.

PRECE DE COMPAIXÃO: DESOBSTRUINDO O EU
EM BENEFÍCIO DE OUTRO SER

A prece de compaixão pode ser usada quando alguém ou alguma coisa fora de nós precisa da nossa ajuda. Quer essa pessoa seja um membro da família, amigo, cliente ou um desconhecido na rua, esta é a prece que nos prepara — em um instante sagrado — para estarmos disponíveis para o outro.

A compaixão, que não deve ser confundida com pena, é compartilhar o amor e o apoio com discernimento e respeito. A compaixão nos convida a ser claros e livres de distrações e projetos pessoais. A compaixão ocorre quando nos importamos com nós mesmos e com os outros simultaneamente, abraçando o amor e o respeito por nós mesmos que possibilitam que realmente estejamos presentes para outra pessoa e abordemos a situação com os limites e o discernimento necessários a fim de ajudar o outro de maneira autêntica.

A prece de compaixão nos sintoniza com o nosso eu superior e possibilita que encontremos o outro e a situação dele com clareza e presença. A partir dessa posição, não tentaremos fazer pela outra pessoa o que ela pode fazer por si mesma. Ou seja, esta prece nos conduzirá à ação e atitude corretas necessárias para ajudar o outro com o coração aberto.

PRECE DE FELICIDADE: EXPRESSÃO DE GRATIDÃO ESPONTÂNEA

Em vez de um pedido de orientação ou uma invocação de cura e assistência, agora expressamos gratidão à fonte de toda a vida. Quer você direcione a comunicação para a sua alma, espírito, eu superior, anjo da guarda ou simplesmente para Deus, a prece da felicidade é uma oportunidade de expressar a apreciação, o louvor e o agradecimento que às vezes transborda. A prece da felicidade é uma prece de celebração — pelas bênçãos da sua vida. Quando ela brotar de maneira espontânea das profundezas do seu coração, você saberá exatamente o que dizer e quando dizê-lo.

PRECE DE INTERCESSÃO: REZANDO EM BENEFÍCIO DE OUTRO SER

A prece de intercessão é uma oportunidade sagrada de solicitar uma ordem mais elevada. É a chance de ser um procurador espiritual, rezando em benefício de outro quando ele não pode rezar por si mesmo. Um belo presente que o outro talvez nunca venha a saber que você deu, esta é uma prece longe da presença daqueles que são muito jovens, estão muito doentes, em estado de coma ou, por alguma razão, impossibilitados de estender sozinhos a mão para o Espírito.

AS FONTES ESPIRITUAIS DO APOIO ENERGÉTICO

Existem incontáveis fontes espirituais que podem nos ajudar a alcançar nossas metas de cura. Algumas das mais conhecidas são examinadas brevemente nesta seção. Você pode entrar em contato com essas fontes por meio da prece direta. Pode, por exemplo, pedir certo tipo de assistência angelical por meio da intenção. Na minha prática pessoal, também peço ao Espírito que me envie as forças ou orientação espirituais que melhor se adequariam à situação com que estou lidando. Dessa maneira, sempre tenho certeza de que estou trabalhando com as fontes de cura e inspiração mais proveitosas.

AS ESFERAS DAS FONTES ESPIRITUAIS

Existem quatro esferas ou mundos básicos dos quais recebemos apoio espiritual: Espírito e espíritos, energia, natureza e humanidade. Podemos recorrer a qualquer um deles para ajudar a nós mesmos e os outros.

A esfera do Espírito e espíritos é a menos concreta, mas com frequência a mais poderosa. Ela está centrada no Divino ou Espírito, "aquele antes de todos". Em volta do Espírito, há um panteão de ajudantes que nunca encarnaram, mas que servem a humanidade, procurando nos ajudar a amadurecer e evoluir. Os anjos são os mais conhecidos desses ajudantes.

O mundo energético é formado por esferas de seres que operam em várias dimensões e zonas. Estas interagem principalmente com nossos sistemas energéticos. Elas podem incluir um ser pentadimensional que é capaz de expandir o nosso pensamento ou um ex-mago que agora existe em um plano diferente, mais celestial do que terrestre. As possibilidades também podem abarcar seres de outros planetas ou universos que operam em uma frequência diferente da dos seres humanos.

Os agentes de cura há muito vêm escavando o mundo natural em busca de ajuda e energia de cura, começando pelo ambiente ao seu redor. Na beleza cotidiana da natureza encontramos ervas, flores, minerais e alimentos que servem para tudo, desde antídotos para doenças a medicamentos sagrados que propiciam visões. Há os animais de estimação que nos dão amor incondicional, e os elementos, como a água e o ar, de que precisamos para sobreviver. Muitos objetos, forças e seres naturais também estão impregnados de seus próprios espíritos individuais, aos quais os agentes de cura tradicionalmente recorrem em busca de ajuda. Um xamã de outrora, por exemplo, poderia convocar o espírito universal das corujas em busca de sabedoria, ou se voltar para a força elementar do fogo a fim de eliminar por meio desse elemento a infecção do corpo de um paciente.

Por fim, podemos nos voltar para a esfera humana em busca de amor, bondade e cura, começando pelas pessoas à nossa volta. Quando nos voltamos para outra pessoa, ou para nós mesmos, em busca da cura, estamos nos envolvendo com o poder muito real do amor visando um propósito mais elevado. Quando atuamos como um praticante de energia sutil, testemunhamos o processo de cura de outra pessoa. Além disso, temos várias partes do eu que ajudam os nossos empreendimentos de cura, como a nossa alma ou espírito, que são descritos neste capítulo.

Nem todos dentro do mundo humano são óbvios ou mesmo concretos. Essa esfera também abarca os espíritos dos falecidos que ainda estão na Terra, como os nossos ancestrais; santos e avatares; e seres religiosos, como Buda, Kwan Yin e Cristo, que permanecem na Terra para proporcionar um contínuo aprendizado e cura.

A seguir, encontram-se descrições de alguns dos tipos de seres dessas diferentes esferas. São abordados aqueles que a maioria dos praticantes de energia sutil acha proveitoso tanto no seu trabalho pessoal quanto no trabalho com os clientes. Fontes adicionais de forças espirituais podem ser encontradas em muitos dos meus outros livros.

ANJOS: MENSAGEIROS DAS ESFERAS SUTIS

Os judeus, os cristãos e os muçulmanos acreditam que ao criar o céu, Deus concebeu as hostes celestiais de anjos, o que os torna mais velhos do que os seres humanos. No Antigo Testamento, está escrito que os anjos são assistentes da corte celestial; sua função é, em primeiro lugar, venerar Deus e, em segundo, transmitir a vontade Deus para a Terra. A palavra *angelos* significa "mensageiro", mas os israelitas também atribuíam a esses seres os conceitos de servos, ministros, hostes, seres sagrados e sentinelas. O poder, o amor e a orientação deles parecem ser verdadeiramente não sectários.

Além dos anjos genéricos, existem vários tipos de anjos que estão prontos para se associar a nós em nossa jornada como seres humanos e agentes de cura.

Os **Querubins**, de acordo com os israelitas, sustentam a carruagem de Deus e atuam como espíritos guardiães.

Os **Serafins** são os anjos que rodeiam o trono de Deus e cantam; o nome deles vem de uma palavra que significa "queimar".

Os **Guerreiros** são anjos que lutam no exército de Deus, entre eles está o arcanjo Miguel.

Os **Tronos** são anjos que, segundo se acredita, supervisionam a justiça no céu.

Os **Domínios** são considerados zeladores celestiais, que executam as tarefas que lhes são atribuídas pelo Espírito, delegando-as quando julgam conveniente. Eles também garantem que os outros anjos estejam executando as tarefas que lhes foram atribuídas pelo Espírito.

Os **Anjos Virtuosos** fazem milagres e distribuem as virtudes, uma energia que incentiva qualidades espirituais, como a integridade, a coragem e a graça.

As **Principalidades** se ocupam do bem-estar das nações ou grupos. Certas principalidades também são convocadas por Deus para criar milagres para pessoas. Esses milagres são realizados para que a pessoa em questão possa cumprir melhor um destino que ajudará muitas outras.

Os **Arcanjos** são os principais anjos. Alguns, como o conhecido arcanjo Gabriel, transmitem importantes mensagens ou cura de Deus. (Os anjos genéricos transmitem mensagens de menor envergadura.)

Os **Seres Trovão** e **Pessoas das Nuvens** são arcanjos particularmente poderosos, e entregam poder à Terra.

Os **Nefilins**, outro tipo de arcanjo, também poderiam ser chamados de *anjos da Terra*, porque habitam os planos materiais. Os nefilins estão divididos em duas facções: a dos que ajudam a humanidade e a daqueles que servem a objetivos pessoais e egoístas. Estes últimos são com frequência chamados de *anjos caídos* ou *anjos negros*.

Observação: Quase toda religião e tradição xamanista fala das forças do mal, dos anjos negros ou de outras entidades prejudiciais que talvez estejam envolvidas com pessoas que estão lidando com uma ampla variedade de condições emocionais, físicas, relacionais e espirituais. Consulte o Capítulo 7, "Limites Energéticos", para recomendações sobre como purificar e proteger a si mesmo e os clientes quando estiver trabalhando com energias ou seres interferentes.

AS FORMAS: ANJOS COM OS IDEAIS MAIS ELEVADOS

As *formas* são seres que se tornaram tão brilhantes na arte e no propósito a que se dedicam que efetivamente se transformaram em um representante desse ideal. A ideia das Formas vem de Platão, que descreveu uma caverna onde habitavam ideais como a Justiça e a Verdade, longe dos seres vivos. Eis as Formas mais comuns:

As **Potestades** protegem a humanidade do mal.

Os **Iluminados** trazem o céu à Terra e concedem desejos e sonhos.

Os **Antigos** ajudaram Deus na criação da matéria e continuam a fazê-lo.

Os **Arquétipos** evoluíram e se tornaram tipos ou ideais representativos e demonstram esses tipos ou ideais para os outros.

As **Musas** fornecem energia celestial para finalidades diferentes e inspiradas, como a arte, a escrita ou a música.

Os **Ideais** exemplificam padrões que todos tentamos alcançar, como o ideal da misericórdia, dos cuidados maternos ou da bondade.

O ESPÍRITO E A ALMA

Embora muitas tradições espirituais e sistemas holísticos definam *o espírito* e *a alma* de maneiras diferentes, podemos concordar que eles são extensões do mistério divino que alguns chamam de Deus. E de acordo com a opinião geral, parece que existimos na forma humana como extensões e expressões da nossa alma e do nosso espírito.

Enquanto nosso espírito nos oferece uma perspectiva a partir do topo da montanha da vida, fazendo-nos lembrar do que jaz além da nossa experiência física, a nossa alma caminha conosco através dos vales, florestas e campos floridos da vida, compartilhando tudo o que encerra um significado pessoal para nós. Ao nos conectarmos com o nosso espírito e a nossa alma por meio da prece, da contemplação ou da quietude, podemos reconhecer as mensagens e os sinais deles sintonizando-nos com o sentimento que acompanha a transmissão. Essencialmente, nosso espírito se aproxima quando invocamos as energias da clareza e da paixão, enquanto a nossa alma se aproxima quando invocamos as energias da proximidade e da compaixão.

GUIAS ESPIRITUAIS VITALÍCIOS:
Anjos da Guarda e Outros Ajudantes Espirituais

MUITOS FILÓSOFOS ESPIRITUAIS acreditam que temos guias espirituais que nos ajudam durante toda a nossa vida. Esses seres invisíveis nos protegem, nos ensinam, nos guiam e nos amam.

Com base nos meus estudos interculturais de várias escrituras sagradas e lendas, acredito que cada um de nós nasce com dois guias espirituais vitalícios. Entre eles pode estar uma pessoa que conhecemos em uma vida anterior, um ancestral da nossa tradição nesta vida, um santo ou outra figura religiosa, ou até mesmo um espírito animal. E um dos nossos guias pode ser um anjo.

Mesmo antes de a Bíblia proclamar a existência de anjos da guarda pessoais (no livro de Mateus), a ideia dos anjos pessoais já estava consagrada em todo o antigo mundo semítico, e continua a ser popular hoje em dia. Por meio do meu trabalho com os clientes, determinei que se uma pessoa tem dois guias espirituais vitalícios da variedade não angélica, um anjo também zela por ela. Desse modo, nós realmente temos anjos da guarda a quem podemos recorrer quando precisamos de ajuda. Se estivermos atuando como praticantes, também podemos incentivar os clientes a buscar a ajuda do seu anjo da guarda, pois os anjos propiciam a forma mais elevada de ajuda espiritual que podemos receber, junto com aquela proporcionada pelo Espírito.

Recebemos guias adicionais ao longo da vida. Alguns desses ajudantes invisíveis aparecem para nos ajudar em um determinado estágio da vida, digamos durante os anos da adolescência ou da velhice. Outros nos ajudam com uma preocupação particular, como curar uma doença ou atrair um parceiro. Esses guias podem ser chamados de qualquer uma das esferas de existência discutidas no início deste capítulo, o que significa que eles podem incluir espíritos e também seres energéticos, naturais e humanos.

Uma perspectiva mais profunda pode ser encontrada nas descrições do espírito e da alma a seguir, as quais lhe mostrarão características distintivas e nuanças que você poderá achar proveitosas quando recorrer a eles para sua própria orientação e para trabalhar com seus clientes.

Espírito. O espírito é a mais pura expressão do eu composta pela energia criativa da Fonte e pela consciência esclarecida ou iluminada; o eu completo que reflete o Divino e expressa a verdade eterna.

Sobre-espírito. O sobre-espírito, o aspecto mais unificado de um espírito, se manifesta na realidade material por meio de três partes principais:

A **semente do destino** é uma energia concreta que codifica a genética espiritual no corpo através do subconsciente. Enquanto os genes físicos são compostos por substâncias químicas e aminoácidos que se associam em cadeias para determinar características psicológicas e fisiológicas, a genética espiritual produz formas geométricas criadas a partir de energias espirituais como a fé, a verdade e a esperança. Você pode recorrer a esses genes espirituais e usá-los como um modelo para a cura, pedindo que os genes físicos anômalos se tornem compatíveis com os genes espirituais.

A **estrela espiritual** conecta nosso espírito pessoal ao plano divino em expansão e se abre uma vez que a semente do destino tenha desabrochado. Esse corpo energético pode ser aberto ou interpretado intuitivamente para ajudar uma pessoa a encontrar seu propósito e plano de vida.

O **corpo espiritual** é o revestimento etérico dentro e ao redor de um espírito materializado e é responsável por conectar o espírito ao sistema de energia. Esse corpo energético pode funcionar como um modelo para deslocar qualquer parte da anatomia energética a um nível mais elevado.

A alma. A alma é o aspecto do eu eterno que se desloca através do tempo e do espaço, gerando aprendizado e amor. A alma contém várias partes, entre elas:

Fragmentos da alma, partes operacionais individuais e que, não raro, operam de um modo independente. Uma alma pode se fragmentar por causa de um trauma.

Sobrealma, um corpo organizador e protetor que geralmente deseja unificar os fragmentos da alma.

Corpo etérico da alma, um invólucro energizado que protege a alma, mas que também conecta os fragmentos uns aos outros. O corpo etérico de uma alma unificada, uma alma que nunca se fragmentou, pode se separar da alma e abarcar a consciência da alma, da mente ou do espírito e desse modo viajar através do tempo e do espaço.

Observação: Por mais profunda e majestosa que seja a alma, às vezes ocorre um trauma, um choque e uma dor não resolvida que deixa a alma fragmentada e danificada por um determinado período. Nessas situações, a alma se torna uma coisa que precisa ser curada em vez de uma fonte de orientação e cura para o restante da pessoa. A cura e a integração da alma podem ocorrer por meio da *recuperação da alma*, na qual um xamã encontra e recupera a(s) parte(s) perdida(s), enquanto o xamã e o cliente permanecem em um estado meditativo. Você também pode atuar como seu próprio xamã, procurando e encontrando a(s) parte(s) da sua alma que está(ão) desaparecida(s). Quando a cura e a integração da alma ainda não ocorreram, o espírito está sempre disponível como uma fonte clara de cura, orientação e inspiração.

LUZ E AMOR: OS ASPECTOS MAIS ELEVADOS DO EU

Embora a ênfase deste capítulo seja a orientação que buscamos por meio da prece e da comunhão, poderíamos dizer que toda fonte de orientação também é potencialmente uma fonte de cura. Com certeza este é o caso quando invocamos as forças do *eu superior* e do *coração superior*. Dizem que somos seres espirituais tendo experiências humanas, e como a palavra *superior* implica, esses são os aspectos superiores do nosso eu espiritual. Eles são as nossas conexões permanentes com o Espírito durante a nossa vida física, que nos ajudam a integrar o Espírito ao nosso corpo, mente, coração e alma.

Talvez haja ocasiões em que você, na ânsia de falar com o Espírito ou enviar um pedido para receber ajuda e cuidados, deseje uma abordagem que pareça de algum modo mais familiar, menos misteriosa. Você talvez não sinta o apelo de entrar em contato com os anjos ou o Espírito. Em vez disso, poderá dar consigo procurando se conectar com os aspectos mais elevados do eu que você conhece como *você*.

Na antiga tradição de cura Huna do Havaí, *eu superior* é o termo usado alternadamente pelos *kahunas* (xamãs) quando se referem ao nosso espírito único (consulte o Capítulo 17). Essa nossa parte trabalha com a luz. Como é informado por muitas religiões e tradições espirituais, bem como pela ciência, somos feitos de luz. Para ficar curados, precisamos apenas reparar os rasgos nas nossas diversas partes, como na alma e na mente, que nos fazem perder luz.

Nosso *coração superior* é a nossa parte que só conhece e compartilha o amor, a ponto de poder realizar um serviço de cura para nós mesmos e para os outros tendo como única ferramenta o amor. Somos feitos de luz, mas a luz é feita de amor — de fragmentos, pedaços e correntes de amor divino —, o qual está sempre disponível para o serviço.

Em resumo:

O eu superior fala a linguagem da luz. O eu superior é um reflexo do nosso espírito ou da visão da nossa alma do nosso corpo. Ele pode ter acesso à orientação e à cura quando necessário, especialmente nas ocasiões em que obter clareza de visão, propósito ou intenção for pertinente.

O coração superior fala a linguagem do amor. O coração superior associa os interesses baseados no amor e as questões de relacionamento com as verdades espirituais, alterando o ritmo e o funcionamento efetivos do coração para respaldar a saúde.

A distinção entre a luz e o amor é sutil. A luz é feita de amor, mas ao mesmo tempo que um filho reflete o pai, ele também é diferente. O amor é a mais abrangente das energias e sempre cria mais de si mesmo. Abrir-se ao amor ou ao coração superior é convidar uma interação pessoal com a origem de todo o amor — o Espírito. A luz é uma energia mais técnica, que executa as tarefas que lhe são atribuídas. Ela pode ser usada metodicamente para um resultado estabelecido. Entrar em contato com o eu superior significa garantir que o protocolo ou os procedimentos do amor sejam aplicados.

Você pode se abrir para o amor se não tiver certeza do que precisa ser realizado; precisa estar disposto a confiar no processo que se desenvolve. Você pode empregar a luz se acreditar que sabe qual é o resultado desejado e simplesmente quer que o protocolo correto seja seguido.

Para esclarecer se é o seu eu superior ou o seu coração superior que possui a orientação e a cura que você está buscando, pode fazer a si mesmo a seguinte pergunta: tendo em vista a natureza da minha prece ou preocupação, preciso de luz neste momento? Ou preciso de amor? A resposta será exatamente o tipo de ajuda que você mais precisa e deseja.

17

A CURA DOS ANTIGOS

"A física moderna descreve o que
os guardiães da sabedoria das Américas
sabem há muito tempo. Esses xamãs,
conhecidos como 'Guardiães da Terra',
dizem que estamos sonhando o mundo
e conferindo vida a ele por meio
do ato de testemunhá-lo."

ALBERTO VILLOLDO

Muitas modalidades e técnicas de cura de antigas culturas ao redor do mundo ainda são usadas hoje pelos agentes de cura de energia. Para este capítulo, selecionei entre milhares de contribuições disponíveis aquelas que considerei mais eficazes e exequíveis na minha carreira de agente de cura. Creio que essas técnicas são ao mesmo tempo poderosas e acessíveis, e muitas não são ensinadas nas aulas modernas, o que faz com que sejam ferramentas revigorantes e incomuns para o seu kit de cura. Neste capítulo, você encontrará detalhes a respeito da jornada xamânica e de abordagens exclusivas da tradição védica, hebraica, inca e egípcia. Incluí também uma prática xamânica especial que envolve o ponto de reunião, uma concentração central de filamentos de energia que afetam o campo áurico.

A JORNADA XAMÂNICA

A jornada xamânica altera suas frequências de ondas cerebrais e estado de consciência de maneira a que fiquem em ressonância com as realidades espirituais, não usuais, para que você receba um conhecimento proveitoso e poder de cura para si mesmo e para os outros. As realidades não usuais são aquelas que existem além da terceira dimensão ou do que chamamos de "realidade concreta". São esferas sobrenaturais ou espirituais e, às vezes, são chamadas de *outras dimensões, mundo espiritual, o outro lado, zonas, plano astral,*

OS XAMÃS SÃO CAPAZES de libertar sua consciência das âncoras do mundo concreto a fim de viajar para outras dimensões e interagir com espíritos do outro mundo. Essa viagem não local, que pode incluir visitas a outros planetas, dimensões, realidades e períodos de tempo, é um protocolo-padrão para os xamãs, que entendem que as respostas para os dilemas do aqui e agora podem residir fora do aqui e agora. A pergunta premente para os praticantes que buscam empregar antigos métodos xamânicos é a seguinte: que parte do xamã está viajando?

Um xamã pode viajar de muitas maneiras, mas todas têm uma coisa em comum: as viagens envolvem a alma do xamã. A alma é o *axis mundi* da prática xamânica. Os xamãs tradicionais, que estão impregnados das milenares filosofias xamânicas, se consideram agentes de cura da alma. Eles se conectam com a alma dos seres da natureza, da esfera humana, da esfera energética e de outras esferas espirituais a fim de ajudar a curar a alma de um cliente. E o que é mais típico, eles viajam através da própria alma, ou de uma parte da alma, a fim de alcançar suas metas.

Muitas partes da alma podem ser usadas como um veículo de viagem. A alma pode viajar na sua totalidade para qualquer tempo ou espaço, com plena percepção consciente de onde está e do que está acontecendo. Ela deixa o corpo, o qual continua a funcionar, porém sem consciência.

Esse fenômeno da viagem astral não é tão fantástico quanto pode parecer. No período noturno, a nossa alma, de um modo geral, sai do corpo para visitar outros mundos, se encontrar com nossos guias espirituais ou conversar com a alma de nossos entes queridos a fim de obter percepções intuitivas e cura, ou para resolver nossos problemas. Em geral, não sabemos que a nossa alma foi para outro lugar, a não ser quando sentimos que ela voltou — quando a nossa alma cai de volta no corpo (e sentimos literalmente uma sacudidela) e acordamos pela manhã. Os xamãs, contudo, são capazes de direcionar a alma deles durante as suas breves viagens noturnas (ou diurnas).

Os xamãs também podem projetar uma parte da alma no mundo espiritual, mantendo a outra parte no corpo. Quando fazem isso, eles frequentemente permanecem conscientes em dois lugares ao mesmo tempo: no corpo e no novo local. Eles podem separar uma parte da própria alma ou formar uma cápsula a partir do etérico da alma (o revestimento etérico da alma) e usá-la como veículo na viagem da alma.

O problema de qualquer uma dessas três opções é que elas podem deixar o corpo desprotegido e vulnerável, e portanto aberto à interferência psíquica. Muitos xamãs invocam guias ou aprendizes espirituais para proteger seu corpo enquanto fazem essa viagem.

A alma que viaja também pode ficar vulnerável. Deixar continuamente o campo de energia sutil pode abrir buracos e rupturas no campo, criando lugares por onde a energia pode vazar e energias externas podem se infiltrar. Por esses motivos, incentivo os praticantes de energia sutil a estabelecer um guardião e usar a técnica Espírito-para-Espírito (consulte o Capítulo 9) a fim de proteger a alma e o corpo antes de empreenderem uma jornada xamânica. Qualquer uma das técnicas do Capítulo 11 pode ser usada para reparar o dano que nossa energia pessoal talvez sofra durante as nossas jornadas.

planos de existência e *níveis adicionais de realidade*. Elas podem incluir eras do passado, possíveis futuros e o presente paralelo. Um tempo paralelo é aquele que está ocorrendo simultaneamente com este, embora não tenhamos consciência dele. Em prol da simplicidade e da clareza, usarei basicamente o termo *mundo espiritual* ao me referir a essas esferas não usuais.

Durante a jornada, o xamã viaja no mundo espiritual para perceber potenciais e possibilidades "invisíveis" como formas e símbolos vívidos, multicoloridos e harmoniosos. O xamã retorna então a este mundo, ou realidade corriqueira, para dançar, cantar, narrar e representar de outras maneiras essa cura, transformando padrões de energia espiritual, liberando-os em uma nova vida na Terra.

Quase todas as jornadas xamânicas poderiam ser consideradas uma forma de *recuperação da alma*, ou recolhimento e reunião dos fragmentos de uma alma a fim de curar as feridas da mesma. (Consulte o Capítulo 16 para conhecer as razões pelas quais as almas podem se tornar fragmentadas.)

Seguem-se alguns tipos de problemas importantes que podem ser abordados por meio da jornada xamânica:

- Doenças, inclusive as físicas, mentais e emocionais.
- Perda e dor.
- Depressão.
- Trauma e choque.
- Vício.
- Abuso sexual, emocional e mental.
- Lidar com grandes transições na vida.
- Esclarecer o propósito da vida.
- Conectar-se com entes queridos e ancestrais.

OS MUNDOS DOS XAMÃS

O mundo espiritual abrange múltiplos mundos ou níveis. Em uma jornada xamânica, você viajará para uma ou mais das seguintes esferas:

O mundo intermediário. Este é o espelho não corriqueiro do mundo corriqueiro. Os xamãs visitam essa esfera em busca de informações que se aplicam à vida no mundo físico. O xamã entra nesse mundo pedindo para perceber o que está realmente ocorrendo neste mundo, debaixo da superfície.

O mundo inferior. O mundo inferior é povoado por animais em geral, pássaros e peixes. É a esfera da natureza — florestas, pradarias, montanhas, rios, oceanos. Todos esses aspectos do mundo natural podem nos proporcionar assistência, clareza, orientação e cura. É a essa esfera que os xamãs vão para se encontrar com seu animal (ou animais) de poder e outros guias espirituais da natureza. Essa esfera é penetrada através de uma abertura descendente no mundo intermediário, como um buraco no tronco de uma árvore ou no solo.

O mundo superior. É no mundo superior que os xamãs se encontram com os guias espirituais que aparecem mais frequentemente em forma humana, angélica ou divina. Os xamãs o penetram por meio do mundo intermediário, através de uma abertura nos céus, como o lugar por onde os raios do sol estão entrando.

ANIMAIS DE PODER: OS ALIADOS E GUIAS DO XAMÃ

Uma característica fundamental do xamanismo são os animais de poder, guias espirituais que aparecem na forma de animais. Eles auxiliam o xamã especificamente na jornada, mas também podem ajudar na vida cotidiana, não raro aumentando poderes específicos que são necessários em situações importantes. Eles geralmente representam as qualidades mais elevadas dos animais cuja forma assumem e impregnam os xamãs com os atributos particulares que incorporam, como a coragem, a força, a sabedoria ou a visão.

Os animais de poder vêm dos mundos inferiores, embora possam aparecer nos outros dois mundos. Podem ser mamíferos, répteis, pássaros, peixes ou outras formas de vida natural. É comum os xamãs se conectarem inicialmente com um ou dois animais de poder específicos e depois receberem outros à medida que a vida vai se desenrolando ou quando eles viajam com um propósito específico.

Às vezes, o objetivo de uma jornada xamânica é encontrar um animal de poder. Em outras ocasiões, os animais de poder simplesmente aparecem de acordo com a necessidade, para proporcionar ajuda. Eles podem conduzir um xamã através de um território desconhecido do mundo espiritual ou mostrar o caminho para outro guia espiritual, por exemplo. As leis da realidade corriqueira não se aplicam aos animais de poder; eles podem se comunicar com os xamãs por meio de palavras, da telepatia ou de expressões faciais e ações.

Ao trabalhar com animais de poder, é proveitoso analisar os atributos deles a fim de descobrir que animal está lhe proporcionando ajuda. Os ursos, por exemplo, com frequência representam a força. Se você encontrar um urso em uma jornada, talvez seja interessante avaliar onde na sua vida você está precisando de força.

A JORNADA DE UM XAMÃ: ENCONTRANDO
NOVAS FORÇAS DE CURA

Se você nunca empreendeu uma jornada xamânica, a meditação guiada ativa a seguir lhe proporcionará a oportunidade de travar conhecimento com esse mundo espiritual sutilmente elaborado, porém muito poderoso. E se você já tiver grande experiência em viagens xamânicas, talvez deseje aproveitar essa oportunidade para se reconectar com os guias e as forças da natureza que estão nos bastidores, sempre disponíveis para nos ajudar a lidar com o mundo físico.

Assim como todos os processos guiados apresentados neste livro, você pode utilizar este roteiro de diversas maneiras — lendo-o primeiro e depois seguindo-o com base em uma recordação, gravando-o para si mesmo, pedindo a alguém em quem você confie para guiá-lo ao longo do roteiro e/ou usando-o para conduzir os clientes a esse estado de consciência.

Comece preparando seu espaço, criando intencionalmente um ambiente que seja propício a uma jornada. Você pode acender uma vela, defumar o local com sálvia ou passar alguns minutos entrando em sintonia com as energias sutis do espaço cantarolando, ajustando o tom ou cantando acompanhado por um chocalho ou tambor. Você pode tocar um CD ou um arquivo mp3 de música indígena que tenha baixado, por exemplo, uma gravação dos índios norte-americanos tocando flauta. Ou você pode tocar uma gravação com sons da natureza, como o de um córrego na montanha ou o de um temporal (se este for um som positivo para você).

Quando o ambiente estiver preparado, deite-se ou sente-se confortavelmente em uma cadeira e inicie a jornada, utilizando o processo a seguir.

Respire em cada parte do seu corpo, e depois leve a atenção para o coração. Volte-se para si mesmo, examine seu coração e encontre a sua intenção para esta jornada. O que você gostaria de saber, sentir, recordar, liberar ou, talvez, realizar? Escreva a intenção antes de fechar os olhos e se aprofundar ainda mais.

Respire profundamente mais uma vez, feche os olhos, e observe como seu corpo se sente. Sem precisar consertar ou mudar nada neste momento, apenas conscientize-se dos sentimentos, sensações e pensamentos que se movimentam em você e ao seu redor.

Conscientize-se de que é bom conceder um tempo a si mesmo durante essa jornada; é bom se permitir fazer uma pausa, respirar e deixar que um tipo diferente de ritmo vibre dentro de você enquanto passa pelas experiências que o aguardam.

Agora, sentindo que pode facilmente chegar lá a partir de onde você está, entre no mundo intermediário, o espelho não corriqueiro do mundo exterior com o qual você está tão familiarizado. Ao chegar, você percebe que tem a companhia de um guardião, o qual está presente para apoiá-lo enquanto você faz a passagem para as outras esferas.

Juntos, você e o guardião chegam a uma abertura que o conduz para baixo, para o acolhedor mundo inferior que é animado pelo poder espiritual. Essa entrada poderia ser um portal ou um buraco iluminado no enorme tronco de uma antiga árvore. Ou talvez você pise em uma poça de água tépida e seja conduzido para baixo. Você poderá sentir a energia do mundo inferior imediatamente, assim que encontrar a entrada.

Enquanto você e seu guardião estiverem percorrendo seu caminho no mundo inferior, abra os sentidos para o que você vir, ouvir e sentir.

Encontre um lugar para descansar no mundo inferior, um local onde você possa fazer o seu trabalho de cura. Relaxe nesse local, deixando-se envolver por raios de luz que curam. Seu guardião está presente para zelar por seus limites enquanto você se abre para a Terra e para o céu.

Estabilize-se no centro da Terra, imaginando que você tem cordões revigorantes que se estendem para baixo a partir da sola de ambos os pés e da base da sua coluna vertebral. Conecte-se então com as partes mais azuis do céu, imaginando que você tem uma antena que se estende do alto da sua cabeça para os céus.

Concentrando-se na respiração, sinta o que está acontecendo com os raios de luz que curam à sua volta. Eles se estendem para a Terra através dos seus cordões? Eles espiralam para cima com a sua antena? Qual é a cor dos raios que curam?

Repare se a estabilização nas profundezas da Terra e a conexão com a leveza do céu têm algum efeito particular na sua mente ou emoções. Existe alguma coisa que você possa facilmente liberar? Um receio? Uma grande decisão? Uma dúvida que o venha oprimindo? Se for este o caso, aproveite a oportunidade para deixar que esse pensamento ou sentimento se afaste de você.

Você então avança, purificado e revigorado pela natureza, pronto para encontrar um dos seus animais de poder, aquele que pode lhe proporcionar o maior apoio nessa ocasião. Seu animal de poder aparece diante de você, vindo de uma caverna, descendo de um galho ou de alguma outra maneira.

Não se apresse para compreender esse animal de poder, sinta o que ele reflete para você, a seu respeito. Sinta a essência de poder particular que essa criatura emana. E depois pergunte ao animal de poder qual é a mensagem que ele tem para você. Ouça, sinta, veja ou perceba o que esse guia do reino animal tem para lhe revelar.

Não se apresse, e lembre-se de retornar à respiração como uma maneira de permanecer presente e aberto.

No momento certo, seu animal de poder mostrará a você e ao seu guardião o caminho para a escada ou outra passagem que os conduzirá ao mundo superior. Agradeça ao seu animal espiritual pela sabedoria e orientação que ele lhe proporcionou. Em seguida, ascenda ao mundo superior.

No mundo superior, você vai encontrar um guia espiritual que está ansioso para ajudá-lo a curar alguma coisa na sua vida. Independentemente do problema, seja ele grande ou pequeno, este guia o ajudará sem hesitar, se você pedir o auxílio dele e estiver disposto a recebê-lo.

Ao se aproximar desse guia espiritual no mundo superior, você conseguirá ver que os raios de cura que encontrou no mundo inferior estavam emanando deste guia. Os fluxos de cura parecem lhe dar as boas-vindas enquanto você caminha na direção do xamã celestial que o aguarda.

À medida que você se aproxima e saúda esse guia espiritual, repare que os raios de luz mudam de cor ou de sentimento. Veja como a luz responde enquanto você mantém na consciência o problema, a doença, a condição ou o enigma que o seu guia espiritual vai ajudar a curar.

O QUE É UM XAMÃ?

HÁ MUITO OS XAMÃS SÃO CONHECIDOS como os sacerdotes e agentes de cura da comunidade. Eles são conhecidos por muitos nomes, dependendo do lugar: *curandeiro ou curandeira, sábio, adivinho, feiticeiro* e *bruxo ou bruxa*. A palavra *xamã* deriva de *saman*, palavra usada entre os povos indígenas da Sibéria.

Independentemente da cultura a que pertençam, os xamãs são os especialistas em magia e religião que entram em contato com o sobrenatural a fim de realizar curas ou servir as suas comunidades. A maioria dos especialistas culturais acredita que os xamãs são convocados espiritualmente para a sua profissão por meio de sonhos ou sinais, tornando-se então aprendizes de um xamã existente, embora os xamãs também possam herdar os seus dons. Uma das maneiras comuns de os xamãs serem percebidos é como "agentes de cura feridos" — porque em virtude de uma crise na própria vida, e da resultante compaixão e ativação dos dons intuitivos e de cura, eles são capazes de cuidar das necessidades dos outros e curá-los. Como já atravessaram pessoalmente o limiar entre a vida e a morte ou entre o bem-estar e o trauma, eles são liberados das âncoras do mundo cotidiano. Desse modo, podem viajar para outros planos de existência e também atrair espíritos capazes de ajudá-los a auxiliar os outros. Ao apresentar técnicas xamânicas milenares neste capítulo, estamos remontando à rica esfera de uma tradição de cura que é verdadeiramente universal.

Pergunte ao seu guia espiritual que limitação você precisa liberar para deixar que as forças de cura dominem a sua vida. Trata-se de um comportamento ou uma convicção limitante? De uma situação ou um relacionamento que precise ser liberado? É uma maneira de perceber alguma parte da sua vida que o esteja limitando?

Não se apresse e deixe que o seu guia espiritual fale a verdade — o tipo de verdade que faz com que você se sinta mais vivo ao recebê-la.

Se estiver disposto a liberar essa limitação, informe isso ao seu guia espiritual. Se não estiver, peça ao seu guia espiritual que o ajude a descobrir por que você não está. Você tem mais coisas para aprender apegando-se a essa limitação? Se tiver, do que se trata? Como você pode concluir a lição contida no desafio? Existe algum aspecto seu que necessite de atenção, compaixão ou perdão? Você precisa propiciar algumas dessas coisas a outra pessoa ou a um sistema familiar?

Se desejar, permaneça no processo de curar o bloqueio ou a limitação até estar pronto para liberá-lo ou conseguir obter informações a respeito de qual a melhor maneira de trabalhar nele quando estiver consciente.

Agora, pergunte ao seu guia se existe alguma outra coisa que ele queira que você saiba antes de retornar à realidade corriqueira. Ouça a resposta com todo o seu ser.

Quando se sentir completo, agradeça ao seu guia espiritual pela profunda sinceridade, coragem e amor que ele demonstrou.

Atendendo a um chamado interior para regressar, você deixa lentamente o mundo superior pelo mesmo caminho que veio. Desce a escada e retorna ao mundo intermediário, sentindo-se energizado, profundamente relaxado e completamente desperto.

Agradeça ao seu guardião por tê-lo acompanhado e lhe proporcionado assistência, volte para o aposento onde você iniciou a jornada, lembrando-se de tudo o que aconteceu nela que seja importante você lembrar.

Respire lentamente para despertar e abra os olhos. Sem nenhuma demora, anote tudo o que você se sentir inspirado a captar. Precisa se lembrar de um sentimento de realização? Precisa tomar alguma medida para permitir que os canais de cura entre você e os seus guias xamânicos permaneçam abertos e desobstruídos?

À medida que você avança no seu dia ou noite, e durante os próximos três a sete dias, fique atento a sinais da esfera xamânica na sua realidade cotidiana. Permaneça desperto e curioso a respeito dos tipos de comunicação e cura que você poderá receber do seu conselho de proteção e orientação em expansão.

OS KOSHAS VÉDICOS: EXPLORANDO SEUS CINCO NÍVEIS DE EXISTÊNCIA

Os antigos sábios védicos se dedicavam à realização do eu e à exploração da unidade de toda a criação. Uma das suas maiores dádivas é o conhecimento do Pancha Kosha — os cinco revestimentos ou camadas que enfocam os cinco níveis do ser humano:

- O Annamaya Kosha: revestimento do alimento.
- O Pranamaya Kosha: o revestimento da respiração.
- O Manomaya Kosha: o revestimento da mente.
- O Vijnyanamaya Kosha: o revestimento do intelecto.
- O Anandamaya Kosha: o revestimento da bem-aventurança.

A meditação Pancha Kosha a seguir, que é uma exploração dos cinco revestimentos, respalda a compreensão que desabrocha da unidade entre o nosso verdadeiro eu e toda a criação.

Vá para um lugar confortável onde você possa se sentar ou se deitar. Feche os olhos e respire lenta e tranquilamente. Deixe que o seu alento dissolva os pensamentos do dia, eliminando qualquer tensão e criando espaço para a abertura da paz.

Na segurança do seu santuário interior, encontre seu guardião, seu guia espiritual para a jornada que você tem diante de si.

Volte à época dos antigos, e aventure-se profundamente com o seu guia em uma floresta exuberante e tranquila, percorrendo um caminho bastante trilhado em direção ao eremitério onde vive um velho guru. Lá, você consegue sentir o cheiro do incenso que o aguarda e a quietude da verdade no ar.

Pergunte ao guru: "O que é Deus?"

O sábio responde: "Deus é alimento."

Deus é alimento. O que esse conhecimento evoca em você? Deixe que surjam suas primeiras imagens, palavras, pensamentos ou sentimentos. O que você percebe? Qual é o seu relacionamento com a comida neste momento da vida?

Você sente então novamente a pergunta aumentando de intensidade no seu coração buscador, e você pergunta ao guru: "O que é Deus?"

O sábio responde: "Prana é Deus; o alento é Brahman."

Deus é o alento. O que esse conhecimento evoca em você? Deixe que surjam suas primeiras imagens, palavras, pensamentos ou sentimentos. O que você percebe? Qual é o seu relacionamento com a respiração neste momento da vida?

Respirando mais uma vez lenta e profundamente, você nota que a indagação ainda revolve dentro de você, e você pergunta ao guru: "O que é Deus?"

O sábio responde: "Deus é mente."

Deus é mente. Você percebe a vastidão desse conhecimento. Deus é mente. Deixe que surjam suas primeiras imagens, palavras, pensamentos ou sentimentos. O que você percebe? Qual é o seu relacionamento com a mente neste momento? Enquanto você percebe a magia e o mistério da consciência, o que "mente" significa para você neste momento?

Respirando tranquilamente mais uma vez, e percebendo o poder dos alimentos, da respiração e da mente nas camadas do seu ser, você pergunta ao guru, uma vez mais: "O que é Deus?"

O velho sábio responde: "Deus é inteligência."

Deus é inteligência. Deixe que surjam suas primeiras imagens, palavras, pensamentos ou sentimentos. O que você percebe ao ouvir essas palavras? Qual é o seu relacionamento com a inteligência neste momento? Como a inteligência é útil para você? Como ela se expressa na sua vida?

Percebendo que o seu tempo com o guru está quase no fim, e sabendo que pode retornar ao eremitério a qualquer momento que desejar, você sente que há mais um nível nesta inquirição. Respirando, uma vez mais, de maneira lenta e profunda, você deixa que as palavras venham novamente à tona, perguntando ao guru: "O que é Deus?"

Com um sorriso, o guru respira profundamente, emanando uma paz jubilosa. Inclinando-se ligeiramente na sua direção, o velho sábio diz: "Deus é bem-aventurança."

Deus é bem-aventurança. Permita-se sentir e perceber essa verdade do seu jeito exclusivo. Deus é bem-aventurança. Deixe que surjam suas primeiras imagens, palavras, pensamentos ou sentimentos. O que revolve dentro de você? Qual é a sua percepção intuitiva da bem-aventurança? Onde a radiância da realização divina está viva dentro de você? No seu corpo? No seu coração? Nos seus pensamentos? No seu espírito? Nos seus relacionamentos? Na sua expressão criativa?

Agradeça ao guru por revelar a sabedoria dele, deixe uma oferenda aos pés do guru; pode ser uma flor, um pedaço de fruta, um cristal ou algo da natureza que homenageie o que é sagrado dentro de você e de todos os seres.

Retorne com o seu guia ao momento presente, e depois agradeça a esse ser de luz por tê-lo acompanhado na sua viagem para desvendar os mistérios interiores.

Quando estiver pronto, abra os olhos. Passe alguns minutos escrevendo a respeito da sua experiência com o guru e do seu encontro com os cinco revestimentos do Pancha Kosha.

O PONTO DE REUNIÃO

O *ponto de reunião* é o epicentro do campo de energia humano, o ponto central que concentra e efetivamente ajuda a criar o nosso campo de energia.

Todos os átomos e moléculas no corpo físico vibram com energias que possibilitam a interação e a comunicação entre eles. Também existem muitas outras energias no corpo, todas vibrando em diferentes frequências. No entanto, todas essas energias se harmonizam como instrumentos em uma orquestra, e suas vibrações formam um ponto central ou vórtice, que unifica essas energias vibratórias. De acordo com a teoria do ponto de reunião, a nossa aura se irradia desse epicentro.

O ponto de reunião penetra a frente do nosso corpo em uma área de aproximadamente um centímetro de circunferência. Parece um único ponto com um aglomerado de energias ao redor dele, e é com frequência bastante sensível ao toque quando o localizamos no nosso corpo. Idealmente, encontraremos o ponto de reunião perto do centro do tórax, embora ele na realidade atravesse o tórax para percorrer a coluna vertebral para cima e para baixo. Na frente e atrás, a energia se irradia como feixes a partir do ponto de reunião e se espalha como o nosso campo áurico, circundando-nos em 360 graus. A energia que se estende é mais do que uma corrente de energia. Sua forma final é um ovo luminoso, um casulo da nossa força vital, que é visível nas imagens infravermelhas.

Informações a respeito do ponto de reunião chegaram até nós vindas de tempos antigos. Ele é conhecido como algo valioso em muitas tradições xamânicas e mencionado por Carlos Castañeda, autor da série mítica de livros a respeito de um xamã yaqui chamado Don Juan.[1] Nos ensinamentos de Don Juan, os campos de energia se agrupam para formar uma bola luminosa em volta do corpo físico e de todos os nossos campos energéticos, e dentro dessa bola existe um ponto luminoso — o ponto de reunião. Para Castañeda, o ponto de reunião era o portal do xamã para "o lugar de conhecimento silencioso", e o deslocamento do ponto possibilitava que o xamã percebesse um mundo inteiramente diferente daquele que em geral percebemos, mas um mundo que é igualmente real. Os xamãs iam a esse mundo para obter energia, poder ou soluções para problemas que poderiam parecer insolúveis dentro das limitações da realidade corriqueira.

O ponto de reunião, o corpo físico e o campo de energia humano (o campo áurico) existem e interagem em uma dinâmica cíclica:

- O local onde o ponto de reunião entra no campo de energia humano e o ângulo em que ele entra determinam a forma e a distribuição do campo de energia humano.
- A forma e a distribuição do campo de energia humano são proporcionais à energia biológica/física e à atividade dos órgãos e glândulas, bem como à qualidade da energia emocional do corpo.

Em outras palavras, a maneira como nos sentimos e nos comportamos, o nosso estado de doença ou bem-estar e a nossa capacidade de nos recuperarmos de uma doença estão refletidos na localização e no ângulo de entrada do nosso ponto de reunião. Quando deslocamos a localização do ponto de reunião ou o ângulo de entrada, aliviamos sintomas e restabelecemos a harmonia.

A posição ideal do ponto de reunião é perto do centro do tórax, e o ângulo de entrada ideal é de noventa graus, ou perpendicular, ao corpo. Quando o ponto de reunião está na posição ótima e entra no corpo no ângulo ideal, nós estamos saudáveis. Mas o ponto pode se deslocar, e quando isso acontece, ficamos doentes e sofremos física, emocional ou mentalmente.

Um flagrante desalinhamento do ponto de reunião está presente em muitas doenças graves, como a depressão, o vício em drogas e álcool, a doença de Parkinson, o câncer, as síndromes autoimunes e a esclerose múltipla. Uma pessoa que sofra de fadiga crônica, por exemplo, pode ter um ponto de reunião que tenha descido à área do fígado, apesar dos medicamentos que esteja tomando ou de outros métodos de cura aos quais possa ter recorrido. A não ser que o seu ponto de reunião seja abordado, é improvável que ele retorne à sua localização ideal; como resultado, a energia física da pessoa permanecerá exaurida. Os níveis de energia biológicos ou físicos, por sua vez, podem inibir ou impedir a plena recuperação.

A boa notícia é que podemos levar a localização do ponto de reunião e o ângulo de entrada de volta para as posições ideais, para mais perto do centro do tórax. Ao fazer isso, devolvemos o equilíbrio ao campo de energia global, intensificando enormemente o potencial de cura e o retorno da saúde total. Descobri que deslocar o ponto de reunião é bastante eficaz para tratar problemas crônicos que não responderam a outros tratamentos. O alívio dos sintomas físicos pode nos conceder tempo para trabalhar em questões mais profundas. Também já desloquei pontos de reunião quando uma pessoa vivenciava situações graves, como uma reação a uma cirurgia ou um trauma emocional. A calma resultante é quase imediata.

As informações e técnicas que se seguem se baseiam nas amplas pesquisas e ferramentas de ensino do autor e pesquisador Jon Whale, Ph.D., e mostrarão a você como encontrar o ponto de reunião nos seus clientes e em si mesmo, e como realinhar facilmente esse ponto.[2]

AS LOCALIZAÇÕES DO PONTO DE REUNIÃO

Tanto nas mulheres quanto nos homens, o ponto de reunião está situado no tórax e passa para a parte superior das costas, à direita do centro, a partir de onde a sua energia atua na coluna vertebral. Pense no ponto no tórax como o ponto de entrada e o ponto nas costas como o ponto de saída, com a energia passando através do seu peito. O ponto de reunião da mulher com frequência estará localizado cerca de cinco a oito centímetros acima do seio direito. O ponto de reunião do homem em geral se encontra de cinco a oito centímetros mais abaixo do local onde fica o ponto da mulher, fora da linha do centro do esterno. (Consulte a Figura 17.1.) O ponto de reunião da mulher geralmente está situado em um local mais elevado do que o do homem devido à sensibilidade vibracional mais elevada da mulher.

Nos clientes que estão vivenciando ansiedade ou um excesso de energia mental, o ponto de reunião geralmente se deslocou para cima, e o ângulo de entrada se elevou. No caso dos clientes deprimidos, o ponto de reunião com frequência terá uma localização baixa e um ângulo de entrada descendente. A Figura 17.2 apresenta uma visão geral dos locais comuns para onde o ponto de reunião pode se deslocar e os problemas que talvez resultem desse deslocamento.

Como Localizar o Ponto de Reunião de um Cliente

Peça ao cliente para ficar em pé e olhar diretamente para a frente. Você ficará em pé e de frente para o lado direito do cliente.

FIGURA 17.1
PONTOS DE
REUNIÃO
SAUDÁVEIS

A energia do
ponto de reunião
entra pelo tórax
e sai pelas costas,
percorrendo as
costas. São mos-
trados aqui os
pontos de entra-
da e saída e os
ângulos saudáveis
para as mulheres
e os homens.

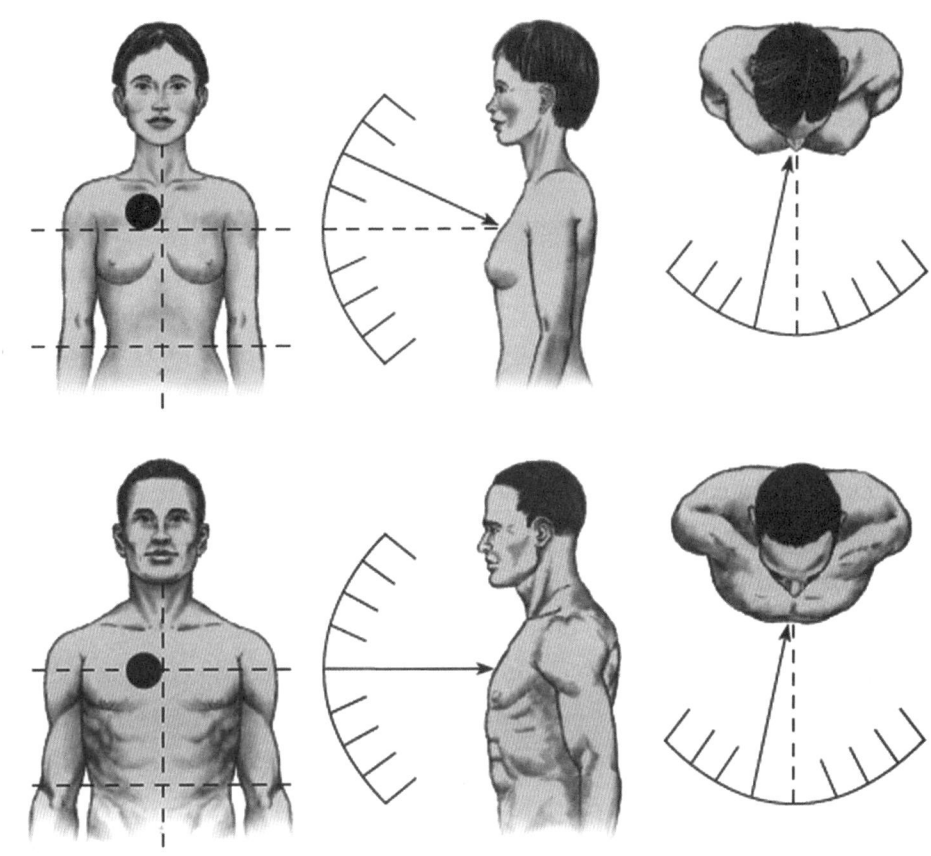

FIGURA 17.2
ENERGIA EMOCIO-
NAL E PONTOS DE
REUNIÃO
DESLOCADOS

Podem ocorrer
vários problemas
quando o local
de entrada de um
ponto de reunião se
desloca para cima
ou para baixo, para
a direita ou para a
esquerda, a partir da
sua localização ideal
perto do centro do
tórax.

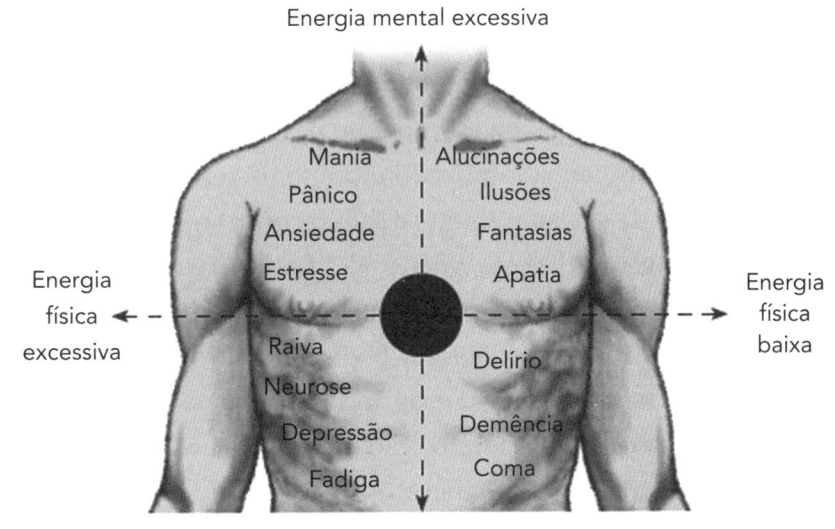

Energia mental excessiva

Mania Alucinações
Pânico Ilusões
Ansiedade Fantasias
Estresse Apatia

Energia física excessiva

Energia física baixa

Raiva Delírio
Neurose
Depressão Demência
Fadiga Coma

Energia física e mental baixa

Feche sua mão esquerda em concha rasa. Você usará essa mão para sentir ou perceber a localização do ponto de reunião do cliente nas costas dele, perto da área entre as escápulas. Ao mesmo tempo, junte e pressione delicadamente os dedos e o polegar da sua mão direita e forme um ponto apertado e concentrado, com a forma do bico de um pássaro. Você usará as pontas dos dedos da mão direita para sentir intuitivamente a concentração ou o aglomerado de linhas de energia entrando no tórax do cliente. Você talvez consiga sentir o fluxo de energia entre a entrada do ponto de energia na frente do tórax e a saída nas costas.

Com os braços relativamente bem separados, coloque a mão esquerda atrás do cliente (nas costas dele) e a mão direita na frente (no tórax dele). De pé, em uma posição relaxada e estabilizada, feche os olhos e leve a consciência para as suas sensações físicas. (Você pode preferir afastar o olhar em vez de fechar os olhos.) Fazendo um movimento circular lento com ambas as mãos, aproxime-as lentamente das costas e do tórax do cliente. Com as pontas dos dedos da mão direita e a palma da mão esquerda, procure sentir o distúrbio ou potencial máximo de energia.

Distinguir a diferença no potencial de energia ao longo do ajuntamento das linhas de energia do ponto de reunião em geral é fácil. As linhas de energia tendem a estar concentradas e a ser mais fortes perto do tórax. Quando a sua mão esquerda em concha e os dedos da mão direita estiverem alinhados com o agrupamento de linhas de energia do cliente, você sentirá um ímpeto de energia passar por seus braços e através do seu tórax entre os ombros. Deixe que as linhas de energia do cliente se evidenciem nos músculos do seu braço.

Toque com as mãos os pontos de máxima concentração e conexão de energia nas costas e no tórax do cliente. Mova os dedos da mão direita de um lado para o outro nas linhas de energia do ponto de reunião. Quando você fizer isso, a maioria dos clientes experimentará uma sensação de estiramento nas profundezas do tórax.

Uma vez que você tenha localizado o ponto de reunião, use pequenos *post-its* para marcar as posições de entrada (frente) e saída (costas) no corpo do cliente.

Se o cliente estiver indisposto, você poderá esperar que os pontos de entrada e saída sejam diferentes dos pontos ideais. Por exemplo, se a posição de entrada estiver cinco centímetros abaixo do ideal, o mesmo poderá ocorrer com a posição de saída. Mas o ângulo de entrada também poderá estar incorreto. Por exemplo, no caso de pessoas que sofrem de depressão clínica, a localização do ponto de entrada será baixa e o ângulo de entrada será descendente, o que deixa o ponto de saída delas mais baixo do que o de entrada. As pessoas com uma personalidade radiante e feliz poderão ter uma localização de entrada mais elevada e um ângulo de entrada ascendente, o que deixa o ponto de saída mais elevado do que o de entrada. Ao examinar a diferença entre os pontos de entrada e de saída, você pode descobrir se o ângulo de entrada da energia é ascendente e edificante ou descendente e depressivo.

Como Localizar seu Próprio Ponto de Reunião

Fique em pé em um ambiente relaxante e com temperatura amena e olhe diretamente para a frente.

Usando a ponta do dedo indicador da mão esquerda, pressione com certa firmeza o tecido no lado direito do tórax. Se você for mulher, pressione logo à direita do centro do tórax e de cinco a oito centímetros acima dele. Se você for homem, pressione logo à direita do centro do tórax.

Retire o dedo e pressione firmemente, mais uma vez, um ponto adjacente. Repita esse procedimento até ter coberto uma área de cerca de dez centímetros de diâmetro. Você saberá que encontrou o seu ponto de reunião porque ele provavelmente estará muito sensível ou até mesmo dolorido. Você poderá também percebê-lo de maneira intuitiva devido à grande concentração de energia dele. Às vezes, as sensações que você experimentar ao encontrar o ponto exato se estenderão às profundezas do seu tórax e chegarão às suas costas.

REALINHAMENTO DO PONTO DE REUNIÃO: O DESLOCAMENTO DESLIZANTE

O deslocamento e o realinhamento do ponto de reunião são feitos idealmente com um cristal de quartzo especial. A pedra deverá estar o mais límpida possível, embora você também possa usar uma ametista ou quartzo rosa. Ela precisa ter uma ponta bem definida. A ponta deverá ter pelo menos três triângulos perfeitos entre suas seis facetas. Você deslocará o ponto de reunião deslizando o cristal de um local para outro da seguinte maneira.

1. Com o cliente em pé e olhando diretamente para a frente, localize o ponto de reunião dele como descrito anteriormente.
2. Fique em pé de frente para o lado esquerdo do cliente. Segure o cristal na mão esquerda e coloque a extremidade cupulada do cristal no ponto de entrada do cliente. Movimente a palma da mão direita pelas costas dele e encontre o ponto de saída.
3. Peça ao cliente para inspirar três vezes lenta e profundamente pelo nariz e soltar o ar pela boca.
4. Na terceira respiração, quando o tórax do cliente estiver dilatado na inalação, peça a ele para fazer simultaneamente as três coisas seguintes por um período de cinco a dez segundos:
   - Prender a respiração.
   - Contrair o músculo do esfíncter e os outros músculos da região genital.
   - Engolir e fechar a garganta ao mesmo tempo (com a cabeça erguida e olhando para a frente).

Essas ações efetivamente fecham as vias de acesso superiores e inferiores de saída e entrada para o corpo, soltando o campo de energia do corpo físico.

5. Utilizando o cristal, deslize o ponto frontal do ponto de reunião do cliente para o centro do tórax dele. Use a palma da mão direita para deslocar o ponto posterior para o centro entre as escápulas do cliente. Consulte a Figura 17.3 para ver exemplos dos movimentos a serem usados a fim de deslocar o ponto posterior de volta ao centro. *É importante nunca fazer um deslocamento em diagonal.*

6. Na frente, dê meia-volta no cristal e retire-o do tórax do cliente. Ao mesmo tempo, peça-lhe que respire normalmente enquanto você dá leves pancadinhas no alto da cabeça dele com a mão direita.

Às vezes, o cliente soltará o ar ou se esquecerá de engolir. Quando isso acontece, o deslocamento pode ser perdido. Se isso ocorrer, localize novamente o ponto de reunião e repita os passos acima.

OS SETE PRINCÍPIOS DE HUNA: A CURA COM A ENERGIA SUTIL DE ALOHA

A arte e ciência espiritual dos antigos havaianos, hoje chamada de *Huna*, se denominava originalmente *Ho'omana*. *Ho'o* significa "fazer" e *mana* significa "força vital". *Mana* equivale a *shakti* em sânscrito, a *chi* no taoismo e a *ki* nas artes marciais japonesas. Essencialmente, a palavra *Ho'omana* significa "fortalecimento" — ser fortalecido pelo espírito. Os *kahunas* são os xamãs que levam adiante o poder e a beleza das tradições Huna.

Na tradição de cura e prece *Huna*, você cuidadosamente forma pensamentos que esclareçem o que você está pronto para liberar e que fazem acontecer aquilo que você deseja manifestar. Ao criar uma imagem clara na mente, você aumenta o *mana* e envia as novas formas-pensamento ao longo dos seus *cordões aka*, os cordões etéricos que conectam tudo e todos por meio do amor ao eu inferior (a mente subconsciente, conhecida como *unihipili*). O eu inferior as conduz ao longo dos cordões *aka* até o eu superior (o *aumakua*). Além de se referir ao eu superior, *aumakua* diz respeito aos "deuses da família", os nossos ancestrais espirituais que atuam como guias e agentes de cura. Eles com frequência aparecem na forma de animais, como corujas, tartarugas e tubarões, e sua presença e conselhos são buscados durante os momentos de crise e celebração.

Inspirado na tradição de esclarecer os pensamentos dos *kahunas*, o exercício a seguir é como escrever um diário que se baseia nos sete princípios de *Huna*:

- *Ike:* O mundo é o que você pensa que ele é.
- *Kala:* Não existem limites; tudo é possível.
- *Makia:* A energia flui para onde vai a atenção.
- *Manawa:* O agora é o momento de poder.
- *Aloha:* Amar é estar feliz com o que existe.

- *Mana:* Todo o poder vem de dentro.
- *Pono:* A eficiência é a medida da verdade.

A DESOBSTRUÇÃO DO CAMINHO: UM PROCESSO *HUNA*

Este exercício pode ajudá-lo a entrar em contato com a sua sabedoria interior. Quando você for avançando pelas perguntas, anote as respostas em um diário à medida que elas surgirem. Não se esqueça de respirar enquanto fizer isso.

Se você estiver guiando um cliente ao longo dessas perguntas, dê um tempo para que as respostas dele se exteriorizem. Talvez seja interessante que você repita delicadamente as perguntas algumas vezes para evocar as respostas que irão ajudar a desobstruir o

FIGURA 17.3
O DESLOCAMENTO DOS PONTOS DE REUNIÃO

Ao deslocar o ponto de entrada de um ponto de reunião de volta para a sua localização ideal perto do centro do tórax, certifique-se sempre de que está fazendo esse deslocamento em ângulos retos, como é mostrado nestes exemplos.

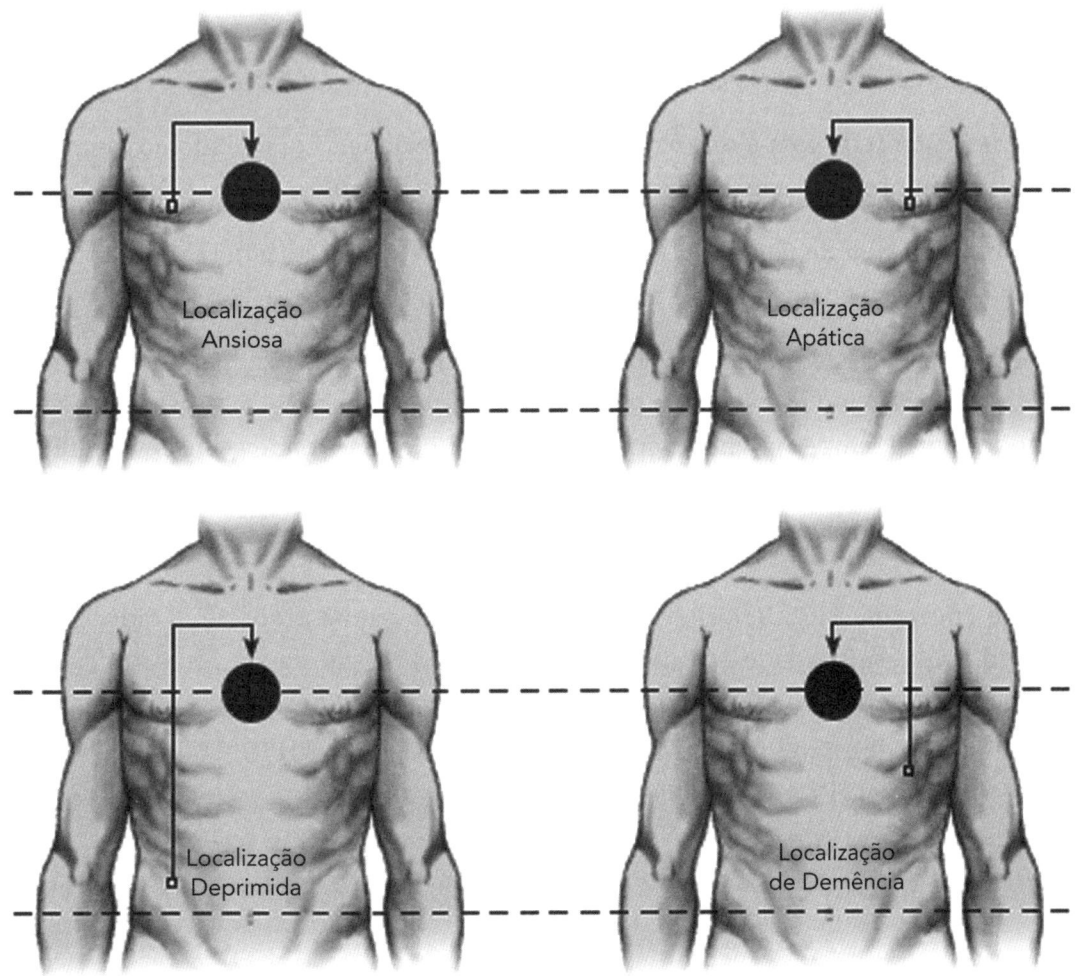

caminho tanto interna quanto externamente — para a cura, a manifestação ou qualquer tipo de desenvolvimento pessoal ou espiritual.

Encontre a quietude. Vá para um lugar tranquilo onde você saiba que não será perturbado durante dez a vinte minutos. Peça ao seu eu superior para aquietar as vozes do medo, da culpa ou da vergonha, de modo que você fique livre para se curar e se transformar.

As perguntas. Releia cada um dos princípios de *Huna*, um de cada vez, e depois faça as perguntas pertinentes a cada um, deixando que as respostas surjam de um profundo lugar interior.

O mundo é o que você pensa. Se o mundo é um espelho dos meus pensamentos, que pensamento ou convicção o mundo está refletindo para mim neste momento?

Não existem limites; tudo é possível. Em que área da minha vida estou vivenciando a limitação? E para qual possibilidade eu gostaria de me abrir?

A energia flui para onde vai a atenção. Onde estou colocando a maior parte da minha atenção neste momento? Como eu me sinto a respeito do efeito que essa ação tem sobre o meu fluxo de energia?

O agora é o momento de poder. Em que área da minha vida ou em que situação específica preciso recuperar o meu poder? Onde preciso ativar o meu poder?

Amar é estar feliz com o que existe. O que me deixa mais agradecido no momento? Onde na minha vida a luz do amor reluz com mais brilho?

Todo poder vem de dentro. Que aspecto do meu poder interior me convida a personificá-lo mais plenamente ou a reconhecê-lo?

A eficiência é a medida da verdade. Que verdade está sendo refletida para mim na parte da minha vida em que sou mais *ineficaz* neste momento? Onde estou desperdiçando o meu tempo ou vivenciando o fracasso? E que verdade está sendo refletida para mim na parte da minha vida em que sou mais *eficaz* neste momento? Onde as coisas estão se desenvolvendo de maneira harmoniosa?

Prece de encerramento. Depois de ler as respostas, faça uma prece de agradecimento, afirmando que a sinceridade e o poder das suas respostas estão agora desobstruindo um novo caminho para você, abrindo espaço para a chegada de novas experiências, novas oportunidades e novas altitudes de amor. Esteja certo de que o espírito de *aloha* está acariciando a sua vida neste exato momento.

OS FIOS DOURADOS LUMINOSOS: MEDITAÇÃO COM OS ANTIGOS INCAS

Dentro da requintada cosmologia dos incas, cada um de nós tem um campo de energia luminoso chamado *popo*, que circunda nosso corpo físico. Composto de luz, ele transfere as informações para dentro e para fora do corpo. O *popo* possui quatro camadas: a causal, a alma, a mente e o corpo físico. Os nove chakras do sistema inca são conhecidos como *pukios*, cujo significado é "poços de luz". Como as memórias e traumas que herdamos estão armazenados no *popo*, ele atua como um modelo de como vivemos a nossa vida.

A breve meditação a seguir ajudará a garantir um belo fluxo entre você, o mundo natural e o mundo divino ao desbloquear e equilibrar o seu *popo*. Você pode usar essa meditação sozinho ou guiar seus clientes ao longo dela.

1. Comece com o Espírito-para-Espírito (consulte o Capítulo 9), afirmando que você (ou seu cliente) é um ser espiritual pleno, poderoso e amoroso. Respire no coração enquanto faz essa afirmação, e sinta as mudanças resultantes nos seus campos energéticos. Peça a um guia espiritual, anjo ou mestre que esteja presente para amá-lo e assisti-lo enquanto você prossegue.

2. Observe seu campo de energia luminoso, seu *popo*. Deixe que a sua consciência desça com ele e penetre a terra cerca de trinta centímetros e fique aproximadamente trinta centímetros acima da sua cabeça.

3. Respire profundamente no âmago do seu coração. A partir daí, observe fios luminosos emanando do *pukio* do seu coração, bem como dos outros oito *pukios*.

4. Veja a energia divina emanando do centro do seu coração através dos fios luminosos. Deixe que essa luz de cura irradie, desbloqueando e desobstruindo quaisquer dos *pukios* que possam estar obstruídos ou pouco desenvolvidos.

5. Com todos os seus centros de energia desobstruídos e ativos, permita-se *sentir* a sua conexão com toda a natureza por meio das cinco fontes de energia que sustentam a vida humana:
   - Plantas e animais.
   - Água.
   - Ar.
   - Luz do sol.
   - Energia biomagnética.

   Abra seu *popo* apenas para nutrir e ser nutrido por essas forças naturais.

6. Desloque agora a sua consciência para o oitavo chakra ou *pukio* — chamado de *wiracocha* na linguagem inca —, um globo luminoso logo acima do corpo físico. É onde a sua alma se conecta com o Criador. Sinta a energia sutil se irradiando a partir desse centro, e se abra para receber uma mensagem da sua alma. Essa mensagem poderá vir como uma imagem, um símbolo, uma palavra ou uma frase, ou uma sensação.

7. Repare no vigor e no equilíbrio que você sente agora, enquanto a sua alma, por intermédio dos seus oito *pukio*, aceita a mensagem, ao mesmo tempo que se regozija nas forças da natureza que brilham dentro e ao redor de você.

8. Respire no nono *pukio* — *causay* —, a sua conexão sagrada com o Criador. Esse centro de energia se encontra fora do campo de energia luminosa e se estende através do cosmo. Sem nunca ter entrado no rio do tempo, ele pode renovar a sua conexão sagrada com o Divino. Com sua consciência nesse campo eterno, peça uma percepção intuitiva que você esteja precisando neste momento. Respire profundamente, inspirando e soltando o ar, permitindo-se receber a percepção intuitiva como uma dádiva da fonte de todo o amor.

9. Com profunda gratidão, confirme a assistência amorosa do guia que apareceu no início desta meditação. Aceite em troca o reconhecimento dele da sua personalidade e contribuição exclusiva para este mundo.

Para informações detalhadas a respeito do modelo de energia inca, do *popo* e dos *pukios*, consulte *The Subtle Body*.

CORPOS DE ENERGIA EGÍPCIOS: MEDITAÇÃO PARA A MANIFESTAÇÃO

Os antigos egípcios visualizavam vários corpos de energia diferentes. Embora esses corpos fossem separados, cada um interagia com os demais. Os nove corpos são descritos em *The Subtle Body*.

A meditação a seguir é um processo interior compacto, no entanto poderoso, que propicia rápido acesso a dois dos mais poderosos corpos de energia do sistema egípcio: o *akh* e o *ren*.

1. Comece com Espírito-para-Espírito, afirmando que você (ou seu cliente) é um ser espiritual pleno, poderoso e amoroso. Respire no coração enquanto faz essa afirmação, e sinta as mudanças resultantes nos seus campos energéticos. Peça a um guia espiritual, anjo ou mestre que esteja presente para amá-lo e assisti-lo.

2. Leve sua consciência para o *akh* — seu eu superior. Para os antigos egípcios, o *akh* correspondia ao nosso aspecto superior que é para sempre o "radiante". O *akh* é o corpo de energia que supervisiona a cura do eu físico, seja essa cura física, emocional ou mental. Pense em algo que você gostaria de receber ajuda para curar, e peça ao *akh* para lhe mostrar o que precisa ser conhecido ou compreendido, ou aquilo a que você precisa se abrir, para que a cura ocorra neste momento.

3. Agora leve a consciência e o foco para o *ren*. Essa é a sua parte que torna as coisas reais. A palavra *ren* significa "nome" e, em muitas culturas, a designação é considerada um importante processo de manifestação, completo em si mesmo. *Designar alguma coisa significa manifestá-la.* O que você deseja que se manifeste na

sua vida neste momento? O que precisa ser designado para que seja gerado? Diga ao *ren* em palavras, escritas ou faladas, o que você deseja criar — designando-o especificamente — e peça que isso seja feito de acordo com a vontade divina.

4. Volte-se para seu guia e pergunte se existe alguma outra coisa que precise ser mostrada a você ou que você tenha de saber para completar o processo de manifestação na vida cotidiana. Agradeça a esse guia e Espírito pelo amor e assistência que o trouxe até aqui e que o conduzirá adiante na luz. Respire profundamente e retorne ao seu estado natural de consciência.

A CURA DOS ANTIGOS TAOISTAS: A MOBILIZAÇÃO DAS FORÇAS SUTIS PARA CURAR O CORPO E AS EMOÇÕES

Como foi discutido no Capítulo 3, os praticantes da medicina tradicional chinesa prestam uma especial atenção ao inter-relacionamento entre as emoções, os órgãos e os meridianos. Ao mobilizar as forças sutis da sua própria natureza intuitiva, você pode delicada e rapidamente avaliar quais das sete principais emoções do modelo de cinco fases estão buscando atenção, bem como os meridianos e órgãos que se correlacionam com essas emoções.

Com este exercício, você viajará através dos sete meridianos relacionados com as sete principais emoções. Como este exercício se destina a incentivar o conhecimento intuitivo, você não precisará se lembrar do fluxo exato de cada meridiano. Apenas confie nas informações que receber como sendo exatamente o que você precisa saber.

Deite-se em um lugar confortável que tenha uma temperatura amena, e comece a respirar lenta e profundamente. Leve alguns minutos se sintonizando com seu corpo físico e suas emoções. O que está sentindo? O que está percebendo? Você está sentindo qualquer dor ou tensão física? Está consciente de algum sentimento ou disposição de ânimo particular que seja predominante no seu campo emocional? Apenas observe o que você está percebendo, sem fazer julgamentos.

Leve a atenção para o coração e para o meridiano do Coração, observando o fluxo de energia através das três ramificações desse canal: a primeira indo para o intestino delgado; a segunda se estendendo além da língua, na direção dos dois olhos interiores; e a terceira ramificação atravessando o tórax e descendo pelos braços até a ponta dos dois dedos mínimos. Você sente um fluxo desimpedido de energia ou um bloqueio? Experimenta sensações físicas ou energéticas particulares relacionadas com esse canal? Quando você reflete sobre a palavra "alegria", que pensamentos ou sentimentos surgem?

Desloque agora a atenção para o fígado e o meridiano do Fígado, observando o fluxo de energia que começa na ponta dos seus dedões dos pés e sobe pela parte de dentro das pernas para se conectar com o fígado e a vesícula biliar antes de seguir em direção aos olhos. Você sente um fluxo desimpedido de energia ou um bloqueio? Experimenta sensações físicas ou energéticas particulares relacionadas com esse canal? Quando você reflete sobre a palavra "raiva", que pensamentos ou sentimentos surgem?

Leve agora a consciência para os pulmões e o meridiano do Pulmão, observando o fluxo de energia que começa perto do umbigo, sobe pelo tórax em direção aos ombros e desce pelos braços até a ponta dos polegares. Você sente um fluxo desimpedido de energia ou um bloqueio? Experimenta sensações físicas ou energéticas particulares relacionadas com esse canal? Quando você reflete sobre as palavras "preocupação" e "tristeza", que pensamentos ou sentimentos surgem?

Leve agora a atenção para o baço e para o meridiano do Baço, sentindo o fluxo que começa nos dedões dos pés, sobe pela parte de dentro das pernas até chegar às axilas. Uma das ramificações do canal se estende dentro do corpo até o baço, conectando-se também com o estômago e o coração. Você sente um fluxo desimpedido de energia ou um bloqueio? Experimenta sensações físicas ou energéticas particulares relacionadas com esse canal? Quando você reflete sobre a possibilidade de que o excesso de pensamentos pode estar exaurindo o chi do Baço, o que aflora para você? Você tem pensado demais ao trabalhar longas horas ou refletir a respeito de um problema ou desafio?

Por último, leve a atenção para os rins e para o meridiano do Rim, sentindo o fluxo de energia que começa no centro da sola de cada pé, subindo pela parte de dentro das pernas até se dividir em duas ramificações nos rins. Essas ramificações passam através do tórax, entrecruzando-se no meridiano do Pericárdio, e subindo até a base da língua. Você sente um fluxo desimpedido de energia ou um bloqueio? Experimenta sensações físicas ou energéticas particulares relacionadas com esse canal? Quando você reflete sobre as palavras "medo" e "choque", que pensamentos ou sentimentos surgem?

Onde quer que você tenha sentido uma constrição, desarmonia ou energia do chi desgastada, peça ao Espírito para desobstruir o(s) canal(is) particular(es), deixando que o Espírito seja o seu acupunturista invisível de energia sutil. Quando você sentir o Espírito movendo a energia para restabelecer a energia no seu corpo, mente e alma, confirme a sabedoria superior empregada pelo Espírito. Tudo dentro e fora de você está agora estabelecido no lugar adequado, possibilitando que você respire profundamente e reingresse no mundo cotidiano.

Depois de concluir a meditação, passe alguns momentos recapitulando o que você aprendeu. Como era o fluxo dos seus meridianos do Coração, do Fígado, do Pulmão, do Baço e do Rim? Para você, que emoções precisavam ser equilibradas, quer acalmadas, quer estimuladas? Se você descobriu meridianos que precisavam ser equilibrados e revigorados, consulte as seguintes seções, que oferecem remédios da medicina tradicional chinesa:

- "O Relógio Biológico e os Ciclos do Chi", no Capítulo 3.
- "Os Alimentos e as Emoções na Medicina Tradicional Chinesa", no Capítulo 19.
- "O Reino Fitoterápico", sobre ervas chinesas, no Capítulo 20.

18

A CURA PELA RESPIRAÇÃO

"A respiração precisa ser instigada ou adulada,
como quando capturamos um cavalo no campo;
não fazemos isso correndo atrás dele e sim
ficando em pé com uma maçã na mão."

B. K. S. IYENGAR

A respiração é a maior aliada de todos os seres humanos, conectando-nos à vida em todos os momentos. A respiração também é uma das grandes ferramentas do praticante de energia sutil, conectando-nos à pulsação da energia dentro de nós e dos nossos clientes.

Em todas as grandes tradições do mundo, as palavras para *respiração* e *espírito* são a mesma. A palavra latina *spiritus* significa "respiração". A palavra grega *pneuma* se refere tanto à respiração quanto ao espírito. E a palavra hebraica *ruah* diz respeito ao espírito e ao alento divino que anima toda a vida.

Levar a atenção para a respiração é como encorajar um pequeno milagre. Na cura da energia sutil, levar conscientemente a percepção para a inalação e a exalação estabelece uma base para que toda a cura aconteça — seja essa cura emocional, física, mental ou espiritual. Ao seguir a trilha na qual a respiração nos conduz, descobrimos onde, no nosso corpo físico e/ou no nosso corpo de energia sutil, existe tensão, abertura, dor, energia, medo, entusiasmo e um sem-número de outras sensações, sentimentos e pensamentos. Sem que precisemos identificar, designar ou enunciar a nossa experiência, a respiração pode nos *alcançar*, contornando o intelecto para nos conectar à experiência pura do que está ocorrendo no corpo, na mente e no espírito. Dessa maneira, a respiração nos conecta à verdade da nossa experiência percebida.

Você pode reconhecer a ligação profundamente íntima entre o espírito e a respiração com cada uma das técnicas respiratórias deste capítulo, as quais pode usar com eficácia tanto para si mesmo como para seus clientes.

UMA BREVE HISTÓRIA DO PRANA: O ALENTO DA VIDA

No sistema hindu tradicional, *prana* é o tipo mais básico de energia. O radical da palavra *prana* é *pra*, que significa "encher". Presente em todas as coisas, o *prana* é a força vital essencial; ele é a corrente ascendente no corpo que preenche todo o universo.

Por ser a base do sistema de energia hindu, o *prana* é cultivado e utilizado na ciência da respiração conhecida como *pranayama*. Enquanto *prana* representa a força vital infinita, *ayama* significa "aumentar, estender ou controlar". Por conseguinte, *pranayama* é a prática de nos preenchermos conscientemente com o alento da vida.

Na prática, o *pranayama* é um conjunto de exercícios respiratórios projetados para levar mais oxigênio ao cérebro, ativar o sistema de energia sutil e controlar a energia vital do corpo.

A RESPIRAÇÃO CIRCULAR: SETE POR SETE

A Respiração Circular é a técnica básica dos antigos yogues e a prática mais fundamental do *pranayama*. Nos Estados Unidos desde as décadas de 1960 e 1970, essa forma de *pranayama* tem estado na essência dos sistemas de trabalho respiratório transformacionais, como o Renascimento [*Rebirthing*] (desenvolvido por Leonard Orr) e o Trabalho Respiratório Holotrópico (desenvolvido pelo dr. Stanislav Grof e por Christina Grof, Ph.D.).

A Respiração Circular beneficia nosso sistema de energia sutil das seguintes maneiras:

Abrindo os chakras. Inspirar e soltar o ar sete vezes é uma maneira poderosa de abrir todos os chakras que estão dentro do corpo. Essa respiração pode ser feita sempre que necessário ao longo do dia. Você pode usar a versão breve enquanto executar um trabalho de energia sutil em si mesmo ou em outra pessoa, usando essa respiração para respaldar a cura e incentivar os clientes a fazer o mesmo.

Trazendo alívio para a ansiedade, o trauma e o choque. Quando você estiver lidando com níveis elevados de estresse, de ansiedade ou de um trauma agudo, ou quando estiver trabalhando para resolver um antigo trauma, a versão breve da Respiração Circular é extraordinariamente proveitosa. As sete inalações e exalações deslocam, suavizam e acalmam várias energias, emoções e formas-pensamento de maneira excepcional.

Existem duas práticas básicas de Respiração Circular: a longa e a breve. Ambas as versões podem ser incorporadas a qualquer tipo de prática de meditação.

Prática Longa da Respiração Circular

Para uma prática avançada, reserve vinte minutos de seu tempo e vá para um lugar tranquilo e confortável, onde você possa relaxar. Feche suavemente os olhos. Comece devagar e respire plenamente no abdômen através do nariz. Visualizando a sua respiração como um ciclo contínuo, inspire durante sete segundos e, em seguida, solte o ar durante sete segundos. Não pare quando acabar de inspirar ou de soltar o ar.

Depois de mais ou menos dez minutos, acelere a respiração de maneira a levar apenas dois segundos inspirando e dois segundos soltando o ar. Retorne a uma respiração mais lenta nos últimos minutos, para readaptar a respiração à realidade do dia a dia. (Algumas pessoas executam a Respiração Circular longa durante uma hora, aumentando o ritmo da respiração na marca de vinte minutos, e depois passando os últimos cinco minutos desacelerando a respiração.)

Prática Breve da Respiração Circular

A prática longa nem sempre é viável ou mesmo necessária. Apenas inspirar e soltar o ar sete vezes, sem interrupção — sem fazer uma pausa entre a inalação e a exalação —, pode estabilizá-lo, centrá-lo e purificá-lo. O segredo é fazer isso conscientemente.

EXERCÍCIO RESPIRATÓRIO PARA EQUILIBRAR OS CHAKRAS

Extraído dos Yoga Sutras de Patanjali, esta técnica de controle da respiração, originalmente conhecida como *Anuloma Viloma Pranayama*, é um exercício de respiração alternada com as narinas. Ele se destina a purificar os canais psíquicos (*nadis*) através dos quais fluem o *prana* e a *kundalini*. Desse modo, este exercício abre, ativa e equilibra cada um dos chakras no interior do corpo, bem como os chakras de fora do corpo incorporados a muitos sistemas de chakras.

O *sushumna nadi*, o canal central principal, percorre a coluna vertebral. O *ida nadi* (o canal de energia mental feminina, passiva e refrescante) e o *pingala nadi* (o canal de energia física masculina, ativa e quente) acompanham a coluna e se entrelaçam com ela. Quando o fluxo através desses canais é harmonizado, como acontece neste exercício, o *prana* e a *kundalini* ativam e equilibram cada um dos sete chakras.

Como esta prática ativa a energia do *prana* e da *kundalini* e desperta os chakras, ela causa um impacto positivo, de amplas consequências, no corpo, na mente e no espírito. Entre os seus benefícios estão:

- Fortalecer e tranquilizar o sistema nervoso.
- Melhorar o funcionamento do sistema respiratório.
- Purificar e oxigenar o sangue.
- Acalmar a mente, aumentando a paz interior e a tranquilidade.
- Cultivar estados meditativos de consciência.

- Criar equilíbrio, harmonia e ritmo em todo o sistema mente-corpo.
- Preparar o sistema para práticas mais avançadas de *pranayama*.

PASSO A PASSO DO EXERCÍCIO RESPIRATÓRIO QUE EQUILIBRA OS CHAKRAS

1. Sente-se ereto em uma posição confortável. Se for possível, sente-se com as pernas cruzadas (*sukhasana*). Feche suavemente os olhos.
2. Eleve a coluna vertebral, alongando ou estendendo o pescoço. Para alinhar a coluna com a nuca, leve o queixo para trás e levemente para baixo.
3. Flexione os dedos indicador e médio da **mão direita** dentro da palma, de maneira que apenas o polegar, o dedo anular e o dedo mínimo fiquem estendidos.
4. Leve a atenção para a respiração e respire cinco vezes pelo nariz, lenta e profundamente.
5. Feche delicadamente a narina direita com o **polegar direito** e *inspire* lenta e completamente através da narina esquerda, contando mentalmente de um a quatro.
6. Feche delicadamente a narina esquerda com o **dedo anular** e o **dedo mínimo** da mão direita e solte a narina direita. *Solte o ar* através da narina direita enquanto conta de um a quatro.
7. Em seguida, inspire pela narina direita, mantendo a narina esquerda fechada com os dedos anular e mínimo da mão direita. Conte novamente de um a quatro.
8. Por fim, feche a narina direita com o polegar e solte o ar apenas pela narina esquerda, enquanto conta silenciosamente de um a quatro.

Observação: Como em qualquer outra prática, faça este exercício apenas enquanto se sentir à vontade. Comece devagar e vá aumentando o tempo aos poucos, no seu próprio ritmo. Se uma das narinas estiver bloqueada, abstenha-se temporariamente de fazer o exercício.

AUMENTANDO O CHI: A PRÁTICA RESPIRATÓRIA NISHINO

Um método respiratório desenvolvido por Kozo Nishino, especialista japonês em *chi*, tem demonstrado elevar os níveis de *chi* e também inibir o desenvolvimento de células cancerosas, entre outros benefícios.[1]

A prática é simples: você fica em pé e relaxa, alonga e contorce ou gira qualquer parte do seu corpo, fazendo uma série de respirações lentas e profundas no ritmo de um ciclo de respiração durante um ou dois minutos. Para alcançar esse padrão respiratório, comece reduzindo a respiração para doze a dezesseis respirações por minuto e depois para seis respirações por minuto. Mas nunca se obrigue a ir além da sua capacidade ou a atingir o ponto de vertigem.

Se quiser usar esta prática com um cliente, você e ele ficam em pé, um de frente para o outro, e estendem as mãos. Suas mãos devem tocar as do cliente, a mão direita com a mão direita, a mão esquerda com a mão esquerda, palma com palma. Respirando lentamente, alternem-se enviando *chi* um para o outro, várias vezes, através das mãos.

Você pode utilizar esta prática para efetivamente ajudar o *chi* a se deslocar completamente através do corpo do cliente. Na prática Nishino, o *chi* se torna tão forte que o praticante consegue efetivamente derrubar o cliente. Você não deve empurrar seu *chi* com muita força em uma sessão com um cliente.

A TÉCNICA DE RESPIRAÇÃO ONEIDA

A Tribo Oneida, uma das nações dos índios norte-americanos (também conhecidos como o Povo da Pedra Ereta), oferece um simples exercício respiratório que é imensamente poderoso na sua capacidade de renovar, reequilibrar e regenerar o corpo e a mente com a energia vital da Terra. Este exercício possibilita que você

- libere e recicle energias tóxicas, sejam elas físicas, mentais ou emocionais;
- descarregue frequências eletromagnéticas (EMFs) captadas de computadores, telefones celulares e outros aparelhos eletrônicos; e
- restabeleça o contato com o mundo natural.

Para executar esta técnica respiratória, pise com firmeza no chão. Inspire devagar e profundamente pelo nariz, deixando que toda a tensão e o estresse desçam pelo seu corpo, saiam através de seus pés e penetrem a Mãe Terra bem fundo. Repare que sua inspiração força seus problemas para baixo, com a respiração fazendo o trabalho para você. Entregue todas as suas inquietações, preocupações, receios ou dores para a Grande Mãe, na certeza de que ela está feliz por aliviá-lo de quaisquer fardos e reciclar as energias de uma maneira benéfica.

Agora, abra a boca, e enquanto solta o ar, imagine que você está atraindo uma energia viçosa e revigorante da Mãe Terra através da sola dos seus pés, observando-a subir através do seu corpo e sair pelo alto da sua cabeça. Deixe que essa energia vital da Terra o purifique e o revigore em todos os níveis.

Faça este exercício em uma rodada de quatro respirações — quatro inalações pelo nariz e quatro exalações pela boca. Para obter o benefício máximo desta técnica, você pode utilizá-la várias vezes durante o dia.

19

OS ALIMENTOS COMO MEDICINA VIBRACIONAL

"Mais do que comer *sundaes com calda de chocolate, nós queremos que a nossa vida* seja *um sundae com calda de chocolate. Queremos compreender quem nós somos."*

GENEEN ROTH

Em quase todas as culturas, a comida sempre desempenhou um papel físico e espiritual, e com isso, muitas regras foram transmitidas. A tradição judaica proíbe a ingestão de porco, os hindus proíbem a ingestão da carne de boi e muitas tribos dos índios norte-americanos proíbem a ingestão de alimentos que não sejam sagrados. Por outro lado, existem alimentos que conferem poder espiritual. As cerimônias indígenas frequentemente se baseiam em rigorosas regras a respeito da comida a ser servida. Quando realizei duas semanas de cerimônias xamânicas no Peru, fui submetida a uma dieta *icaro,* ou dieta de purificação do xamã. Os alimentos que me foram oferecidos não continham sal, açúcar e carnes pesadas, e eram conhecidos por criar um corpo saudável e uma psique aberta.

O que cada um desses exemplos demonstra é que a comida é um medicamento poderoso. Às vezes, o remédio reside naquilo que *absorvemos* e, às vezes, ele depende do que *deixamos de ingerir*. A questão é: como saber o que comer ou beber, e o que deixar de ingerir?

Em meio a um excesso de opções (não raro conflitantes), existe dentro de cada um de nós a pequena voz serena que sabe a resposta para a nossa pergunta. É a voz do nosso eu intuitivo, a nossa parte que está inerentemente conectada à nossa verdade mais profunda e sempre sintonizada com o que nosso corpo, mente e alma precisam. Nossa intuição nos faz lembrar que temos que desacelerar, ouvir e prestar atenção às mensagens e sinais que o nosso corpo continuamente nos envia. Essas mensagens podem ser transmitidas de várias maneiras, como em uma fome genuína, desejos ardentes, vícios, alergias, disposições de ânimo benéficas e prejudiciais, níveis de energia altos e baixos, desconforto físico e sensações prazerosas.

O propósito deste capítulo é ensinar a você como prestar atenção intuitiva ao que o seu corpo precisa neste momento, valendo-se de uma série de perspectivas energéticas da comida. Se você for um praticante de energia sutil, as ferramentas e informações contidas aqui também poderão ser usadas com os clientes, quando você julgar apropriado.

O trabalho efetivo está centrado no processo de um diário de sete dias de Alimentação Intuitiva apresentado no início deste capítulo. Esse diário ajudará você ou seus clientes a relacionar emoções, convicções e desejos por comida específicos. O restante do capítulo oferecerá então ideias para a utilização da comida como uma ferramenta de cura da energia sutil, como alimentos que podem equilibrar os chakras e os sabores (na teoria de cinco fases da medicina tradicional chinesa) que podem equilibrar os órgãos internos.

A ALIMENTAÇÃO INTUITIVA: O PROCESSO DO DIÁRIO DE SETE DIAS PARA UMA SAÚDE VIBRANTE EM TODO O CORPO

A Planilha da Alimentação Intuitiva, um diário e acompanhamento, o ajudará a se sintonizar com a interligação das emoções, pensamentos, escolhas alimentares e o corpo sutil.

A COMIDA, A DISPOSIÇÃO DE ÂNIMO E A MENTE

A lista de conexões entre os alimentos, as emoções e as convicções abaixo pode ser usada como uma referência independente ou junto com o processo de conscientização da Alimentação Intuitiva e o diário.

Os desejos intensos são lembretes importantes do corpo e são o jeito dele de nos informar a respeito de nossas necessidades emocionais. Eles também podem fornecer pistas relacionadas com as convicções limitantes ou o solilóquio que pode estar contribuindo para um transtorno emocional, seja esse distúrbio um padrão temporário secundário ou um padrão crônico debilitante.

As ligações entre os alimentos e os sentimentos descritas aqui podem esclarecer em parte a interação entre certos pensamentos, sentimentos e emoções que talvez estejam demandando sua atenção. Veja a seguir exemplos com os quais todos podemos nos identificar.

AS MENSAGENS EMOCIONAIS DA COMIDA

Esta lista poderá ajudá-lo a começar a perceber seus desejos intensos e escolhas alimentares através de uma lente de autoaceitação, autorrespeito e bondade. Por exemplo, se constatar que vem comendo principalmente comidas crocantes, como pipoca, aipo e *chips*, você poderá deduzir que está zangado. Dedique algum tempo à tentativa de descobrir com o que ou com quem você está zangado, e quais limites da energia sutil você acredita que foram violados ou que você esteja violando em relação a outras pessoas. Se as páginas do seu diário estiverem cheias de pedaços de pão ou farináceos pegajosos, você provavelmente está procurando conforto nos lugares errados — na comida em vez de nos relacionamentos. Ao refletir sobre a sua alimentação, você pode entrar em contato com seu coração e responder às suas necessidades mais profundas de maneiras que envolvam um amor por si mesmo maior do que literalmente alimentar seus sentimentos. Se você mudar sua atitude e seu comportamento, seus desejos por comida e seus hábitos alimentares também se tornarão mais saudáveis.

Alimentos crocantes: raiva. Os alimentos crocantes nos ajudam a extravasar a nossa raiva de maneira segura, oferecendo-nos uma saída para que não tenhamos que lidar com as pessoas ou circunstâncias que estão nos deixando zangados.

Alimentos salgados: medo. Ansiamos por alimentos salgados porque queremos ter mais "tempero" na nossa vida, mas estamos amedrontados demais para correr o risco.

Produtos com um elevado teor de glúten ou trigo: conforto e segurança. O que é mais reconfortante do que uma fatia de bolo recém-saído do forno, purê de batata ou um prato de macarrão? Os produtos com glúten nos oferecem o conforto e a segurança que precisamos de uma forma não ameaçadora. Alguma vez você já foi rejeitado por uma fatia de bolo?

Laticínios (leite, sorvete, queijos gordurosos). Nosso primeiro alimento foi o leite — o leite materno. Laticínios açucarados e/ou gordurosos representam o amor incondicional que recebemos — ou deveríamos ter recebido — no início da infância. Ansiamos por laticínios e comida quando desejamos amor incondicional e proteção e não conseguimos encontrá-los na nossa vida cotidiana.

Chocolate: impulso sexual. Somos todos seres sensuais e sexuais. Comer chocolate é uma maneira segura de nos sentirmos sensuais quando nossa vida carece de romance. Também é um substituto para o sexo e o amor físico de que precisamos, mas que podemos estar amedrontados demais para obter.

Álcool: aceitação. Se você não se sente aceito por ser quem você realmente é, ou pior, se você foi punido por ser você mesmo quando era jovem, o álcool pode propiciar a ilusão da autoaceitação. Ele também pode protegê-lo dos perigos percebidos da intimidade. O açúcar no álcool pode funcionar como um substituto para a animação. O milho no álcool pode amortecer os sentimentos de fracasso, e o álcool de cereais pode nos proporcionar os sentimentos afetuosos que talvez estejam ausentes em nossos relacionamentos.

PLANINHA DA ALIMENTAÇÃO INTUITIVA

Dia nº _____ (data):

Minha meta principal de hoje em relação à comida (por exemplo, cura, regeneração, perda de peso, energia vigorosa):

Meu desejo mais profundo hoje com relação à comida:

Os sentimentos que eu gostaria de estimular hoje sugerem que eu coma o seguinte (consulte a seção "As Mensagens Emocionais dos Alimentos" neste capítulo):

Entre os alimentos que devo evitar para que eu possa lidar melhor com minhas emoções estão (consulte a seção "As Mensagens Emocionais dos Alimentos" neste capítulo):

Entre os alimentos que devo evitar para que eu possa lidar melhor com meus estados mentais estão (consulte a seção "As Mensagens Mentais dos Alimentos" neste capítulo):

Entre os alimentos que intensificam um determinado chakra estão os seguintes (consulte "Os Alimentos e os Chakras"):

Entre os sabores que devo escolher para modificar minhas emoções estão os seguintes (consulte "Os Alimentos e as Emoções na Medicina Tradicional Chinesa"):

Entre as maneiras de incorporar as necessidades dietéticas sazonais estão as seguintes (consulte "Comendo de Acordo com as Estações no Ayurveda"):

Com base no meu *dosha* (consulte "Os Alimentos dos Yogues"), posso incorporar os seguintes *rasas*, ou sabores, para acentuar meu tipo de corpo (consulte "Os *Rasas*, ou os Seis Sabores"):

ENTRANDO EM SINTONIA CONSIGO MESMO: PERGUNTAS PARA DESENVOLVER A CONSCIÊNCIA

O que eu comi hoje:
O que eu *queria* comer (se for diferente do que eu efetivamente comi):

Quando comi hoje (horas específicas):

Onde comi hoje (o ambiente):
Com quem eu comi:

Meu estado emocional imediatamente antes de eu comer:

Meu estado emocional depois de eu comer:

Meus pensamentos predominantes enquanto eu comia (o meu diálogo interior):

Meus pensamentos predominantes depois de eu comer:

Minha energia imediatamente antes de eu comer:

Minha energia depois de eu comer:

Recebi alguma orientação interior intuitiva antes de comer em algum momento do dia de hoje? Caso isso tenha acontecido, qual(is) foi(foram) a(s) mensagem(ns)? Eu segui a orientação?

Intuitivamente, qual chakra eu senti que precisava de nutrição hoje?

Dei a esse chakra os alimentos ou a nutrição de que ele precisava? Existe algum alimento particular que eu poderia incluir em minhas refeições amanhã para sustentar, alimentar e equilibrar esse centro de energia?

Foco de cura especial: para lidar com a minha doença ou problema atual (seja ela[e] aguda[o], crônica[o] ou potencialmente fatal), sinto de maneira intuitiva, ou um praticante profissional sugeriu, que eu poderia adicionar ou eliminar o seguinte da minha alimentação:

Observações finais (percepções intuitivas, sentimentos ou pensamentos):

Açúcar: animação. Quando não conseguimos ficar animados por nós mesmos, o açúcar faz isso para nós; se não somos capazes de permitir que outra pessoa compartilhe alegria conosco, podemos usar o açúcar como um companheiro de divertimento substituto.

Milho: sucesso. Todos queremos ser e nos sentir bem-sucedidos. Comer milho ou produtos derivados do milho pode não apenas nos imbuir momentaneamente de uma sensação de sucesso profissional, como também nos proteger de sentimentos de insegurança e fracasso profundamente arraigados.

Alimentos gordurosos: vergonha. Os alimentos gordurosos ocultam a nossa vergonha interior. Eles também nos envolvem em uma bolha de vergonha (gordura), de modo que ficamos a salvo das outras pessoas. Afinal de contas, deixar que alguém se aproxime poderá nos fazer sentir pior ainda a respeito de nós mesmos.

AS MENSAGENS MENTAIS DOS ALIMENTOS

Na tabela a seguir encontram-se convicções limitantes comuns e mensagens internas negativas relacionadas com determinados alimentos. Quando você examinar a sua planilha de Alimentação Intuitiva, observe que tipos de alimentos aparecem com mais frequência, bem como em que circunstâncias isso acontece. Essa informação lançará luz sobre as crenças inconscientes que poderão estar ativas no seu sistema de energia sutil.

OS ALIMENTOS E OS CHAKRAS: COMENDO DE MANEIRA VIBRACIONAL PARA O CORPO SUTIL

Você pode fortalecer um chakra particular ingerindo os alimentos e suplementos que estão energeticamente associados a ele, desde que você não seja alérgico a eles e não exagere. Todos os alimentos contêm mensagens baseadas em frequências e têm a capacidade de modificar a nossa vibração. Na página 265, você encontrará exemplos de alimentos e suplementos baseados nos chakras e as mensagens energéticas que eles transmitem.

A COMIDA DOS YOGUES: UMA SÍNTESE DOS ALIMENTOS NA TRADIÇÃO AYURVÉDICA

De acordo com a medicina ayurvédica, a melhor maneira de comer e supervisionar suas emoções depende do tipo de constituição do seu corpo, ou *dosha*. Os *doshas* são determinados pelos elementos, bem como por atributos físicos e mentais. Seguem-se os princípios básicos por trás dos três *doshas*:

Vayu (também conhecido como *vata*) é um princípio de impulso que controla o sistema nervoso e é formado por ar e éter. **Características da pessoa vayu-dosha**: alta e magra, falante, mente inconstante, pele grossa, cabeluda, prefere pratos picantes e oleosos, tende a ter prisão de ventre, adora viajar, aprecia a vida, tem o sono irregular.

Pitta é um princípio de energia que governa o sistema biliar, ou metabólico, e é composto por fogo e água. **Características da pessoa pitta-dosha:** compleição média, sua muito, pele rosada, calvície precoce, impaciente, relativamente falante, adora comer e beber, valente e ambiciosa, tem o sono regular.

Kapha é um princípio de fluido corporal que regula o sistema muco-fleumático, ou excretório, e é formado por água e terra. **Características da pessoa kapha-dosha:** baixa e corpulenta, sua muito, pele clara, mente estável, pode ser silenciosa, apetite e sede normais, descansa bastante, dorme profundamente.

MENSAGENS MENTAIS DOS ALIMENTOS

Alimentos	Crenças ou Mensagens
Alimentos crocantes	A raiva causa problemas. Se uma pessoa fica zangada comigo, ela não gosta de mim.
Alimentos salgados	É perigoso ficar animado ou empolgado. Ser diferente causa rejeição. Garotas não se arriscam. Não é seguro correr riscos.
Produtos com elevado teor de glúten ou trigo	Ninguém me dará o que eu realmente preciso. O mundo não é um lugar seguro. A única pessoa com quem eu posso contar para amor ou conforto sou eu mesmo.
Laticínios (leite, sorvete ou queijo)	Sou detestável. Ninguém jamais me amará do jeito que realmente sou. O amor é condicional.
Chocolate	O sexo é uma coisa ruim. A minha sensualidade é perigosa.
Álcool	As pessoas me magoarão se eu mostrar quem realmente sou. Ninguém aceitará o meu verdadeiro eu.
Açúcar	Divertir-me não é aceitável (é uma coisa ruim). Não mereço ficar alegre.
Milho	O sucesso conduz ao orgulho. Sou um fracasso. Nunca serei bem-sucedido.
Alimentos gordurosos	Sou uma má pessoa. Não mereço nada de bom. Não mereço ser amado.

Se você não tem certeza de qual *dosha* combina com você, examine as seguintes descrições de desequilíbrio e equilíbrio em cada *dosha*. Qual delas o descreve melhor?

Vayu (ou vata): quando em equilíbrio, as pessoas com esta constituição são vibrantes, animadas, entusiásticas, têm a mente clara e alerta, são flexíveis, alegres, imaginativas, sensíveis, falantes e apresentam uma reação rápida. **Quando esse *dosha* está desequilibrado**, as pessoas são inquietas, instáveis, ansiosas ou preocupadas, têm o sono leve e a tendência de se extenuar, ficar fatigadas, sofrer de prisão de ventre e apresentar peso abaixo do normal.

Pitta: quando em equilíbrio, essas pessoas são carinhosas, amorosas, contentes, apreciam os desafios, têm digestão intensa, tez radiante, boa concentração, falam articuladamente e com precisão, são corajosas e audaciosas, são sagazes e intelectuais. **Quando esse *dosha* está desequilibrado**, elas podem ser perfeccionistas e exigentes; tendem a sentir frustração, raiva, irritabilidade e impaciência; têm erupções cutâneas e ficam precocemente grisalhas ou calvas.

Kapha: quando em equilíbrio, essas pessoas são afetuosas, compassivas, pacientes, indulgentes, emocionalmente constantes, relaxadas, lentas, metódicas, estáveis e otimistas, têm boas lembranças, são perseverantes e mostram resistência natural à doença. **Quando esse *dosha* está desequilibrado**, elas são frequentemente complacentes, embotadas, apáticas, possessivas e apegadas demais; costumam ter o peso acima do normal, pele oleosa, alergias, digestão lenta e tendência para dormir demais.

Com base na sua avaliação básica dos *doshas*, você pode examinar as seções a seguir sobre alimentos que acalmam seu *dosha*, a alimentação sazonal e a importância dos seis sabores (ou *rasas*) do Ayurveda para verificar se existem algumas coisas que você poderia modificar na sua alimentação agora a fim de restabelecer o nível de equilíbrio de energia que você talvez esteja procurando. E não deixe de prestar atenção aos sussurros da sua voz intuitiva à medida que for avançando.

ALIMENTOS QUE ACALMAM OS *DOSHAS*

Vayu (ou vata): dê preferência às comidas com uma textura moderadamente pesada, como sopa de arroz silvestre ou creme de flocos de trigo; todos os tipos de óleos; os sabores salgado, ácido e doce; e os alimentos calmantes e que satisfazem o apetite. Evite a carne vermelha, o milho e o centeio. Também é bom limitar a ingestão de certas frutas adstringentes, como a pera, o oxicoco e a maçã (quando cozidas, contudo, essas frutas funcionam muito bem).

Pitta: escolha alimentos frios ou mornos, mas não muito quentes; texturas moderadamente pesadas; e os sabores amargo, doce e adstringente. Seja moderado com os alimentos gordurosos e oleosos, e procure evitar alimentos salgados e ácidos, como picles e creme de leite azedo. As saladas, com verduras adstringentes e com temperatura fria, são excelentes para equilibrar o *pitta* hiperativo. Flocos de cereais frios, torrada de canela e suco de maçã são um café da manhã perfeito.

COMENDO PARA NUTRIR OS CHAKRAS

Chakras	Alimentos	Mensagens Espirituais
Um	Alimentos vermelhos, como carne, beterraba, uva, morango e cereja	Você merece estar vivo, em segurança, forte e entusiasmado.
Dois	Alimentos alaranjados, como inhame, salmão, batata-doce, mamão e trigo	Seus sentimentos são bons, desejados e desejáveis.
Três	Alimentos amarelos, especialmente milho, e também toranja e abóbora	Você merece o sucesso. Você é inteligente. Pode aprender o que você precisa saber.
Quatro	Alimentos verdes, como as verduras e os molhos	Você é amado e digno de amor. Merece ter relacionamentos saudáveis.
Cinco	Alimentos azuis, como as frutas silvestres, bem como todos os condimentos, que estimulam a boca	Você pode ser honesto e ter integridade. Pode manifestar as suas necessidades. É seguro se comunicar.
Seis	Alimentos roxos, como as uvas, e substâncias que induzem visões, como o vinho, o tabaco e o cacau orgânico	Você é aceitável como você é. Você é feito à imagem do Criador. Merece fazer escolhas saudáveis.
Sete	Alimentos brancos, como pastinaca, aspargo branco e peixe; substâncias cerimoniais como o absinto (usado no licor de mesmo nome), a kava [Piper Methysticum], a sálvia, o vinho e o pão (como na comunhão); ervas sagradas, entre elas a sálvia e o capim-limão	Você tem um destino exclusivo. Está conectado ao Divino. Existe um destino divino.
Oito	Alimentos negros (à base de carbono), como o álcool, o café, a farinha branca e o açúcar; alimentos de significado em vidas passadas (frequentemente aqueles que desencadeiam problemas); também a prata coloidal	Você pode recorrer ao passado para orientação e poder. Merece ser libertado do passado. Você pode escolher um novo futuro.
Nove	Ouro coloidal, pólen de abelha, mel; também os alimentos que simbolizam sua alma	Você está destinado à grandeza.
Dez	Alimentos da terra: nozes em geral, grãos, batata, ervas, água	Seu corpo é o lugar do encontro entre o Divino e a natureza.
Onze	Substâncias vibracionais, como tinturas homeopáticas, chás e água-benta	A negatividade pode se transmutar em positividade.
Doze	Minerais e vitaminas; substâncias que beneficiam a sua fisiologia exclusiva	Você é plenamente humano e divino.

Kapha: escolha alimentos mornos e leves, cozidos sem muita água. Adicione os sabores amargos (alface romana e outras verduras), picantes (ervas e condimentos) e adstringentes (maçã, romã, oxicoco, pera e leguminosas) na maioria das refeições, ou até mesmo em todas elas. Consuma uma quantidade mínima de manteiga, óleo e açúcar. A ingestão de alimentos condimentados promoverá melhor digestão e aquecerá o corpo. Sei que é difícil, mas evite todos os tipos de açúcar, com exceção de mel no estado bruto.

A ALIMENTAÇÃO SAZONAL DO AYURVEDA

O Ayurveda reconhece seis estações em vez de quatro, e cada estação envolve recomendações gerais sobre a alimentação e atividades que respaldam a saúde e a felicidade.

Setembro-outubro — *Vasanta-ritu,* primavera. Faça refeições leves e durma pouco.

Janeiro-fevereiro — *Grishma-ritu,* verão. Faça refeições leves e tome bebidas frias.

Março-abril — *Varsha-ritu,* outono. Reforce o apetite e coma alimentos quentes.

Novembro-dezembro — *Sharad-ritu,* breve verão. Coma alimentos frios, doces e adstringentes.

Maio-junho — *Hemanta-ritu,* inverno. Coma e se exercite bastante.

Julho-agosto — *Shishira-ritu,* inverno frio. Assim como em *Hemanta-ritu,* coma e se exercite, dedicando também algum tempo para reflexão.

OS *RASAS* OU SEIS SABORES

A alimentação é um aspecto importante da medicina ayurvédica, como também o é na medicina tradicional chinesa, e a comida está intimamente conectada aos elementos da natureza em nós e à nossa volta. A bela alquimia do Ayurveda envolve combinar, evitar ou aumentar de maneira adequada alimentos e condimentos de diferentes naturezas. Essas naturezas são mostradas nos seis *rasas,* ou sabores, básicos do Ayurveda.

Doce: adiciona os elementos da terra e da água; nutre, esfria e umedece; inclui o arroz, o trigo e o açúcar.

Ácido: adiciona a terra e o fogo; aquece e lubrifica; inclui as frutas ácidas.

Salgado: adiciona água e fogo; dissolve, suaviza e estimula; em todos os sais.

Amargo: adiciona ar e éter; esfria, seca e purifica; nas hortaliças verdes e em temperos como a cúrcuma e o hidraste.

Picante: adiciona ar e fogo; aquece, seca e estimula; no gengibre e na mostarda.

Adstringente: adiciona ar e terra; esfria e seca; no mel, no leitelho, na romã e em condimentos como a cúrcuma (que também é amarga).

CURA SABOROSA

Rasa/Sabor	Elementos adicionados	O que ele faz pelo corpo	Alimentos nos quais é encontrado
Doce	Terra e Água	Nutre, resfria e umedece	Arroz, trigo, açúcar e raízes comestíveis
Ácido	Terra e Fogo	Aquece e lubrifica	Frutas ácidas
Salgado	Água e Fogo	Dissolve, suaviza e estimula	Sais
Amargo	Ar e Éter	Resfria, seca e purifica	Hortaliças verdes, condimentos como a cúrcuma e o hidraste
Picante	Ar e Fogo	Aquece, seca e estimula	Gengibre, mostarda e pimenta-de-caiena
Adstringente	Ar e Terra	Resfria e seca	Mel, leitelho, feijões, romã e cúrcuma

OS ALIMENTOS E AS EMOÇÕES NA MEDICINA TRADICIONAL CHINESA:
A Abordagem de Cinco Fases para Acalmar o Coração e a Mente

NA MEDICINA TRADICIONAL chinesa, os cinco sabores básicos nos alimentos com frequência são usados para transformar uma emoção em fogo a fim de recalibrar o corpo. Os alimentos também podem ser usados para exaltar e acentuar emoções importantes, bem como para reduzir emoções perturbadoras e acalmar emoções excessivamente estimuladas. A incorporação dos cinco sabores à alimentação reforça a livre circulação do *chi* (a energia da força vital) e acalma e nutre o *shen* (o espírito e a psique).

A partir da perspectiva ocidental, pode parecer confuso acentuar supostas emoções negativas, como a raiva, a preocupação, a tristeza ou o medo, bem como reduzir a emoção da alegria, aparentemente positiva. A partir do ponto de vista oriental, todas as emoções são consideradas normais, reações fisiológicas saudáveis à estimulação, desde que sejam mantidas sob controle e equilibradas. O excesso ou a falta de qualquer emoção, especialmente durante um período prolongado, causará dano patológico aos órgãos e aos meridianos.

Um excesso de alegria, por exemplo, dispersará o espírito e causará ansiedade. Esse tipo de alegria não é do tipo que conduz a uma paz e a uma satisfação profundas, e sim à superexcitação e à hiperatividade. Na ausência da raiva, o *chi* não pode subir, e talvez deixemos de defender a nós mesmos ou os outros. Se não nos preocuparmos o bastante, poderemos deixar escapar alguma coisa importante na nossa vida; não tentaremos nos comunicar e formar vínculos com os outros. O excesso de preocupação conduz ao desespero e à fraqueza. A tristeza nos leva a sentir amor; este seria um mundo superficial se não fôssemos capazes de sentir uma perda. O excesso de tristeza, contudo, fará com que sejamos consumidos pelo pesar. E o medo faz com que o *chi* desça, ajudando-nos a recuar e refletir sobre a situação. Se ficarmos amedrontados demais, a nossa mente ficará dispersa e não conseguiremos pensar corretamente.

Como você pode ver, toda emoção é importante quando está equilibrada e acessível.

Sabor	Meridianos Acentuados	Emoções Acentuadas	Emoções Reduzidas
Ácido	Fígado e Vesícula Biliar	Raiva	Qualidade do Pensamento
Amargo	Coração e Intestino Delgado	Alegria	Tristeza e preocupação
Doce	Baço e Estômago	Qualidade do Pensamento	Medo e choque
Picante	Pulmão e Intestino Grosso	Preocupação e tristeza	Raiva
Salgado	Rim e Bexiga	Medo e choque	Alegria

Observação: Na medicina tradicional chinesa, o relógio biológico é uma ferramenta extraordinária para respaldar um órgão particular e seu meridiano correspondente. Consulte o Capítulo 3 para verificar os ciclos de duas horas de cada órgão.

20

A CURA DO MUNDO NATURAL

"A paz da natureza se derramará sobre você
como a luz do sol se derrama sobre as árvores.
O vento soprará seu frescor sobre você e as tempestades,
sua energia, enquanto as preocupações desaparecerão
como as folhas do outono."

JOHN MUIR

O mundo natural oferece uma abundância extraordinária de remédios terapêuticos, soluções revigorantes para recuperar o nosso corpo e confortar a nossa alma. Não raro repletas de cor e fragrância, essas dádivas terapêuticas aparecem como maravilhas texturais, sua diversidade variando entre folhas robustas, óleos suavizantes e pedras de uma beleza inacreditável. Embora este capítulo ofereça maneiras práticas de utilizar substâncias como ervas, essências de flores, óleos essenciais, pedras preciosas e medicamentos homeopáticos nos seus empreendimentos de cura, ele é, ao mesmo tempo, uma celebração da generosidade da natureza.

A festa começa com uma olhada nos elementos essenciais que nos sustentam noite e dia.

O MUNDO DOS DEZ ELEMENTOS

Da medicina alopática ao xamanismo, em todos os cantos do mundo, todas as tradições de cura, em última análise, e baseiam nos elementos e derivam deles. O chão onde pisamos, o ar que respiramos e a poeira das estrelas fazem parte da nossa constituição básica; nós e os elementos estamos inextricavelmente unidos.

Depois de estudar as tradições de cura indígenas de todos os continentes, compilei a seguinte lista integrada e abrangente dos elementos. Todas as tradições de cura, entre elas a medicina tradicional chinesa, o Ayurveda e o iroquês, reconhecem diferentes combinações dos elementos, e os dez elementos relacionados a seguir aparecem em várias tradições. Depois de ler a breve descrição de cada elemento, você poderá usar o exercício simples que se segue para ajudar um cliente ou para trabalhar em si mesmo.

Água. Transmite energias psíquicas e de sentimento; conforta e cura; lava e purifica. A água pode ser usada para purgar o sistema linfático ou os intestinos de toxinas e purificar o corpo de velhos sentimentos reprimidos.

Fogo. Elimina, expurga e consome; acumula energia, animação e nova vida; é a base do processo de kundalini e é importante na cura. O fogo pode ser usado para purificar o sistema circulatório ou o linfático de toxinas. *Advertência: não use intuitivamente o fogo no coração ou em uma área gravemente inflamada, pois esse elemento acentua a raiva e a inflamação.*

Terra. Constrói, solidifica e protege. A terra pode ser usada para suavizar qualquer área inflamada e reconstruir os tecidos, depois de uma cirurgia, por exemplo.

Ar. Transmite ideias e ideais; possibilita a propagação de energias de lugar para lugar ou de pessoa para pessoa; ativo quando em movimento e orientado; inativo, porém repleto de potencial, quando estacionário. O ar pode ser usado para "soprar para longe" convicções negativas ou iniciar convicções proveitosas.

Metal. Protege, defende e desvia. O metal pode ser usado no campo áurico para desviar energias prejudiciais.

Madeira. Traz vitalidade, adaptabilidade e uma atitude positiva; confere ânimo a um estado deprimido. Imaginar árvores ou plantas acrescenta o elemento madeira à mente, o que pode aliviar a depressão.

Pedra. Fortalece, sustenta e enrijece. A pedra pode ser usada para liberar emoções tóxicas; imagine que está colocando nesse elemento todas as questões ou emoções subconscientes, como a vergonha, e que está jogando a pedra no mar.

Éter. O éter é um gás líquido. Ele é na verdade o "quinto elemento", a energia espiritual que há milênios os cientistas e metafísicos tentam definir. O éter encerra verdades espirituais e pode ser usado para infundir essas verdades espirituais em qualquer sistema, energia, mente ou alma.

Luz. A luz é radiação eletromagnética de vários comprimentos de onda. A luz "escura" é composta principalmente por elétrons que carregam inteligência relacionada ao poder; a luz "clara" é formada sobretudo de prótons que contêm inteligência a respeito do amor. A luz pode ser dirigida, girada, moldada, evocada ou eliminada para produzir praticamente qualquer efeito desejado.

Estrela. A estrela usa verdades espirituais para formar e purificar a matéria física. A estrela pode ser usada para liberar erros de percepção negativos ao expressar a verdade.

A APLICAÇÃO DOS ELEMENTOS

Eis como usar a intuição para atrair ou pedir a ajuda dos elementos a fim de equilibrar o seu sistema de energia sutil.

Com base na situação ou condição que se apresenta, escolha o elemento do qual você ou seu cliente se beneficiarão ao se concentrar nele. Uma vez que o elemento tenha sido identificado, determine intuitivamente se há *excesso* ou *falta* desse elemento particular. Você pode pedir orientação superior para descobrir isso.

Pode adicionar ao corpo físico as propriedades de cura e de equilíbrio de um elemento trazendo-as do mundo exterior e irradiando-as pelo corpo. Em seguida, usando um fluxo de cura de graça, você pode então compartilhar o elemento necessário com qualquer sistema de energia ou parte do corpo que esteja precisando dele. Por exemplo, se o cliente estiver com problemas financeiros e o medo correspondente de sobrevivência e segurança, o primeiro chakra dele poderá ser beneficiado pela força elemental da pedra, a qual poderá ajudá-lo a se sentir firme e estável.

Você pode diminuir as características do elemento de qualquer parte do corpo e também de qualquer um dos sistemas de energia. Por exemplo, se o cliente tiver um problema inflamatório (alimentado pelo elemento Fogo), indício de que a negatividade está afetando o meridiano do Coração, você pode pedir ao espírito do fogo que recue.

Outra maneira de usar os dez elementos para a cura é invocar os espíritos dos elementos para conduzir o diagnóstico e a cura para você. Consulte o exercício Medicina Natural Fácil, na seção a seguir, para obter instruções completas.

TRABALHANDO COM SERES NATURAIS E ELEMENTAIS

Há muito tempo as tradições xamanistas acreditam que tudo na natureza, como seres humanos, plantas ou minerais, tem um espírito e que podemos invocar esses espíritos para nos ajudar na cura. Segue-se uma lista de algumas das melhores fontes para a cura espiritual, junto com o exercício Medicina Natural Fácil, um simples processo de cinco passos para atrair esses espíritos úteis.

Ancestrais. Os ancestrais falecidos podem interagir conosco de muitas maneiras, inclusive como entidades, fantasmas, espíritos e guias espirituais. Eles podem oferecer a cura ou podem assombrar, podem oferecer ajuda ou prejudicar.

Forças da natureza. Entre as forças da natureza estão o vento, as tempestades, a chuva, a luz do sol, os terremotos e quaisquer movimentos naturais do clima e dos elementos. Muitas culturas acreditam que os espíritos controlam essas forças naturais. Alguns desequilíbrios nos corpos físico e de energia sutil podem ser corrigidos pela apropriação da energia disponível por meio das forças naturais.

Espíritos naturais locais. Os espíritos naturais estão geralmente associados a características ambientais particulares, como os vulcões, os cursos d'água, os vales ou as montanhas. Na maioria dos países, nomes culturalmente específicos são atribuídos a locais especiais, os quais são invocados para fins benéficos.

Espíritos da natureza. Estes estão subdivididos nas seguintes categorias básicas:

Seres do submundo, que incluem seres do plano astral, como dragões, e habitantes de cada um dos planos de luz do pós-morte. (Para mais informações sobre o plano astral e os planos de luz, consulte o meu livro *The Journey After Life: What Happens When We Die,* publicado originalmente como *Illuminating the Afterlife.*)

Seres das estrelas, como extraterrestres e seres de outros sistemas planetários.

Seres do mundo das fadas, como as fadas e os unicórnios, bem como os devas, cujo nome significa "seres de luz". Esses seres às vezes interagem com a esfera humana para conceder desejos e oferecer instruções.

Os seres elementais, ou espíritos de cada um dos dez elementos. Muitas tradições xamanistas afirmam que os elementos estão associados a espíritos que transmitem as mesmas propriedades desses elementos. Por exemplo, os seres do fogo vivem no centro da Terra e estão disponíveis para enviar a energia do fogo para a purificação e a transmutação. Os seres da água têm forma de amebas e vivem na umidade; podem ser invocados para a purificação e a renovação. Os seres da pedra podem proporcionar as propriedades de cura das pedras preciosas ou semipreciosas as quais representam, e os seres do metal podem ser invocados com frequência para estabelecer defesa ou proteção, como quando estamos criando limites energéticos.

Os seres da terra, como plantas, mamíferos e répteis, bem como a alma e o espírito deles, com frequência ajudam a raça humana. Eles podem aparecer em uma forma tridimensional, nos nossos sonhos ou como visitantes espirituais. Por exemplo, seu bicho de estimação talvez esteja vivendo com você para espelhar suas próprias necessidades de cura. Eles ficam doentes logo antes de você ficar ou lambem a área do seu corpo que está adoecendo. Os espíritos dos animais podem aparecer em sonhos ou visões para lhe transmitir mensagens ou advertências, para predizer um evento, para compartilhar a energia de cura ou para lhe apresentar simbolicamente a sabedoria necessária para resolver um problema. Os seres da terra incluem os seguintes seres específicos:

- **Totens,** figuras orientadoras que ajudam uma família ou clã particular.
- **Animais de poder**, que podem ajudar alguém em uma tarefa particular ou ao longo da vida; diferentes animais representam diferentes tipos de mensagens (consulte o Capítulo 17, "A Cura dos Antigos").

- **Espíritos das plantas**, os espíritos das plantas e das árvores, que podem dar instruções sobre o uso do mundo das plantas para a cura. Por exemplo, o espírito de uma planta particular pode lhe mostrar como usar as propriedades dela para proporcionar uma cura física ou emocional, ou até mesmo enviar para você qualidades vibratórias para fins de cura. Este último processo pode lhe propiciar o benefício de uma erva, tintura ou planta sem os efeitos colaterais que poderiam estar envolvidos se você as ingerisse.

Dica: *Remédio da planta espiritual* é o termo usado para a conexão intuitiva com as efetivas personalidades do mundo das plantas, bem como com a personalidade do mundo das plantas como um todo, a fim de participar de um processo de cura (como delineado no exercício Medicina Natural Fácil).

Observação: *Familiares* são seres da terra — mamíferos, répteis ou pássaros — que foram enfeitiçados, apanhados em uma armadilha ou manipulados de maneira que os seus poderes estão disponíveis para a pessoa ou entidade interferente que os capturou. As plantas também podem proporcionar orientação divina ou prejudicial.

MEDICINA NATURAL FÁCIL

Este exercício o torna acessível à ajuda de seres sagrados do mundo natural, convidando-os a auxiliá-lo. Você pode entrar em contato com os espíritos de diferentes ervas ou flores, cristais ou pedras preciosas ou não preciosas, bem como fadas, devas ou outros seres do universo natural, associando-se às frequências de cura deles. Você pode, por exemplo, pedir ao deva de um carvalho para lhe dar forças durante uma cirurgia, pedir ao espírito de uma ametista, uma pedra conhecida por suas qualidades protetoras, para ajudar a remover a maldição de um ancestral, ou pedir ao espírito de um falcão, conhecido por sua visão clara e destreza na caça, para detectar detalhes de uma situação que você possa ter deixado escapar. Você pode até mesmo entrar em contato com o espírito de um medicamento ou substância natural particular, como o espírito da aloe vera (babosa) para trazer alívio a uma queimadura.

1. Use a respiração para relaxar em um estado meditativo. Em seguida, use Espírito-para-Espírito a fim de se conectar com os aspectos mais elevados de si mesmo e/ou do cliente.
2. Com base no problema que se apresenta, seja ele físico, emocional ou de outro tipo, evoque o espírito ou ser natural que seria mais benéfico para a pessoa ou distúrbio. A sua orientação superior pode ajudá-lo a localizar o espírito natural específico que é necessário ou um que conduziria a força ou a energia mais benéfica para a sua causa.
3. Peça ao espírito para compartilhar suas propriedades de cura particulares, dirigindo-as para onde elas precisam ir.

4. Inspirando tranquila e profundamente, afirme com o espírito da natureza que o seu cliente está sendo impregnado da vibração dele ou da energia da substância que ele representa (por exemplo, a pedra preciosa, o elemento, a erva, o medicamento).

5. Peça ao Espírito que a energia do espírito natural e/ou a sua substância permaneça com essa pessoa pelo tempo que for necessário. Por exemplo, se você estiver trabalhando com o espírito dos dentes-de-leão, o cliente poderá precisar da energia dele apenas durante um mês.

Dica: Um complemento para este exercício é "Os Cinco Elementos nas suas Mãos", encontrado no Capítulo 12, que se concentra em técnicas de cura pela imposição das mãos.

O REINO FITOTERÁPICO: APLICAÇÕES INTUITIVAS DAS ERVAS AYURVÉDICAS, CHINESAS E OCIDENTAIS

Os suplementos da fitoterapia podem ser tão poderosos quanto qualquer medicamento da medicina ocidental. Nessa condição, é mais seguro trabalhar com um herborista ou naturopata profissional para decidir que ervas deverão ser ingeridas medicinalmente e em que doses. E é sempre melhor reavaliar suas receitas naturais com seu médico alopata.

É seguro, contudo, usar o exercício Medicina Natural Fácil para invocar o espírito de uma planta ou erva para a cura. A lista a seguir traz algumas das principais ervas dos sistemas naturais ayurvédico, chinês e ocidental que você pode usar para a cura.

ERVAS AYURVÉDICAS

Ashwagandha. Na Índia, a ashwagandha é considerada um poderoso adaptógeno. Isso significa que ela tem um efeito normalizador em todo o corpo, ajudando este último a se adaptar, da melhor maneira possível, a mudanças no ambiente, bem como a estressores internos e externos. Como protetora do sistema nervoso, a ashwagandha é com frequência utilizada como rejuvenescedora do corpo e da mente. Pode ser usada como sedativo, anti-inflamatório ou diurético, e pode ajudar a aumentar a energia física e a resistência. É benéfica também para tosses e resfriados, diabetes, úlceras, insônia e a doença de Parkinson.

Gotu kola. Esta erva tem sido usada historicamente para a cura de ferimentos e para aliviar a congestão das infecções respiratórias superiores e dos resfriados. Também é conhecida por baixar a febre. Usada externamente, pode aliviar os sintomas do herpes, distensões, fraturas e picadas de cobra, e ajudar no processo de recuperação. Muito antes da pílula anticoncepcional, a gotu kola era amplamente usada pelas mulheres como uma forma de controle da natalidade.

Manjericão sagrado (*Ocimum tenuiflorum*). Um dos mais poderosos adaptógenos, o manjericão sagrado é um supremo protetor da mente e do corpo. Alivia a depressão, o estresse e a ansiedade, e aumenta a força e a resistência. Promove também a síntese da proteína no corpo.

Shilajit. Em sânscrito, *shilajit* significa "destruidor da fraqueza", e essa erva é considerada uma das substâncias mais importantes da medicina ayurvédica. Ela é usada há milhares de anos para a longevidade, e promove o funcionamento saudável do cérebro, a cura dos ossos e o rejuvenescimento dos rins e do baço. Também é usada para aliviar a hipertensão.

Cúrcuma. Como poderosa substância anti-inflamatória e antibacteriana, a cúrcuma é outra erva poderosa no sistema ayurvédico. O antioxidante conhecido como curcumina é o ingrediente ativo na cúrcuma e tem mostrado resultados promissores no tratamento da artrite, do câncer de pele e da próstata, da psoríase, da cirrose do fígado e de outros problemas.

ERVAS CHINESAS

Astrágalo. Uma das ervas adaptogênicas mais famosas da medicina chinesa, a raiz de astrágalo aumenta a energia e ajuda a eliminar resfriados, úlceras, diabete e a fraqueza generalizada. Fortalece o sistema imunológico e tem extraordinárias propriedades anti-inflamatórias, antivirais e antibacterianas. Reforça também a função cardíaca como um todo.

Dong quai. Às vezes chamado de "ginseng feminino", o dong quai é um tônico fitoterápico para mulheres amplamente utilizado há mais de 2 mil anos para equilibrar os hormônios e o sangue. Ajuda a aliviar a TPM, o sangramento menstrual irregular, os tumores fibroides e os sintomas da menopausa. O dong quai também alivia a hepatite, o herpes-zóster, a prisão de ventre, a dor de cabeça e as alergias.

Ginkgo biloba. Ginkgo melhora o fluxo de oxigênio e de sangue para o cérebro, promovendo assim a clareza mental e uma memória vibrante. Ginkgo também ajuda a aliviar a depressão, a evitar as doenças do coração e o derrame cerebral, a aliviar o zumbido no ouvido e outros problemas.

Ginseng coreano. O ginseng coreano (panax ginseng) é tradicionalmente usado para aumentar o vigor mental e físico e reduzir o estresse. Como adaptógeno, ele oferece uma grande diversidade de ações terapêuticas, como o alívio dos distúrbios digestivos, o fortalecimento dos pulmões e o alívio dos sintomas da asma, e a melhora da circulação para um coração mais saudável.

Raiz de alcaçuz. A raiz de alcaçuz é um dos grandes desintoxicantes da natureza. Sendo outro forte agente anti-inflamatório e antibacteriano, o alcaçuz alivia a asma, o pé-de-atleta, a calvície, o odor corporal, aftas, a fadiga crônica, a depressão, a gripe e o resfriado, a caspa, o enfisema, a gengivite e as cáries, e a gota (um distúrbio hiperácido).

Goji berries (*Lycium barbarum*). Ok, goji berries tecnicamente são frutas, não ervas. Mas suas propriedades terapêuticas as tornam uma das substâncias mais usadas na medicina fitoterápica chinesa, de modo que, por esse motivo, elas se habilitam a entrar nesta lista. As goji berries são ricas em ácido oleico, um importante ácido graxo essencial. Por aumentar a maleabilidade das membranas celulares, as goji berries ajudam no funcionamento dos hormônios, neurotransmissores e receptores de insulina. Elas também respaldam a função do fígado, a função sexual, a visão e os fatores de longevidade como um todo.

Gynostemma. A gynostemma é uma erva adaptogênica que contribui fortemente para a saúde de um modo geral. Muito conhecida por suas propriedades de longevidade, a gynostemma comprovadamente previne a senilidade, melhora a função sexual, acalma o sistema nervoso, elimina a fadiga e alivia a ansiedade e a depressão.

ERVAS OCIDENTAIS

Ginseng americano (*Panax quinquefolius*). Como adaptógeno, o ginseng americano é um excelente redutor de estresse e energizador. Embora amplamente utilizado para reduzir a fadiga, ele também ajuda a aliviar resfriados e tem demonstrado resultados promissores na regularização dos níveis de açúcar e na atenuação da diabetes.

Mirtilo (*Vaccinium myrtillus*). O mirtilo é rico em antocianina, um dos mais poderosos antioxidantes conhecidos. A antocianina comprovadamente melhora o fluxo de sangue para o sistema nervoso, baixa a pressão arterial e reduz a coagulação do sangue. O mirtilo também ajuda a prevenir e curar a degeneração macular, a catarata e a cegueira noturna.

Erva-de-são-cristóvão (*Cimicifuga racemosa*). A erva-de-são-cristóvão é usada há muito tempo para problemas circulatórios, reumatismo e artrite, bem como para reduzir o colesterol. Hoje, ela é mais conhecida como um poderoso tônico para mulheres de todas as idades. É frequentemente usada para tratar os sintomas da menopausa, entre eles as ondas de calor, o ressecamento vaginal e a fadiga. A erva-de-são-cristóvão também demonstrou ser muito eficaz para aliviar a TPM e as cólicas menstruais.

Bardana. A bardana é um poderoso purificador do sangue, usada com frequência para eliminar problemas de pele como a acne, a psoríase e o eczema. Por ser um forte antioxidante, a bardana contribui para a saúde do fígado e da vesícula biliar e é com frequência usada para prevenir o câncer.

Equinácea. A equinácea é uma das ervas mais conhecidas para estimular o sistema imunológico e promover a ativação das células T. Usada com frequência para tratar resfriados, dor de garganta, gripe e infecções do trato respiratório superior, também é benéfica para a cura das infecções do trato urinário, dos problemas de pele, da candidíase e outros.

Maca peruana (*Lepidium meyenii*). Também considerada um superalimento, a maca é um adaptógeno do sistema endócrino que parece exercer um poderoso efeito rejuvenescedor na saúde hormonal das mulheres e dos homens. A maca ajuda a restabelecer os sistemas imunológicos fracos, restaurar os minerais do corpo e aumentar a energia e a resistência.

Valeriana (erva-gato). Esta erva é conhecida por acalmar e confortar o sistema nervoso central, seu consumo é considerado de um modo geral seguro, e há muito tempo a valeriana é usada para o alívio da insônia, da tensão nervosa, da ansiedade, da rigidez das articulações e dos músculos estressados.

HOMEOPATIA: A MEDICINA VIBRATÓRIA DOS REINOS DA NATUREZA

A homeopatia é um sistema avançado de medicina praticado em muitos países do mundo. Ela enfatiza o tratamento de todos os aspectos das pessoas ou organismo, desde a doença física aos componentes mentais e emocionais que acompanham o conjunto de sintomas fundamentais. A homeopatia se baseia em três princípios básicos: (1) a dose infinitesimal, que significa que é preciso muito pouco para causar um efeito; (2) a Lei dos Semelhantes, que diz que o semelhante cura o semelhante; (3) a Lei das Curas, o padrão progressivo de sintomas de cura resultantes do tratamento.

Embora seus mecanismos exatos ainda não sejam compreendidos, a ação terapêutica ativa dos remédios homeopáticos é dirigida para a força vital, descrita por Samuel Hahnemann, o pai da homeopatia, como a qualidade organizadora inteligente dentro da pessoa. A eficácia de muitos remédios homeopáticos comuns foi confirmada por várias pesquisas clínicas bem elaboradas. Esses remédios se revelaram efetivos para problemas como dor de cabeça, alergias, distúrbios gastrointestinais, diarreia, gripe, insônia e tosse.

COMO FUNCIONAM OS REMÉDIOS HOMEOPÁTICOS

O remédio homeopático é a diluição de uma substância natural pura que faz com que o corpo cure a si mesmo. Ela faz isso refletindo os sintomas físicos que o paciente está sofrendo e ativando o cenário emocional e mental que está por trás do distúrbio. Por exemplo, um médico homeopata poderá recomendar o remédio Allium cepa para olhos lacrimejantes e coriza. Ao desencadear os mesmos sintomas, o remédio também ativa a habilidade do corpo de curar o(s) problema(s) que está(ão) causando os sintomas.

Os remédios homeopáticos têm padrões vibratórios que estão em alinhamento ou sincronia com os padrões vibratórios que existem dentro de nós. Quando estamos doentes em qualquer nível — física, mental ou emocionalmente —, nossos padrões vibratórios são considerados incoerentes, ou fora de ritmo ou equilíbrio. Os padrões vibratórios dos remédios criam uma interação mais saudável entre as nossas partes incoerentes. Eles podem estar em sintonia com órgãos, tecidos, meridianos e processos celulares e bioquímicos, e também podem harmonizar campos emocionais e mentais particulares. Mesmo quando utilizados para a desintoxicação, ou para a liberação de toxinas físicas e emocionais, os remédios homeopáticos corretos criarão coerência, garantindo que todo o corpo seja equilibrado.

Em qualquer momento que modificamos um processo físico, mental ou emocional no corpo, nossos chakras também mudam. Por exemplo, um remédio poderá estimular uma liberação muscular nos nossos quadris. A expansão óssea e muscular resultante poderá então abrir o nosso primeiro chakra, de modo que passamos a sentir mais paixão pela vida. Você poderá tomar um remédio homeopático para a prisão de ventre, um problema que está relacionado com o segundo chakra. Enquanto libera o intestino, o remédio poderá também estimular o segundo chakra a fim de liberar o medo, um sentimento comum que está por trás da prisão de ventre, bem como convicções negativas associadas, como "Só estou seguro quando estou tenso".

Os remédios homeopáticos também interagem com nossos meridianos. À medida que eles liberam o *chi* estagnado relacionado com um problema específico, o meridiano se desbloqueia, possibilitando que o *chi* circule livremente. Se um remédio libera a energia do meridiano do Pulmão, por exemplo, todos os lugares do corpo tocados por esse meridiano também recebem a energia curativa. E os meridianos são altamente interativos. O meridiano do Pulmão, que é yin, se concatena com todos os outros meridianos yin e se associa com o seu "parceiro yang", o meridiano do Intestino Grosso. Como um único remédio homeopático provoca maior coerência ou comunicação entre todos os meridianos yin e o Intestino Grosso, seus efeitos benéficos acontecem no corpo inteiro.

COMO USAR OS REMÉDIOS HOMEOPÁTICOS

Os remédios homeopáticos são apresentados em várias formas, entre elas líquidos, cremes, géis, glóbulos ou comprimidos. No caso dos glóbulos, o remédio é pulverizado do lado de fora e pode escorrer para as suas mãos, de modo que são ministrados diretamente do frasco à boca. Eles também podem ser esmagados e misturados com água. Os comprimidos geralmente são macios e feitos de lactose. Como se dissolvem facilmente na boca, são considerados a melhor forma de ser ministrados às crianças. Tanto os glóbulos quanto os comprimidos são colocados debaixo da língua; você não deve ter mais nada na boca, para que nada interfira com a minúscula dose. O ideal é tomar os remédios homeopáticos trinta minutos ou mais antes de comer ou beber alguma coisa; depois de tomá-los, aguarde uma hora antes de escovar os dentes. Os homeopatas talvez recomendem que você se abstenha de ingerir outras substâncias, como café e cânfora, enquanto estiver tomando um remédio.

Os homeopatas lhe dirão quantos glóbulos ou comprimidos você deverá tomar, bem como a potência e frequência com que você irá tomá-los. Geralmente, quanto maior a frequência com que você toma um remédio, mais eficaz e intenso ele é. Raras vezes você tomará um remédio durante vários dias seguidos. Para problemas brandos, como uma torção no tornozelo ou uma dor de garganta incômoda, você pode tomar uma dose a cada quatro horas até que os sintomas comecem a melhorar. Em seguida, torne as doses mais espaçadas, tomando o remédio somente se os sintomas começarem a voltar. Se não houver melhora após quatro doses, você deve escolher um remédio diferente ou consultar um homeopata.

Para situações moderadas, como um tornozelo distendido que não pode sustentar peso ou uma dor de garganta persistente, você pode tomar uma dose a cada duas horas até a situação melhorar. Se não houver melhora após quatro doses, escolha um remédio diferente ou consulte um homeopata antes de tomar quaisquer medicamentos. Nas situações realmente graves, como quando você estiver em choque, pode considerar tomar uma dose de um remédio homeopático a cada quinze minutos até conseguir ajuda médica.

No caso das crianças, você não deve ministrar mais do que quatro doses a cada quinze minutos, mas as doses com frequência são menores do que as dos adultos, motivo pelo qual é sensato consultar um homeopata ou seguir as instruções na embalagem do remédio.

Observação: Um remédio pode produzir sintomas novos ou exagerados se não for correto para a pessoa ou situação. Quando em dúvida, consulte um homeopata para determinar o remédio e a dosagem exatos de que você precisa, especialmente se tiver apresentado sensibilidade ou uma reação a remédios homeopáticos no passado.

TIPOS DE REMÉDIOS HOMEOPÁTICOS

Os remédios homeopáticos são tipicamente preparados a partir de itens dos três principais reinos da natureza — vegetal, mineral e animal —, bem como de uma quarta categoria conhecida como "imponderáveis", que abarca substâncias como a eletricidade, a radiação, a luz e os campos magnéticos da Terra. As fontes podem ser seres naturais animados ou inanimados ou substâncias, e acredita-se que os remédios estejam impregnados das características das fontes. Por exemplo, as plantas têm raízes e ficam no lugar, mas precisam permanecer sensíveis ao ambiente para poder crescer. Os remédios homeopáticos feitos a partir de membros do reino vegetal nos conferem essas características por meio de seus padrões vibratórios, ajudando-nos a tornar-nos mais estáveis e "floridos" ou criativos.

REMÉDIOS COMUNS E SUA UTILIZAÇÃO

Os seguintes remédios de uma só substância foram selecionados pelo meu colega James Mattioda, Ph.D., médico homeopata, uma das luzes mais brilhantes no campo da homeopatia hoje.[1] Todos os remédios relacionados são derivados do reino vegetal.

De modo geral, esses produtos estão disponíveis nas lojas holísticas e podem ser tomados de acordo com as recomendações do frasco. Os remédios vêm em diferentes potências, medidas em centésimos, marcados com um número seguido por um C no frasco; uma potência média é 30C. Como medida de segurança, experimente uma potência baixa ou um número limitado de doses, e observe como você reage antes de tomar o ciclo completo de tratamento recomendado no frasco.

Tendo uma gama de utilizações na cura, esses remédios particulares não são considerados de ação profunda, sendo portanto seguros nas potências recomendadas para os distúrbios indicados.

Aconitum napellus, potência 12C a 200C, lida com a ansiedade e o medo causados por uma repentina sensação de perigo; também lida com o medo da morte.

Belladonna, 6C a 12C, pode ser tomado para dor de cabeça, tosse ou distúrbios gastrointestinais. É frequentemente ingerido para aliviar problemas emocionais que envolvam a raiva ou uma excitação furiosa tão forte que cause ímpetos ou calor na cabeça. (Lembre-se de que os remédios homeopáticos imitam os distúrbios com que estão lidando; por conseguinte, tomar esse remédio pode produzir os mesmos sintomas.)

Chamomilla, 12C a 200C, é um clássico remédio para a dentição e a irritabilidade nas crianças. Muitos médicos homeopatas recomendam uma dose de 30C. Você deve notar resultados em quinze minutos. Se notar, pode dar outra dose daí a várias horas ou no dia seguinte. Se não houver nenhuma melhora, use um remédio diferente.

Ignatia amara, 30C a 200C, é apelidada de remédio do coração partido. É um medicamento para o pesar, especificamente para um prolongado sentimento de perda. Essa planta também é útil nos relacionamentos em que há ciúmes e recriminações.

Staphysagria, 12C a 30C, funciona para aqueles que precisam defender os próprios interesses. É frequentemente o remédio para vítimas de abuso, que não parecem ser capazes de superar a indignação e que interiorizam a raiva.

Fucus vesiculosus, **Sodium alginate**, **Phosphorus** e **Strontium** são remédios para a proteção da radiação.

A AROMATERAPIA E OS ÓLEOS ESSENCIAIS: FERRAMENTAS DE CURA MULTIDIMENSIONAIS

Os óleos essenciais enaltecem as emoções, estimulam o foco mental, incentivam o relaxamento, aliviam a dor, melhoram a circulação sanguínea, eliminam as toxinas do sistema, purificam o sistema respiratório, deslocam a energia e muito mais. Os óleos essenciais são substâncias vivas, e como qualquer forma de vida, têm seus próprios campos de energia sutil, mensuráveis em hertz e visualmente captados pela fotografia de interferência com policontraste (PIP).

Ao aplicar os óleos essenciais de alta frequência, podemos aumentar a taxa vibratória do nosso corpo físico e estados emocionais. Quando aplicamos óleos essenciais no corpo ou inalamos o aroma deles, estimulamos nossos campos eletromagnéticos, o que por sua vez nos ajuda a modificar a disposição de ânimo, liberando memórias e emoções armazenadas nas nossas células, e abrindo a porta para a cura em todos os níveis. Os óleos essenciais podem fazer todas essas coisas por si mesmos, mas combinados com a intenção, o trabalho com a respiração, a meditação, métodos de cura com a energia sutil, ou terapias da palavra, você pode criar e sustentar um fluxo de energia dinâmico.

Você pode aplicar uma gota ou mais de óleo na pele. Muitas pessoas escolhem um óleo particular para um chakra e o aplicam no corpo, na área desse chakra. Antes de usar topicamente um óleo, certifique-se de que você não é alérgico a ele colocando uma quantidade ínfima na pele e observando como você reage nas horas seguintes.

Observação: Certos óleos são irritantes ou perigosos para a pele. Dezenas deles podem causar inflamações e piorar os sintomas e nunca devem ser usados topicamente, como o óleo de amêndoa amarga, cânfora, folha de figo absoluta, raiz-forte, mostarda, semente de salsa, santolina, sassafrás, sabina, terebintina, verbena, lúcia-lima, pirola e santonina.[2] É importante fazer uma pesquisa antes de usar um óleo tópico.

Os óleos também podem ser transformados em aromas com um difusor de aromaterapia ou derramando algumas gotas na água fervente. Você também pode invocar o espírito de um óleo por meio do exercício "Medicina Natural Fácil".

O praticante do corpo sutil pode fazer bom uso de óleos e aromas tanto no seu consultório como em um trabalho para os clientes. Conheço uma praticante que trabalha habitualmente com vítimas de abuso sexual. Quando os cliente conseguem tolerar o óleo de tangerina, que ajuda na cura da criança interior, ela recomenda que eles o apliquem atrás da orelha ou espalhem pela casa, especialmente quando emoções da infância são ativadas. Conheço outro praticante que usa a cinesiologia aplicada, ou teste de força muscular (consulte o Capítulo 15) para verificar se os clientes se beneficiariam de quaisquer óleos específicos. Você também pode colocar vários óleos diante do cliente e pedir a ele que escolha intuitivamente aqueles que poderiam beneficiá-lo.

Dica: Um aroma que é proveitoso para uma pessoa pode facilmente desencadear alergias em outra. Desse modo, é melhor não usar óleos essenciais no seu consultório. Use-os em casa ou em outro espaço pessoal, e recomende aos clientes que façam o mesmo.

OS NOVE ÓLEOS ESSENCIAIS

Jodi Baglien, aromaterapeuta clínica licenciada, oferece a seguinte lista de nove dos mais importantes óleos essenciais para a cura, além de duas receitas de combinações de óleos que contribuem para a conexão e a abertura energética.[3]

Angélica: ensina que não estamos sozinhos. Coloca-nos em um relacionamento consciente com o reino angélico para recebermos o seu ensinamento. Promove uma aliança com o nosso eu superior.

Bergamota: elimina a confusão do peso no coração e da fadiga mental. Proporciona um sentimento de completude, encorajando-nos a abraçar todas as experiências da vida com alegria no coração.

Cedro: proporciona clareza nas ocasiões de confusão espiritual. Atrai a sabedoria. Favorece a estabilidade. Evita a absorção da negatividade das outras pessoas. Desobstrui, purifica e fortalece.

Coentro (cilantro): aumenta a nossa confiança com relação ao *timing* da cura. Oferece uma promessa e sinal de uma nova vida. Ajuda nas ocasiões de mudança.

Cipreste: fortifica a paciência, fortalece e conforta. Promove a sabedoria. Durante um período de dor e pesar, a fragrância do cipreste traz os anjos para que nos consolem.

Eucalipto: é útil durante o esgotamento e o estresse e quando estamos nos sentindo oprimidos. Também ajuda a liberar a raiva. Desloca os bloqueios de energia, especialmente no pulmão, na parte superior do tórax e na cabeça.

Olíbano: aprofunda a nossa respiração para nos ajudar a lidar com as emoções. Desobstrui a mente e expande a consciência. Conecta-nos com o Divino.

Tangerina: conecta-nos com a nossa criança interior e cura eventos infelizes do passado.

Rosa: o óleo da "compaixão e sabedoria". Ensina lições de amor e ajuda a aliviar a tristeza. Simboliza o feminino divino e atrai o amor incondicional.

RECEITAS ESPECIAIS DE ÓLEOS ESSENCIAIS PARA A CURA DA ENERGIA SUTIL

Ao trabalhar com receitas de óleos essenciais, mantenha o percentual de óleos essenciais baixo — menos de 8%. Preparar uma mistura mais forte o leva apenas para a esfera física e faz com que seu sistema tenha mais dificuldade em ter acesso às energias mentais ou emocionais.

Receita para a Conexão Espiritual

2 colheres de chá de óleo de coco fracionado ou outro óleo orgânico vegetal ou de qualquer tipo de noz
2 gotas de Angélica
2 gotas de Olíbano
1 gota de Rosa attar (um tipo de óleo de Rosa)
Misture tudo em um frasco de vidro de 10 ml. Aplique no terceiro olho, no coração e nas solas dos pés.

Receita para Abertura

2 colheres de chá de óleo de coco fracionado ou outro óleo orgânico vegetal ou de qualquer tipo de noz

3 gotas de Eucalipto radiata (um tipo de óleo de Eucalipto)

3 gotas de Tangerina

1 gota de Coentro (Cilantro)

Misture tudo em um frasco de vidro de 10 ml. Aplique nas dobras dos pulsos e na parte abaixo da digital dos polegares.

A UNÇÃO COM ÓLEOS ESSENCIAIS

MUITOS TEXTOS SAGRADOS contêm referências à unção. Provavelmente o mais conhecido é a história bíblica de Maria Madalena, que demonstrou seu amor e devoção a Jesus ungindo os pés dele com "nardo", ou espicanardo, antes da crucificação.

A unção é uma cerimônia sagrada para a bênção e a cura. O ato de "tocar com óleo", aliado à intenção, cerimônia e ação correta, oferece um espaço sagrado para o foco espiritual. A unção intensifica a prece e a meditação, atua como um lembrete aromático das suas intenções declaradas.

Eis um processo recomendado pela aromaterapeuta Jodi Baglien para incorporar a unção à meditação para orientação espiritual.

1. Crie um espaço sagrado. Afaste qualquer agitação do dia. Incorpore quaisquer cores, velas, objetos de arte, pedras e outros objetos espirituais que você considere adequados.

2. Pulverize o espaço com o seu *spray* de aromaterapia favorito, borrifando-o nas quatro direções (norte, leste, sul e oeste) para elevar os campos vibracionais.

3. Derrame sua consciência na área do coração. Peça orientação ou ajuda das suas fontes espirituais.

4. Defina a sua intenção. Expresse-a em voz alta, se possível.

5. Você deve ungir o corpo com a mistura de óleos escolhida. Por exemplo, aplique nas mãos se a sua intenção envolver a ação, no terceiro olho para enxergar mais claramente, na área do coração para a cura, e na nuca para proteção.

6. Abra-se à orientação e escute com todos os sentidos.

7. Adicione preces, bênçãos ou pedidos.

8. Encerre com um agradecimento. Em seguida, leve a energia do óleo para o coração. Passe um momento refletindo sobre as informações que possa ter recebido e anote-as.

REMÉDIOS FLORAIS DE BACH

As essências florais, também conhecidas como remédios florais, são diluições da matéria das flores que, segundo se acredita, contêm as propriedades de cura da planta. Na década de 1930, Edward Bach, médico e homeopata inglês, desenvolveu 38 diferentes remédios de flores para tratar 38 diferentes problemas emocionais, anímicos ou psicológicos. Por exemplo, o remédio Willow é indicado para a pessoa que, quando desequilibrada, fica ressentida, amarga e com inveja dos outros e adota uma postura de vítima do tipo "coitadinho de mim". Quando essa pessoa toma Willow, os problemas sob os desafios psicológicos se esclarecem, e ela se torna mais capaz de lidar com os problemas subjacentes.

Bach acreditava que o orvalho encontrado nas pétalas das flores contém a energia de cura da planta e que essa energia é especialmente eficaz para a cura de distúrbios emocionais e espirituais. O remédio típico contém uma quantidade muito pequena da matéria da flor em uma solução 50:50 de conhaque e água. Bach acreditava que essa diluição funcionava vibratoriamente.

Você pode escolher um remédio floral de Bach para si mesmo ou um cliente avaliando os desafios que se apresentam. Escolha o remédio com base não apenas nos padrões negativos, mas também nas qualidades positivas e desejáveis às quais cada essência conduz. Você também pode usar a cinesiologia aplicada, ou teste de força muscular (consulte o Capítulo 15), para verificar se os clientes se beneficiariam de determinadas essências.

A dosagem recomendada é tradicionalmente quatro a seis gotas, pingadas debaixo da língua, quatro vezes por dia. Geralmente, cada dose é tomada quinze minutos antes ou depois de uma refeição diária. É melhor ouvir seu corpo para determinar por quanto

ALÉM DE BACH: Outras Essências Florais e Fontes

O TERMO "remédios florais de Bach" se refere às 38 essências florais que o dr. Edward Bach criou na década de 1930. Como o dr. Bach morava e trabalhava na Inglaterra, suas essências originais são derivadas de plantas nativas das Ilhas Britânicas, e ele sentia que nunca haveria a necessidade de mais essências florais além das suas 38. Hoje em dia, "Remédios Florais de Bach" é uma marca registrada de propriedade de uma empresa chamada Directly from Nature, assim como o nome "Bach Rescue Remedy" [Remédio de Resgate de Bach].

No entanto, outras empresas produzem essências florais usando as mesmas 38 plantas e substâncias naturais que o dr. Bach usava e métodos que se baseiam estreitamente no dele. Essas e outras empresas também estão produzindo e pesquisando essências florais derivadas de plantas do mundo inteiro. A Flower Essence Society (FES), estabelecida no norte da Califórnia, por exemplo, produz uma vasta gama de essências utilizando plantas norte-americanas, da aloe vera à zínia. A Green Hope Farm, em New Hampshire, produz essências florais de plantas nativas não apenas da Nova Inglaterra, como também da Irlanda, Espanha, Itália e das Ilhas do Caribe. A Desert Alchemy de Tucson, no Arizona, é especializada em essências florais feitas a partir de plantas do deserto.

tempo deverá continuar a tomar um remédio. Os profissionais com frequência recomendam algo entre alguns dias e três semanas de tratamento. De um modo geral, são ministradas doses menores às crianças, com frequência quatro gotas duas vezes por dia. Nos estados agudos, você pode tomar quatro gotas a cada trinta ou sessenta minutos, durante algumas horas ou até sentir alívio dos sintomas, embora alguns remédios precisem ser tomados em dose única. O dr. Bach dizia que as doses do período da manhã e da noite são as mais importantes, porque é nessas horas que os campos de energia humana estão no nível ideal de responsividade vibratória.

Você também pode misturar os remédios na água. Para problemas de curto prazo pingue duas gotas de uma essência floral selecionada em um copo d'água, e depois continue bebendo a água até sentir alívio. Para problemas de tratamento mais longo, beberique um pouquinho da água ao longo do dia, pelo menos quatro vezes por dia. Prepare um novo copo d'água a cada dia.

Outros praticantes recomendam o uso tópico dos remédios florais de Bach, com uma aplicação direta na pele. Você pode aplicá-los nos locais dos chakras ou nos trajetos dos meridianos, selecionando os lugares que apresentem a maior necessidade de receber um remédio específico.

A fim de manter a essência pura, você não deve tocar o gargalo do frasco ou a boca com o conta-gotas. Você também deve armazenar seus remédios longe dos campos eletromagnéticos.

Segue-se uma breve sinopse dos 38 remédios florais do dr. Bach. Para cada um deles é fornecido o problema existente, seguido pela qualidade desejável que ele promove.[4]

Agrimony: da ansiedade à paz interior.

Aspen: do medo do desconhecido à segurança.

Beech: do caráter crítico à tolerância.

Centaury: do desejo excessivo de agradar as pessoas a limites saudáveis.

Cerato: da dúvida à autoconfiança.

Cherry Plum: do medo de perder o controle à entrega espiritual.

Chestnut Bud: de padrões repetitivos à ação sensata.

Chicory: da possessividade ao respeito.

Clematis: da evasão à presença concentrada.

Crab Apple: da compulsividade à clareza interior.

Elm: da opressão à eficácia.

Gentian: do desânimo à perseverança.

Gorse: do pessimismo ao otimismo.

Heather: do egocentrismo à autossuficiência.

Holly: do ciúme à gratidão.

Honeysuckle: da nostalgia a abraçar o presente.

Hornbeam: da fadiga ao dinamismo.

Impatiens: da impaciência ao fluxo harmonioso.

Larch: da autocensura à autoconfiança e à expressão criativa.

Mimulus: da apreensão (do conhecido) à coragem.

Mustard: da tristeza à alegria.

Oak: da inflexibilidade à aceitação de limites.

Olive: da exaustão mental ao descanso profundo.

Pine: da culpa ao perdão de si mesmo.

Red Chestnut: da preocupação à compaixão.

Rock Rose: do pânico à coragem transcendental.

Rock Water: da abnegação à espontaneidade.

Scleranthus: da indecisão à determinação interior.

Star of Bethlehem: do choque à totalidade.

Sweet Chestnut: do desespero à segurança.

Vervain: do fanatismo ao idealismo fundamentado.

Vine: da dominância ao serviço.

Walnut: do tribalismo à individuação.

Water Violet: do falso orgulho à dignidade.

White Chestnut: dos pensamentos indesejados à tranquilidade.

Wild Oat: da confusão à convicção.

Wild Rose: da resignação ao engajamento.

Willow: do ressentimento à aceitação.

O dr. Bach também criou uma essência que é a combinação de cinco flores, um *"rescue remedy"* [remédio de resgate], ideal para a recuperação imediata de um trauma, bem como para o alívio do estresse do dia a dia.

ESSÊNCIA FLORAL YARROW PARA O CAMPO ÁURICO

A ESSÊNCIA FLORAL YARROW é uma excelente companheira para aqueles que cuidam de pessoas idosas ou incapacitadas, agentes de cura e assistentes no mundo todo. Pingue algumas gotas de Yarrow na água e beberique-a ao longo do dia quando sentir necessidade de:

- Unir e fortalecer seu campo áurico para se proteger e evitar absorver os sentimentos e pensamentos dos outros.

- Criar um limite energético com energias externas para que você possa conhecer seus pensamentos e sentir seu coração.

- Modificar rapidamente a sua energia para que você possa pensar e se comunicar com clareza.

- Restaurar, rejuvenescer e acender a sua luz energética!

Dica: Um dos benefícios de trabalhar com as essências florais é que elas são seguras. Embora possa acontecer de você tomar uma dose excessiva de suplementos fitoterápicos ou remédios homeopáticos, ou escolher as fórmulas erradas, não é possível fazer isso no caso das essências florais. Se você escolher a essência errada, ela não terá nenhum efeito no seu corpo. É por esse motivo que elas podem ser excelentes ferramentas no seu kit de remédios do corpo sutil.

PEDRAS PRECIOSAS E SEMIPRECIOSAS: PEDRAS DE LUZ

As pedras preciosas e semipreciosas têm sido empregadas para a cura e a adivinhação desde o início dos tempos. Cada pedra encerra dentro de sua estrutura cristalina frequências e atributos específicos que podem afetar os campos energéticos próximos a ela. Desse modo, cada tipo de pedra contém um conjunto diferente de qualidades vibratórias que respalda a nossa saúde emocional, física e espiritual. A lista a seguir o ajudará a escolher a pedra ou cristal que possui as propriedades necessárias para que você cure a si mesmo ou um cliente.

Ágata: confere segurança emocional e discernimento espiritual. Alivia o tumulto interior. É benéfica para os rins, o baço, o pâncreas, o sistema linfático, o cólon e o sistema circulatório.

Água-marinha: melhora a tolerância e a paciência. É benéfica para os olhos, a mandíbula, o pescoço e a garganta, e ajuda a liberar a água retida.

Âmbar: proporciona serenidade e harmonia emocional, ao mesmo tempo que acalma e acalenta. É benéfico para o cérebro, o sistema nervoso central, a tireoide e inflamações causadas por vírus. Elimina a dor nas articulações. Também dizem que ajuda na dor de dente e quando começam a nascer os dentes dos bebês. (Coloque o âmbar perto do bebê; não deixe que ele morda a pedra.)

Ametista: intensifica a espiritualidade, acalma o mau gênio e provoca a cura durante o sono. É benéfica para o sistema endócrino e estimula todos os meridianos. Expulsa a energia negativa.

Aventurina: aumenta a percepção psíquica e a inspiração criativa. Confere tranquilidade e otimismo. Ajuda a aliviar as doenças da pele.

Citrino: energiza. Aumenta a criatividade, a autoestima, a segurança e a calma interior. É benéfico para a digestão e a saúde dos órgãos por promover a atividade física.

Coral: equilibra. Conduz à aceitação de nós mesmos e dos outros. É benéfico para as crianças. É benéfico para o coração e o sistema circulatório. Traz alívio para a anemia e as varizes.

Cornalina: gera motivação e inicia a transformação. Respalda a energia radiante da força vital aquecendo, limpando e purificando o sangue. É benéfica para problemas de fertilidade.

Cristal de quartzo (transparente): aumenta e energia e nos religa ao propósito da vida. Intensifica acentuadamente a cura do corpo, da mente e do espírito. *Não* deve ser usado nos casos de câncer ou de graves problemas relacionados com o sangue, pois ele pode multiplicar as células.

Diamante: contém todo o espectro de cores. Traz de volta a vivacidade, a força, a energia positiva e o êxtase espiritual. Elimina a negatividade do campo áurico e extrai a toxidade do corpo físico. É benéfico para a saúde do cérebro.

Diamante de Herkimer: proporciona orientação, felicidade, serenidade, elevação espiritual e clareza. Uma boa pedra para ser usada como pêndulo hidroscópico. *Não* deve ser usado para tratar o câncer ou problemas circulatórios.

Esmeralda: estimula um maior discernimento, melhora a intuição e a clarividência, ilumina os sonhos e facilita a meditação. Equilibra o chakra do coração e os corpos de energia emocional. É benéfica para a circulação e alivia a fadiga ocular. É benéfica quando usada perto do coração.

Fluorita: estabelece a consciência espiritual, bases sólidas e o amor incondicional. Ajuda a aliviar a artrite, a osteoporose e a cárie dental.

Granada: desperta o autorrespeito, a imaginação, a coragem, a compaixão e o sucesso. Fortalece o coração. É benéfica para a circulação e a saúde do sangue. Equilibra e acentua a energia sexual.

Heliotrópio (jaspe-sanguíneo): eleva a consciência e elimina os sentimentos e as convicções pesadas. Estimula o sistema imunológico. É benéfico para a circulação e o sangue saudável. Ajuda a aliviar as cólicas menstruais, as hemorroidas e a anemia.

Jade: promete paz interior, tranquilidade, realização e integridade. Fortalece o corpo inteiro, e é especificamente benéfico para os rins, o fígado, o baço, o coração, a garganta e a fertilidade.

Jaspe: proporciona estabilidade e energiza. Atrai a paciência, a tolerância e o entendimento. Estimula o acesso às vidas passadas. Restaura e energiza o corpo físico e o corpo etérico depois de uma doença prolongada.

Lápis-lazúli: promove a autoestima, a pureza espiritual, a direção, a integridade, a sabedoria e a luz. É benéfico para a tireoide, os brônquios e a garganta. Também é benéfico quando está perto do quinto chakra.

Malaquita: promove o bem-estar geral, maturidade espiritual e significado na vida. É benéfica para os rins, o baço, o pâncreas e a visão. Ajuda a atenuar a dislexia, a epilepsia, os tumores, a leucemia, as cólicas, as infecções e a vertigem.

Obsidiana: absorve a escuridão e a converte na energia da luz branca, transmutando a raiva, a culpa, a crítica e o medo.

Opala: está em harmonia com o sétimo chakra. Aumenta a consciência psíquica, a espontaneidade e a sensibilidade. Acalma as emoções. É benéfica para a glândula pineal.

Pedra da lua: fortalece a intuição e entra em contato com o feminino divino em todas as pessoas. Auxilia nas dietas, alivia o estresse e ajuda a equilibrar os hormônios das mulheres.

Pérola: equilibra o quarto chakra (do coração). Suaviza as emoções. Atenua o estresse e a irritação. Ajuda a aliviar os problemas de pele.

Pirita: aumenta a energia, a capacidade mental, o foco e a comunicação confiante. Uma pedra tremendamente estabilizadora, que equilibra o terceiro chakra e é be-

METAIS PRECIOSOS PARA COMPLEMENTAR AS PEDRAS DE CURA

ASSIM COMO AS PEDRAS, OS METAIS preciosos também possuem propriedades vibratórias particulares que podem ser usadas para a cura.

Ouro: estimula a satisfação e a positividade. Alivia a carga quando você está sobrecarregado. É benéfico para a função cerebral, o sistema circulatório e o sangue, o sistema nervoso e a digestão. Ajuda a aliviar os desequilíbrios hormonais e químicos. Fortalece os meridianos. É um amplificador de alto nível das energias sutis.

Prata: possui propriedades antimicrobianas e protetoras e pode ser usada para desviar a energia negativa. Pode ser usada para intensificar suas habilidades psíquicas enquanto o protege da energia dos outros; também produz sonhos psíquicos. Extrai a sua energia negativa e reflete as energias nocivas dos outros de volta para o eu superior deles. Reforça todos os limites energéticos.

Cobre: amplifica os pensamentos ao enviar e receber comunicação psíquica. Estimula o fluxo da energia mental e física e ajuda a superar a letargia. Reforça a autoestima e libera fardos mentais. Dizem que ajuda a curar a artrite, desintoxicar o sangue, reduzir a inflamação e estabilizar o metabolismo. Os braceletes de cobre são com frequência usados para produzir esses efeitos físicos, mas deixam um resíduo no pulso.

Platina: conhecida como o metal mais puro, consta que ela ajuda na luta contra o câncer e que muda o DNA e o RNA. Equilibra e harmoniza todos os níveis do corpo, da mente e do espírito, e promove a regeneração saudável dos tecidos. Melhora a memória e a agilidade mental.

néfica para o estômago e os intestinos, bem como para os sistemas circulatório e respiratório.

Quartzo enfumaçado: acolhe positivamente o amor por si mesmo. Ajuda na conclusão dos ciclos da vida. Fixa a energia terrestre e é benéfico para o coração, o sistema nervoso e os órgãos reprodutivos. Ajuda a corrigir a infertilidade e a TPM.

Quartzo rosa: confere paz após a dor emocional; cura os traumas do coração. É benéfico para a tranquilidade do coração e da mente, bem como para a meditação. Protege-nos das energias negativas, entre elas a radiação. É benéfico para a circulação.

Rubi: ativa um processo de cura, confere vigor e fortalecimento pessoal, e acentua a intuição. Acalma a mente e ajuda a aliviar a depressão. É benéfico para o coração, o sistema circulatório e os intestinos grosso e delgado. Estimula o *chi* em todos os meridianos, especialmente no do Coração.

Safira: ajuda com a concentração, clareza do propósito da vida, serenidade e amor intenso. Harmoniza os chakras superiores e o campo áurico; é benéfica para o desenvolvimento espiritual, o despertar da consciência psíquica, a telepatia e a clarividência. É benéfica para abrir o quarto e o quinto chakra durante a meditação, especialmente quando usada perto da pituitária.

O SISTEMA DE ÁGUA ENERGIZADO:
Cristais Criando "Água Inteligente"

ASSIM COMO MUITAS pessoas hoje estão usando dispositivos acoplados às suas fontes de água para purificá-la, você pode harmonizar e equilibrar seu sistema energético com dispositivos semelhantes. Por meio de um processo chamado campo de dados intrínseco (Intrinsic Data Field — IDF), Tim Simmone, especialista em radiônica e inventor, está criando cristais programados que equilibram o corpo sutil por meio da água. O processo IDF armazena informações em um cristal, mais ou menos como podemos armazenar dados no disco rígido de um computador.[5]

Esse cristal, que "copia" as informações benéficas na água, está programado para harmonizar os chakras principais e os secundários, as camadas áuricas, os meridianos, os pontos espirituais e até mesmo doze camadas de DNA, além de ativar formas geométricas sagradas na anatomia energética para a saúde e proteção. O cristal pode ser colocado em uma jarra, copo ou garrafa com água.

Há milhares de anos, os agentes de cura usam cristais para codificar e conter informações, concentrar energias de cura e reforçar a manifestação. Os cristais também têm sido usados como veículos de armazenamento de informações há décadas. E não são apenas os cristais de rocha sólidos que estão sendo utilizados dessa maneira; os cientistas até mesmo gravaram imagens em cristais líquidos.[6] Na realidade, cientistas recentemente descobriram como usar os cristais para armazenar uma das mais desafiantes fontes de informação: a luz quântica, a qual, formada por fótons, tem a tendência de desaparecer. Essas informações codificadas na luz podem ser agora armazenadas em determinados tipos de cristais, os quais efetivamente revelam as informações "ecoando" as informações originais.[7]

Sodalita: confere o frescor e a exaltação da juventude; alivia o peso do coração. É benéfica para o sistema linfático, fortalecendo-o.

Sugilita: protege os centros psíquicos; confere a verdade espiritual e a energia iluminada. Pode equilibrar os lados direito e esquerdo do cérebro, bem como a glândula pineal e a pituitária. Ajuda a aliviar a dislexia e os sintomas do autismo.

Topázio: equilibra as emoções. Ativa o terceiro chakra, melhora o apetite.

Turmalina: abranda o medo. Atenua a mentalidade de vítima e cria autoconfiança. Fortalece todo o campo áurico.

Turquesa: uma pedra calmante que desperta a coragem, o sucesso, o poder pessoal e a força da convicção. Uma das principais pedras de cura para o corpo sutil.

DICAS SIMPLES PARA O TRABALHO COM AS PEDRAS PRECIOSAS E SEMIPRECIOSAS

Você pode usar as seguintes técnicas para entrar em contato com as qualidades dessas brilhantes pedras de luz.

- Para um fluxo contínuo de energia curativa, carregue a pedra com você.
- Quando meditar, segure a pedra na mão ou coloque-a diante de você.
- Use joias com as pedras particulares que podem fortalecer seus limites energéticos, ajudar a manifestar seus desejos ou atrair a cura necessária.
- Programe sua pedra com uma intenção, usando as instruções da seção "Usando a Intenção para Abençoar um Objeto", no Capítulo 9.
- Coloque em torno de sua cama pedras que proporcionarão a ajuda que você está buscando. Os cristais de quartzo transparentes com uma única ponta podem ser colocados debaixo da cama, com as pontas voltadas para fora, a fim de repelir energias negativas ou afastar energias elétricas pouco saudáveis.
- Ao limpar os cristais e as pedras na água, evite as temperaturas extremas. Você pode purificá-los com sálvia, incenso, sal, água salgada ou luz solar.
- Lembre-se de agradecer ao espírito da sua pedra pela ajuda recebida.

ESSÊNCIAS DE PEDRAS PRECIOSAS E SEMIPRECIOSAS

As essências de pedras preciosas ou semipreciosas são infusões vibratórias que conduzem o nível mais potente das propriedades terapêuticas das pedras e dos cristais. As frequências e os atributos das pedras, quando estas são misturadas com água e luz solar ou lunar, criam um remédio poderoso e personalizado.

Na maioria das vezes, as essências de pedras, assim como as florais, são ingeridas oralmente. Gotas podem ser pingadas sobre ou debaixo da língua com um conta-gotas.

Essas essências também funcionam bem topicamente e podem ser absorvidas através da pele por osmose. Aplique as essências em qualquer parte do corpo que esteja necessitando de cura. As essências das pedras também são benéficas nos banhos e podem ser misturadas com óleos de massagem.

Eis o que você deve fazer para preparar a essência de uma pedra preciosa ou semipreciosa:

1. Escolha uma pedra que possua as propriedades de cura apropriadas.
2. Depois de lavar a pedra, coloque-a em uma garrafa de vidro com água.
3. Programe a água com a sua intenção de cura ou com a técnica das "Correntes Curativas de Graça" (consulte o Capítulo 9).
4. Para uma essência que se destina a curar problemas conhecidos, coloque a garrafa ao sol de duas a quatro horas. Para uma essência que se destine a curar problemas subconscientes, coloque-a sob a luz da lua até o dia seguinte.
5. Depois de passado o período estipulado, à luz do sol ou da lua, a essência estará pronta para ser usada. Você pode deixá-la na garrafa de vidro ou distribuí-la em vidros menores com conta-gotas.

Observação: A pedra da lua não deve ser usada como essência. Embora as essências das pedras preciosas sejam preparadas a partir das energias sutis das pedras, os elixires em geral incorporam pedras trituradas. Os elixires não devem ser preparados sem instruções e a orientação de um especialista, pois a ingestão de certas pedras é perigosa.

21

A CURA PELO SOM

> "Cada corpo celeste, na verdade cada átomo,
> produz um som particular por causa do seu movimento,
> ritmo ou vibração. Esses sons e vibrações em conjunto
> compõem uma harmonia universal na qual
> cada elemento, embora tendo sua própria
> função e caráter, contribui para o todo."
>
> PITÁGORAS

A cura pelo som é uma forma de medicina da energia sutil baseada em frequências vibratórias. Tudo no universo é feito de uma energia que vibra na sua própria velocidade ou frequência exclusiva, o que significa que *tudo é som*, quer sejamos capazes de ouvi-lo, quer não.

Um dos princípios básicos da cura pelo som — na realidade, de todo trabalho de energia sutil — é que os sintomas e o sofrimento, sejam eles físicos, espirituais, mentais ou emocionais, ocorrem primeiro no campo de energia humano, e quanto mais forte se torna essa energia dissonante ou caótica, maior o impacto que ela causará na pessoa. Quando modificamos o campo de energia ou os chakras e meridianos correspondentes, os sintomas e os comportamentos também mudam. O som, que é uma onda mecânica, é uma das duas maneiras principais de criar essas mudanças sutis. (A luz e a cor, discutidas no Capítulo 22, é a segunda.)

De acordo com Kay Grace, conhecida praticante e instrutora da cura pelo som, o som cria a mudança curativa de três maneiras:

- O som pode *dissolver* um bloqueio igualando a sua frequência, como uma cantora de ópera pode estilhaçar uma taça ao igualar a frequência da sua voz à da taça (ressonância destrutiva).

- O som pode criar trajetos ou correntes através dos quais a energia indesejada pode ser *expulsa* do corpo.
- Sons específicos e a intenção podem colocá-lo em um estado particular, como relaxado, concentrado ou energizado. *Arrastamento [entrainment]* é o termo utilizado para como a poderosa vibração rítmica ou som de um objeto ou pessoa (por meio da fala, do canto ou de um intenso estado mental ou emocional) pode fazer com que as vibrações menos poderosas de outro objeto ou pessoa se ajustem à vibração mais poderosa. Arrastar a vibração do nosso corpo até uma vibração curativa pode restaurar o equilíbrio e a totalidade em nossos corpos físico e de energia sutil.[1]

No nível físico, a cura pelo som induz efetivamente um estado de calma, desacelera e regula a respiração, baixa a pressão sanguínea, alivia a dor e reduz o estresse, e tudo isso impulsiona a função do sistema imunológico. O som pode levar as ondas cerebrais de um estado beta (ativo) para um estado alfa, como se a pessoa estivesse meditando, ou até mesmo para um estado teta, no qual uma cura muito profunda com frequência ocorre sob a superfície da percepção consciente. (Consulte o Capítulo 15 para mais informações sobre o potencial de cura dos estados das ondas cerebrais.)

Existem muitas maneiras de criar o som da cura. Algumas delas incluem o uso da nossa própria voz para criar os sons; a tonalização; a vocalização baseada na natureza, que ocorre quando imitamos os sons da natureza; a instrumentação, por meio de tambores, chocalhos, diapasões, tigelas cantantes do Tibete ou do Himalaia, tigelas cantantes de cristal, carrilhões, sinos e outros; e entoar ou proferir mantras ou frases criadas com intenção. Os agentes de cura pelo som também empregam sílabas de base cultural, como as sílabas seminais hindus, a fim de trabalhar diretamente nos chakras. Essas sílabas seminais hindus são as mesmas que os sons dos chakras relacionados na seção "Os Sete Chakras Hindus", no Capítulo 4.

CONCEITOS BÁSICOS DA CURA PELO SOM

A profissional da cura pelo som Kay Grace revela sua estrutura básica para uma sessão de cura pelo som; um resumo de sons, sílabas hindus e frequências de diapasão apropriadas para os chakras individuais; além de dicas para a utilização do poder de cura do som na vida cotidiana.

Ao conduzir uma sessão de cura pelo som, Grace segue os seguintes passos:

1. Respire e estabilize-se. (Consulte "Os Cinco Passos para a Estabilização", no Capítulo 9, ou use seu método pessoal para estabilizar a energia.)
2. Sintonize-se com a sabedoria do seu eu superior e peça para ser um canal livre para o som de cura.

3. Defina a sua intenção para a sessão. Se estiver tratando de um cliente, trabalhe com ele para estabelecer e definir a intenção dele. Expresse a sua intenção com palavras de poder conscientes, como *certo, radiante, tranquilo* ou *presente.*

4. Entre em contato com o seu sistema de energia (ou com o sistema de energia do cliente) usando a voz, tigelas cantantes, diapasões ou outras ferramentas para examinar seu campo de energia. Permita que seu eu superior mostre ou lhe diga que ferramentas ou técnicas você deverá usar.

5. Seguindo essa orientação, use o som para liberar ou dissipar o que não estiver funcionando (por exemplo, bloqueios, dor).

6. Agora, preencha o espaço desocupado pelo que foi dissipado: combine o som com a intenção definida no início da sessão para atrair e fixar o que deseja. O preenchimento desse espaço devolverá a totalidade e a harmonia ao sistema de energia. Você não precisa pronunciar uma frase inteira, como "eu estou certo", embora possa fazer isso. Basta proferir as palavras de poder em voz alta ou mentalmente enquanto emite um som.

7. Encerre a sessão com outro ciclo de estabilização e expressando gratidão. Mostre-se disposto a receber quaisquer mensagens do eu superior, ideias ou sentimentos que irão ajudar a fixar a cura para que você ou seu cliente possam voltar a esse estado com mais facilidade.

APLICAÇÃO DA PRÁTICA BÁSICA DA CURA PELO SOM: A CURA PELO SOM BASEADA NA ESCUTA

Uma das mais importantes habilidades da cura pelo som que podemos desenvolver é escutar. Precisamos ouvir o que está errado antes de conseguir descobrir que som pode ativar novamente a saúde.

O exercício a seguir é uma aplicação da prática básica de Kay Grace para a cura dos chakras. Ele guiará seu chakra do coração para que você possa escutar os sons incorretos, ou discordantes, e depois se abrir intuitivamente para os sons que promoverão a cura. Você pode adaptar esse processo para responder a qualquer chakra ou campo áurico, meridiano ou até mesmo uma parte do corpo. O passo a passo do exercício foi descrito para que você possa conduzi-lo com um cliente, mas você pode usar o mesmo processo em si mesmo.

Você pode conduzir este exercício com um foco particular em mente, como, por exemplo, curar o câncer ou resolver problemas financeiros, ou ainda para uma cura genérica.

1º passo: preparação. Use a técnica Espírito-para-Espírito para estabelecer seus limites energéticos. Sintonize-se com a sabedoria do Espírito.

2º passo: defina a sua intenção para a sessão. Reafirme a meta global com a qual você e seu cliente concordaram.

3º passo: avalie o campo de energia do cliente. Concentre-se totalmente no chakra do coração dele. Se o cliente der permissão e você estiver perto dele, coloque a mão delicadamente na parte superior do tórax dele. Respire de maneira profunda e permaneça em silêncio. Harmonize suas habilidades verbais intuitivas com esse chakra. Fazendo um som — como entoar um simples OM ou fazer ressoar uma tigela cantante — sobre o chakra do coração pode ajudá-lo a se sintonizar. Respire profundamente, fique em silêncio e preste atenção a qualquer som que surja no seu ouvido interior. Você está tentando escutar sons, ruídos, mensagens, palavras, tonalidades ou outros indicadores verbais que lhe digam o que está errado nesse centro de energia. Você poderá ouvir um chiado, um sibilo, pancadas ou outros sons que indicam um dano energético. Se você produziu um som sobre o chakra, poderá notar que ele está mudando a tonalidade ou a harmonia.

4º passo: compartilhe com o cliente o que você perceber. Pergunte se ele sente que tem relação com alguns dos sons ou mensagens que você encontrou. Ele tem memórias que expliquem os sons ou ruídos? Que emoções são desencadeadas como reação às suas informações? Ele pensa em alguma pessoa ou situação particular que possa estar criando as dificuldades simbolizadas pelos sons que você está produzindo? Continue solicitando respostas do seu cliente até que ambos sintam que você chegou a um problema básico.

5º passo: troque os sons inúteis por sons de cura. Peça ao Espírito para ajudá-lo a ouvir intuitivamente sons ou mensagens que irão curar o chakra do coração de seu cliente e a questão revelada. Esses sons ou ruídos poderão tratar diretamente os que são anômalos. Por exemplo, a frase disfuncional "eu sou mau" pode ser substituída por "sou amado". Um som de chiado, que indica vazamento energético, pode ser sobrepujado pelo som de um zíper se fechando. Revise cada um dos sons que foram importantes para o cliente e declare, emita, entoe ou dê o tom do som de cura — ou peça que o próprio cliente faça isso.

6º passo: Preencha o espaço remanescente. Quando você acabar de substituir cada som anômalo por um som de cura, peça ao Espírito uma mensagem, som, tonalidade, cântico ou verdade final para o cliente. Você pode apresentá-lo em voz alta e depois pedir ao cliente que o repita. Esse som final preencherá quaisquer cavidades remanescentes no chakra do coração e protegerá este último de algum dano adicional.

7º passo: Encerre com gratidão. Você e seu cliente podem decidir cantar com os lábios fechados, entoar, cantar ou executar em conjunto alguma outra forma de verbalização a fim de encerrar a sessão com graça e amor.

O SISTEMA DE CURA PELO SOM DOS NOVE CHAKRAS

Grace utiliza um sistema de nove chakras quando executa a cura pelo som. Seu chakra da "Estrela da Terra" equivale ao décimo chakra no sistema de doze chakras, e a "Estrela da Alma" é idêntica ao nono chakra. Você pode escolher um chakra no qual se concentrar com base nos significados do chakra e/ou nos problemas e desafios do chakra relacionados na tabela "A Cura pelo Som: Trabalhando com o Sistema de Nove Chakras".

A CURA PELO SOM: TRABALHANDO COM O SISTEMA DE NOVE CHAKRAS							
Chakra	Localização	Som Vocálico	Som Seminal Hindu	Hz/CPS (diapasões)	Problemas ou Desafios	Colocação do Som	Palavras de Poder Consciente (frequência que você deseja concretizar)
Estrela da Terra	30 a 45 centímetros embaixo dos pés	*Uh*	*OM*	Otto 64	Desestabilizado, temeroso, disperso, desconexo	Sobre ou acima do osso pubiano, no campo de energia entre os pés, ou nas solas dos pés	*Reverência, certo, corajoso, disciplinado*
Da Raiz, 1º	Base da coluna vertebral, o períneo	*Uh*	*Lam*	Otto 128 (Dó)	Ansioso, refreando, com receio de confiar e de diminuir o controle	Base da coluna vertebral/cóccix, osso pubiano/base pélvica	*Estabilizado, soberania*
Do Sacro, 2º	Aproximadamente 5 centímetros abaixo do umbigo	*Oo*	*Vam*	136,1 Hz (frequência da Terra)	Sexualidade bloqueada ou carente, feridas na criança interior, criatividade bloqueada	5 centímetros abaixo do umbigo ou do sacro	*Brincalhão, puro, criatividade, admiração*
Do Plexo Solar, 3º	De pouco abaixo do umbigo à base do esterno	*Oh*	*Ram*	256 (Dó) / 384 (Sol)	Desequilíbrio de poder: enfraquecimento de si mesmo ou dos outros; falta de confiança nas próprias habilidades ou valor	No centro, a meio caminho entre o umbigo e a base do esterno	*Capaz, generoso, afável, confiante*
Do Coração, 4º	Centro do tórax	*Ah*	*Yum*	329,6 (Mi) / 440 (Lá)	Sentindo que não é amado ou que não merece ser amado, isolado dos outros, ausência de perdão, pesar	Centro do peito, sobre o coração	*Amoroso, consideração, tolerante, bondade, feliz*
Da Garganta, 5º	Arco entre a base do pescoço e o queixo	*Aye*	*Hum*	256 (Dó) / 384 (Sol)	Garganta bloqueada, dificuldade em dizer a verdade, mente para si mesmo ou para os outros, relutante em ser sincero consigo mesmo	Área da garganta, parte da frente e de trás (no campo de energia)	*Dominante, presente, integridade, disposto*

A CURA PELO SOM: TRABALHANDO COM O SISTEMA DE NOVE CHAKRAS

Chakra	Localização	Som Vocálico	Som Seminal Hindu	Hz/CPS (diapasões)	Problemas ou Desafios	Colocação do Som	Palavras de Poder Consciente (frequência que você deseja concretizar)
Do Terceiro Olho, 6º	Centro da testa, entre as sobrancelhas	Aay	OM	288 (Ré) / 468 (Lá #)	A intuição está bloqueada ou depreciada; relutante em enxergar além do óbvio ou da própria cegueira	Centro da testa	*Clareza, focado, disposto*
Da Coroa, 7º	Alto da cabeça	*Eee*	Silencioso	2675 Hz Sintonizador de Cristal	Desconectado do Espírito, expressão ou conexão espiritual bloqueada	Alto da cabeça	*Ilimitado, acalentador, reverência*
Estrela da Alma	Cerca de 30 centímetros acima da cabeça	Silencioso	Silencioso	4096 Hz Sintonizador de Anjo para abrir e fechar o espaço ao redor do silêncio ou de uma oitava	Vive uma "vida dividida", desconectado do próprio caminho da alma e propósito	Acima da cabeça	*Radiante, tranquilo, magistral*

A mesma tabela relaciona sons de vogais específicos para o equilíbrio de cada chakra e a sílaba seminal hindu para abrir o chakra. Durante uma sessão de cura, você pode entoar ou cantar a sílaba apropriada para o cliente enquanto se concentra no chakra adequado. Pode encorajar o cliente a entoar o som com você. A tabela também relaciona o diapasão de que frequência pode ser usado para efetivar a mudança em cada chakra. Você pode usar os diapasões sozinhos ou junto com os sons vocais. A combinação do som vocal com a vibração do diapasão é bastante poderosa. Na sessão de cura, você direciona a vocalização para o local assinalado na coluna "Colocação do Som", ou posiciona no local o diapasão.

Dica: Para ativar um diapasão, segure a haste e bata com o diapasão em um bloco de borracha dura (um disco de hóquei funciona às mil maravilhas) ou em um bloco de madeira revestido de couro ou tecido. Golpeie de maneira que apenas um dos dois dentes toque o bloco, a 90 graus da superfície do mesmo.

As palavras também têm frequências. Você só precisa pensar ou entoar as palavras de poder conscientes relacionadas com cada chakra para concretizar essas frequências e, portanto, essas características.

DICAS PARA A CURA DIÁRIA PELO SOM

Kay Grace também dá as seguintes dicas para incorporar a cura pelo som na nossa vida cotidiana:

- Não morda o lábio nem prenda a respiração se estiver sentindo dor. Em vez disso, solte gemidos e faça sons para diminuir a dor!
- Diga a verdade com bondade e consciência, de uma maneira que se harmonize com seus valores essenciais.
- Cante com frequência, quer você seja afinado ou não.
- Para modificar com rapidez e facilidade a sua energia, entoe um simples som vocálico, como *a, o* ou *i*; adicione a sua intenção (como, "ser tranquilo", "ser capaz", "ser confiante" ou "ser afável"); e cante o som vocálico escolhido durante pelo menos três minutos.
- Ouça música com frequência, pelo menos uma hora por dia. Escolha uma música que o faça se sentir bem — calmante, energizante e tranquila.
- Preste atenção aos sons de seu ambiente, mudando aqueles que puder. Para os sons que você não puder mudar, tente se harmonizar com eles cantando o mesmo tom desagradável ou outro que esteja em harmonia com ele.
- Seus pensamentos são sons inaudíveis e exercem um efeito muito poderoso em todo o seu ser — física, emocional e espiritualmente. Então preste atenção a eles e elimine os pensamentos que não o favorecem.

OS SEIS SONS DE CURA TAOISTAS

A cura pelo som é uma excelente maneira de trabalhar com os meridianos, especialmente quando empregamos os seis sons de cura taoistas. Cada um desses seis sons está associado a um conjunto de meridianos, a um excesso de uma emoção particular e a um elemento. Ao emitir o som de cura relacionado, você deve inspirar pelo nariz e soltar lentamente o ar pela boca. O sistema apresentado aqui foi desenvolvido por Ken Cohen, ilustre profissional da educação em saúde, autor e mestre de qigong.[2]

A CURA PELO SOM E OS MERIDIANOS

Elemento	Meridianos	Emoção Excessiva	Som de Cura
Madeira	Fígado, Vesícula Biliar	Raiva	*Ch—*, como se estivesse dizendo: "Puxe". O "e" final quase não é pronunciado. Quando acabar de pronunciar o *ch*, faça um formato de "u" com a boca.
Fogo	Coração, Intestino Delgado	Alegria (animação)	*Ru—*, idêntico ao som do *ru* na palavra "rua".
Terra	Baço, Estômago	Taciturno	*Ruu—*, o *ru* de "rua", só que mais prolongado.
Metal	Pulmões, Intestino Grosso	Tristeza	*Si-a—*, uma entoação prolongada quase inaudível.
Água	Rins, Bexiga	Medo	*Cruui—*, uma entoação baixa.
Não é aplicável. Não existe nenhum órgão e, portanto, nenhum elemento particular associado ao Triplo-aquecedor	Triplo-aquecedor	Nenhum	*Sii—*, enquanto emitir o som, forme um sorriso com a boca.

OUTRAS APLICAÇÕES DA CURA PELO SOM

TONS E LIMITES

Podemos usar diferentes sílabas hindus ou notas de oitava para incrementar nossos limites energéticos para proteção. Cada sílaba ou nota arrasta o chakra e a camada áurica relacionada para a sua vibração, dissolvendo bloqueios, libertando sentimentos reprimidos, liberando energias tóxicas e atraindo uma energia protetora positiva. A coesão resultante fortalece os limites energéticos, mas também conduz a cura para as partes do corpo governadas pelo chakra e seu campo áurico. (Consulte o Capítulo 7 para uma revisão dos quatro tipos de limites energéticos e a ligação entre esses limites e os chakras.)

Você pode entoar, cantar ou pronunciar cada uma das sílabas enquanto se concentra em cada chakra, um de cada vez, ou focalizar apenas um único chakra. Pode fazer o mesmo para desimpedir e fortalecer cada camada áurica ou curar uma camada áurica particular.

O som também pode ser silencioso. Basta entoar interiormente um som como um mantra silencioso enquanto medita ou até mesmo nos momentos de estresse, em que quiser se acalmar, como em uma reunião de negócios ou uma interação estressante.

Você também pode usar um diapasão com a nota de oitava apropriada e aplicá-lo na área do corpo relacionada com um chakra enquanto entoa a sílaba seminal hindu.

CRIANDO UM MANTRA

Um mantra é uma palavra ou série de sons entoados ou cantados repetitivamente como uma fórmula encantatória ou prece. A maneira mais fácil de usar um mantra é por meio da vocalização. Você pode usar as sílabas seminais hindus ou qualquer outro tom ou nota como mantra, mas também pode personalizar um mantra para uma necessidade pessoal.

Um mantra o ajudará a investigar profundamente sua consciência para que você se concentre no seu eu superior. A fim de criar seu próprio mantra, escolha uma área da vida que o esteja perturbando. Anote brevemente como está se sentindo ou seu estado mental, começando com "Eu estou". Por exemplo, "Eu estou estressado". Agora, escreva o oposto: "Eu estou tranquilo". Se quiser, crie declarações positivas adicionais, certificando-se de que não está usando nenhuma negativa; o cérebro não é capaz de distinguir entre declarações negativas e positivas.

Agora escreva a declaração a respeito de como as coisas estão ("Eu estou estressado") e de como você gostaria que elas estivessem ("Eu estou tranquilo") em uma ficha e vocalize-as. Use qualquer tom de voz que desejar e deixe-se mergulhar no tom e no significado de cada declaração. Use este mantra durante o tempo que quiser.

DESOBSTRUINDO CHAKRAS E CAMADAS ÁURICAS COM A VOZ

Sua voz é uma ferramenta provida da cura pelo som. Ela é capaz de desobstruir seus chakras e campo áurico ou os de outra pessoa, dissolvendo a congestão energética, liberando a energia bloqueada e até mesmo atraindo para você uma energia desejável.

Escolha suas palavras, tons de oitava ou sílabas hindus preferidos para cada chakra ou campo áurico, de acordo com a tabela de Kay Grace ("A Cura pelo Som: Trabalhando com o Sistema de Nove Chakras") ou a tabela "A Cura pelo Som e os Meridianos". Comece vocalizando os tons relacionados com o primeiro chakra, ciente de que está simultaneamente desobstruindo a primeira camada áurica. Continue através dos chakras superiores e encerre a sessão de desobstrução com OM, o tom de cura mais universal.

A TÉCNICA BÁSICA DE TAMBOR DE REIKI

O processo a seguir se baseia no trabalho de Michael Baird, mestre de reiki, e eu o modifiquei para usar nas minhas aulas.[3] Ele combina a energia sutil do reiki com o poder xamanista do tambor para a obtenção de efeitos profundamente equilibradores e terapêuticos. Os passos que se seguem foram escritos para ser usados com clientes, mas você pode facilmente imaginar que você é o cliente.

A CURA PELO SOM POR MEIO DE OITAVAS

Tipo de Limite Energético	Chakra e Camada Áurica	Sílaba Seminal Hindu	Nota de Oitava	Resultados da Modificação dos Limites
Físico	1º	Lam	Dó	Promove a saúde física; incentiva a liberação dos vícios; atrai dinheiro, trabalho e relacionamentos básicos positivos; fortalece a nossa capacidade de ser pacientes
Emocional	2º	Vam	Ré	Ajuda-nos a sentir nossos sentimentos, afastá-los do nosso corpo e amadurecê-los em direção à alegria; promove a sensualidade e a criatividade, promove a saúde intestinal e sexual; intensifica a vibração da pureza, incentivando um "retorno à inocência"
Emocional	3º	Ram (o "r" é suave, como em "caro")	Mi	Acentua a clareza mental; promove o sucesso, aumenta o poder mental e pessoal; melhora a digestão; aumenta o esplendor espiritual e a autoconfiança
Relacional	4º	Yam	Fá	Atrai o amor e relacionamentos positivos; é benéfico para a saúde dos seios, dos pulmões e do coração; conduz a um contentamento maior
Relacional	5º	Ham (pronuncia-se "ram")	Sol	Acentua a capacidade de comunicação e a capacidade de dizer a nossa verdade; atrai a orientação; melhora a saúde da tireoide; melhora a audição; possibilita que controlemos nossa alimentação e façamos escolhas alimentares saudáveis; ativa o poder de união em todas as áreas da vida
Espiritual	6º	Om (pronuncia-se com um som de "o" longo)	Lá	Melhora a visão e a saúde dos olhos; melhora a conexão com nosso eu superior; possibilita que enxerguemos o futuro e possibilidades; melhora a autoimagem; constrói uma base espiritual para todas as partes da vida, física e outras
Espiritual	7º	Nenhum	Si	Ajuda-nos a encontrar nossos propósitos e conectar-nos com ele; intensifica a nossa conexão com o Divino; traz equilíbrio a todas as áreas da vida; expande as funções cerebrais superiores, como o aprendizado e o pensamento; incentiva a personificação do nosso espírito na vida cotidiana

Você precisará de um tambor e um bastão, mas pode substituí-los por qualquer objeto parecido com um tambor — um balde e uma vareta, ou uma caixa e uma colher de pau. Tocar tambor é uma das maneiras mais poderosas de estimular a energia vital. *Não* deixe que a falta de um tambor o impeça de tocar.

Enquanto estiver tocando tambor, você estará usando o símbolo Cho Ku Rei, descrito em "A Cura pelo Método Reiki", no Capítulo 12. Esse símbolo é ideal para abrir e fechar uma cerimônia de cura pelo som, mas também pode ser focalizado durante toda a cerimônia em que o tambor é tocado, pois atrai uma cura superior. Decida se deseja usar o símbolo no sentido horário ou anti-horário. Como foi discutido no Capítulo 12, o giro horário traz energia na sua direção, e o anti-horário afasta a energia de você. Você também pode desenhar o símbolo duas vezes, em ambas as direções.

1º passo: defina uma intenção. Ajude seu cliente a esclarecer o desafio da vida que ele gostaria de curar. Esse processo em si pode se tornar uma cura ou uma cura parcial, porque ao abrirmos caminho até a essência dos problemas que se apresentam, frequentemente iluminamos verdades que começam a nos modificar.

2º passo: avalie a disposição. É importante perguntar ao cliente se ele está disposto a curar o problema esclarecido. Às vezes temos compensações por nos agarrarmos a uma convicção subjacente, a emoções associadas a um problema ou aos sintomas físicos que estão prejudicando a nossa vida. Um alcoólatra, por exemplo, poderá não estar realmente pronto para abandonar a ânsia de beber se o álcool estiver possibilitando que ele fuja dos sentimentos de inutilidade. Quando um cliente está em dúvida, pergunto-lhe se está disposto a permitir que o Espírito neutralize qualquer relutância e pratique assim mesmo uma cura.

3º passo: comece com gratidão. A gratidão é uma forma de felicidade que presume o melhor para todos os envolvidos. Ela convida o Espírito a criar um espaço sagrado dentro de nós e à nossa volta. Pergunte ao cliente se ele está disposto a se sentir grato pelo processo de cura, independentemente do resultado, e envolver você, como praticante, na mesma atitude sagrada.

4º passo: prepare o tambor. Trace, com a mão, o símbolo Cho Ku Rei sobre o tambor. Peça ao Espírito que impregne o tambor com o poder desse símbolo e permita que o significado dos símbolos ressoe através dos sons do tambor.

5º passo: prepare o cliente. Trace, com a mão, o símbolo Cho Ku Rei sobre parte da frente e de trás do chakra do coração do cliente. Se você estiver trabalhando em si mesmo, pode traçar o símbolo na parte da frente do seu corpo e pedir ao Espírito que faça o mesmo na parte de trás.

6º passo: prepare o espaço. Quase todas as comunidades indígenas utilizam alguma forma de roda de medicina para criar um espaço sagrado durante uma cerimônia e para evocar a ajuda do mundo espiritual. Pictoricamente, uma roda de medicina é um círculo com duas linhas que se cruzam dentro dele, bem parecido com o símbolo de uma bússola. As linhas cruzam o círculo em quatro pontos que identificam os pontos, ou direções, cardeais: norte, leste, sul e oeste. A roda de medicina evoca a "medicina" da natureza, a força vital do amor presente na Terra. Cada uma das quatro direções está associada a um grande poder inteligente ao qual podemos recorrer para assistência. Também temos os poderes equivalentes dentro de nós, e a roda da medicina pode nos ajudar a cultivá-los. Trabalho com uma versão da roda de medicina Lakota, que coloca o poder do guerreiro no norte; o poder visionário no leste; o poder de cura no sul e o poder xamanista no oeste.

Para criar a sua roda, erga o bastão ou a mão, e reze pedindo a ajuda dos espíritos de cada um dos pontos cardeais. (Na tradição Lakota, invocamos o Guerreiro, o Visionário, o Agente de Cura e depois o Xamã.) Incentive o cliente a fazer o mesmo.

7º passo: toque o tambor. Comece tocando suavemente o tambor perto do coração do cliente, primeiro na frente e depois nas costas. Peça ao Espírito para tocar o tambor de maneira enérgica para você nas suas costas. Você deve tocar o tambor em cada área durante três a quatro minutos a uma distância de aproximadamente 45 centímetros. Module o som para que ele seja reconfortante para o cliente, e siga a sua intuição com relação à rapidez ou intensidade com a qual você deve tocar o tambor.

Mova então o tambor para lugares no corpo ou ao redor dele que requeiram atenção. Desloque-se do primeiro local de cura para outros que o atraiam, pedindo ao cliente que o oriente quando sentir necessidade. Se em qualquer momento o cliente desejar tocar o tambor, convide-o a fazer isso.

Enquanto você estiver tocando o tambor, o cliente poderá sentir a necessidade de chorar, gritar ou falar. Memórias poderão aflorar, bem como visões ou outras percepções intuitivas. Continue a tocar o tambor durante todo o processo do cliente até que ambos sintam que a sessão terminou ou até o tempo se esgotar.

8º passo: conclusão. Volte à área do coração e toque na frente e atrás desse local. Em seguida toque o tambor para cada uma das quatro direções. Com a mão, trace o símbolo Cho Ku Rei na frente e atrás do coração do cliente para selar a cura.

CURANDO SUA CRIANÇA INTERIOR COM O SOM

A criança interior ferida frequentemente acredita que não merece ser amada, e enquanto não curarmos essa criança, é difícil para nós nos abrirmos para a corrente de cura e de graça que está sempre disponível. Sue Govali é cantora profissional, compositora de música popular e professora que ajuda as pessoas a se curarem por meio do som e da visualização, combinando duas poderosas formas de cura. Segue-se o exercício de Sue, que emprega não apenas o som, como também a visualização e a cor, para curar a criança interior ferida.[4]

PARTE I: PREPARANDO SEUS CHAKRAS

Sente-se em uma cadeira confortável com as costas relaxadas. Inspire profundamente. Ao soltar o ar, desloque a atenção para o centro do coração.

Imagine que, no coração, você está revivendo a experiência do Big Bang, o momento em que o universo começou. Atrás de você está o que é chamado de Espelho Cósmico, através do qual você pode ver a origem de tudo. Viaje através do espelho para o verdadeiro centro do seu coração. Lá, inspire de maneira profunda, e depois abandone completamente tudo o que você tem segurado.

Olhando em volta do centro do seu coração, você dá consigo dentro de um resplandecente rio de energia que corre para baixo e para cima no seu corpo. O líquido é dourado e prateado e se move de maneira lenta e amorosa. Dentro desse rio há bolas de energia, ou seus chakras, localizados no alto da cabeça, no centro da cabeça, na garganta, no coração, no plexo solar, no sacro e no períneo ou área genital. Você também descobre outra ilha de energia no tórax, um ponto de encontro para os órgãos internos.

Veja quanta distância existe entre os átomos no seu coração. Agora pense nos seus átomos como o seu ego e o rio de energia como fluindo da Fonte ou do Espírito Superior. Viaje através do ego até a essência mais profunda do seu coração fluindo ao longo do rio do espírito. Aqui, no centro, você divisa um círculo horizontal, cuja borda externa brilha com um azul da cor do gás natural. Desembarque no meio desse círculo e seja abraçado pela paz e pelo silêncio.

A partir desse ponto central, perscrute o corpo de cima até embaixo. Cada chakra encerra um lugar semelhante de tranquilidade e quietude. Seguindo a sua visão e o rio de energia, você também descobre um chakra dourado mais ou menos trinta centímetros acima da sua cabeça e um chakra cor de terra embaixo dos pés. Você está conectado com os céus e a Terra por meio desse fluxo original.

Entoe através de cada um dos chakras no interior do corpo para se conectar com eles e prepará-los para curar sua criança interior. Quando entoar, apenas ressoe o som relacionado abaixo de cada chakra enquanto imagina a cor associada. Sinta o rio de energia original circular no chakra e na respectiva parte do corpo, liberando bloqueios e relaxando a área. Os chakras e a área adicional do tórax estão descritos adiante com base na localização.

Quando chegar ao chakra da coroa, volte para o chakra do coração. Em seguida, viaje até o chakra dourado sobre a sua cabeça e flua de volta, descendo pelo corpo até o chakra debaixo dos pés. Agora, volte para o chakra do coração com o som *ah*.

PARTE II: CURANDO SUA CRIANÇA INTERIOR

Enquanto permanece centrado no coração, observe o rio de energia passar através do chakra dourado sobre a cabeça e entrar na luz ultravioleta que sobe para os céus. Conecte-se com a energia celestial do Divino masculino ou Grande Pai. Leve agora a atenção para o chakra debaixo dos pés, seguindo o rio de energia em direção à luz infravermelha, depois para luzes cada vez mais escuras, até vivenciar a completa escuridão. Continue a fluir em direção ao centro da Terra, protegido e seguro, e conecte-se com a sabedoria perolada do Divino feminino ou a Grande Mãe.

FONÉTICA DA CURA PELO SOM

Localização do Chakra	Som (Fonética)	Cor	Função
Períneo	Uh	Vermelho vivo	Sentimento de segurança
Ponto do Sacro	Ooh (pronuncia-se Uuu)	Laranja vivo	Criatividade e abertura
Plexo Solar	Oh	Amarelo vivo, ouro	Confiança e poder
Coração	Ah	Verde primavera, ouro branco	Amor pelos outros
Centro do Tórax	Aaaa	Prata	Consciência do aqui e agora
Garganta	I (pronuncia-se Ai)	Azul da cor da flor da pervinca	Sabedoria; dizer a verdade
Terceiro Olho	Ay	Roxo	Visão que enxerga longe; verdade do próprio espírito
Coroa	Eee (pronuncia-se Iii)	Cor de alfazema ou ouro branco	Conexão com o Divino

Imagine que seus chakras agora se voltam para cima como taças resplandecentes, cada um semelhante a uma taça de champanhe, recebendo luz dos céus, que derrama luz branca através de cada chakra para o centro da Terra e o coração da Grande Mãe, que purifica a energia e depois envia para cima um fogo arroxeado através de cada chakra dentro do corpo até o chakra dourado acima da sua cabeça, de volta para o Grande Pai.

Devolva a atenção para o centro do coração e agora conecte-se conscientemente com sua criança interior. Se a criança estiver perdida, traga-a de volta para o centro do coração. Envolva a criança interior com o amor do Grande Pai e da Grande Mãe, lançando o seu olho interior na direção do sétimo chakra ou chakra da coroa e entoe um *ah*, o som do coração. Agora concentre-se em cada chakra, um de cada vez, proporcionando à sua criança interior uma dádiva de energia de cada um dos chakras.

No períneo, mergulhe a criança interior no rio original de energia de cura ilimitada. Seu eu-criança agora está completamente seguro.

No chakra do sacro, reconheça os sentimentos e a criatividade expansiva da criança. Por meio do plexo solar, enfatize a importância do eu autêntico dessa criança. Informe a ela que é aceitável ter limites e seguir a força de vontade dela.

Conduza sua criança interior até o centro do seu peito, convidando-a a unir as energias originais da Terra com as dos céus.

No chakra da garganta, diga as palavras que sua criança interior sempre precisou ouvir.

No terceiro olho, veja a criança da maneira como o Divino veria.

E por meio do sétimo chakra ou chakra da coroa, peça ao Divino que sopre na alma da sua criança interior.

Em seguida, chame sua criança de volta para um refúgio especial no seu coração. Sua criança está agora delicadamente situada em um lugar de paz no centro do círculo azul horizontal dentro do chakra do coração. Banhada pela luz do sol e prismas de alegria, sua criança interior renasceu no amor.

Inspire de maneira profunda e entoe um *ah* relaxado no centro do coração e depois faça a seguinte declaração: "Eu sou o que eu sou". Ao fazer isso, você está verbalmente anunciando que está unido dentro de si mesmo e também com tudo o que existe fora de você.

Inspire profundamente mais uma vez e dê a si mesmo uma dádiva de luz dourada vinda do Universo. Fique aqui e agora no centro do coração por alguns momentos, junto com a sua criança interior. Saiba que você pode agora ser o seu eu pleno, criança interior e adulto, e que você está seguro e é amado.

22

A CURA PELA COR

"O mundo inteiro, como o vivenciamos visualmente,
chega até nós através da esfera mística da cor."

HANS HOFMANN

Quer seja vista com nossos olhos no mundo exterior ou sentida dentro da esfera do nosso mundo interior, a energia da cor está em toda parte. Estamos envolvidos em um espectro de cor que nasce da luz.

A cor gera ou reforça os processos de cura. Cada cor vibra na sua própria frequência ao longo do espectro eletromagnético de luz; por conseguinte, cada uma provoca um tipo específico de mudança no corpo físico ou na anatomia energética. Essencialmente, quando curamos com a cor, curamos com a luz, e vice-versa. Quando uma luz colorida é direcionada para uma parte doente do corpo, sua frequência estimula a cura física e emocional.

Os praticantes da energia sutil podem ampliar muitas de suas técnicas com o emprego da cor. Apenas visualizar uma cor particular sendo aplicada a uma parte do corpo físico ou sutil é suficiente para ter acesso à frequência de cura dessa cor, mas a cor também pode ser aplicada literalmente. As seguintes terapias cromáticas são apenas algumas das maneiras como a cor é usada para a cura e a revitalização dos campos, chakras e canais:

- Dirigir a cor para o campo áurico. Ao inserir as cores corretas no campo, você libera bloqueios e a estagnação, preenche buracos e vazamentos, e abre o campo para manifestar a sua realidade desejada. Você pode direcionar a energia com uma intenção atenta, colocando as mãos sobre a área que requer um estímulo de cor ou irradiando luzes coloridas no campo áurico. Você também pode expor a si mesmo ou um cliente a lâmpadas coloridas no seu ambiente.

- Visualizar a cor sendo aplicada aos chakras para equilibrá-los e abri-los.
- Aplicar a cor aos pontos de acupuntura, o que é conhecido como cromopuntura. Embora os especialistas profissionais de cromopuntura usem máquinas e instrumentos, podemos posicionar pedras coloridas nos pontos de acupuntura, colocar papel colorido sobre uma pequena lanterna e irradiar a luz sobre os pontos, ou colocar as mãos sobre os pontos e visualizar a cor que desejamos enviar.
- Aproveitar a parceria natural entre a cor e os elementos, como utilizar água colorida e pedras preciosas e semipreciosas para efetuar uma mudança em todo o corpo sutil.
- Usar roupas ou joias de cores específicas para incrementar os limites energéticos.

UMA PALETA DE SIGNIFICADO: UM GUIA DE REFERÊNCIA PARA AS CORES

Os praticantes da energia sutil, especialmente aqueles cujos pontos fortes incluem a intuição visual (consulte o Capítulo 6), podem avaliar a condição do corpo de energia sutil discernindo que cores estão presentes e em que tonalidades, bem como que cores estão ausentes. Cores particulares nas camadas áuricas ou chakras, por exemplo, podem lhe dizer que energias precisam ser liberadas por estarem causando congestão ou bloqueios e que energias precisam ser absorvidas a fim de restabelecer o equilíbrio. A ausência de cores particulares pode lhe dizer que frequências são necessárias para a cura e o equilíbrio.

O guia de referência resumido a seguir oferece uma "paleta de significado" que o ajudará a fazer essas avaliações e determinar que cores ou tonalidades seriam mais provei-

O PODER DA LUZ NA CURA SUTIL

DESDE A INVENÇÃO dos lasers há quase quarenta anos, baixos níveis de luz visível ou de luz quase infravermelha têm sido usados para reduzir a dor, a inflamação e o edema; para promover a cura das feridas, e para evitar o dano aos tecidos e nervos. Acreditava-se originalmente que essas propriedades de cura eram peculiares à luz laser (laser suave ou frio), mas hoje sabemos que a luz não coerente, o tipo de luz emitida pelos LEDs (diodos emissores de luz), também tem essas propriedades. A fotobiomodulação e a fotobioestimulação também são dois tratamentos emergentes que usam a luz laser de baixo nível para estimular a função celular e a restauração dos tecidos.

Alguns investigadores estão estudando os efeitos terapêuticos da luz de espectro completo, como a proporcionada pela luz do sol e por luzes de espectro completo especialmente projetadas. A luz de espectro completo afeta nosso sono, disposição de ânimo e a nossa saúde como um todo. Ao contrário da crença popular, as pesquisas têm demonstrado que a exposição adequada ao sol na realidade evita certos tipos de câncer e doenças graves, ao invés de causá-los.[1] A luz, ao que parece, é o seu próprio nutriente, promovendo níveis saudáveis de vitamina D, reforçando o sistema imunológico, estimulando o metabolismo, baixando a pressão sanguínea, entre outras coisas.[2]

tosas para você ou seu cliente. Consulte também "Os Sete Chakras Hindus", no Capítulo 4, para revisar as cores que correspondem a cada chakra.

VERMELHO — E SUAS TONALIDADES TERAPÊUTICAS

O vermelho é a cor com a vibração mais baixa, tem o impacto mais tangível no corpo físico e está associado ao coração. Dependendo de vários fatores, o vermelho pode atrair ou repelir o dinheiro e os bens materiais, além de afetar a nossa sensação global de segurança. Quando em desequilíbrio, o vermelho está relacionado com preocupações ligadas ao dinheiro, raiva, ansiedade e obsessões.

Tonalidades específicas de vermelho no corpo de energia sutil se traduzem nas seguintes qualidades:

Vermelho brilhante: poderoso, energético, competitivo, sexual, apaixonado.

Vermelho intenso: firme, realista, ativo, decidido, determinado, voltado para a sobrevivência.

Vermelho turvo: zangado, irritado; crítica ou censura interiorizada, que pode se projetar nos outros.

Vermelho alaranjado: confiante; poder criativo.

Vermelho usado na cura. O vermelho aumenta a frequência cardíaca e melhora a circulação, a respiração e a pressão sanguínea. Estimula o apetite, estimula a atividade das ondas cerebrais e alimenta as glândulas sexuais. De modo geral, o vermelho proporciona energia curativa e calor para gripes e resfriados, e para sentimentos de frio, fadiga, letargia e passividade. No estado puro, o vermelho pode alimentar um ego saudável.

ROSA — E SUAS TONALIDADES TERAPÊUTICAS

O rosa combina todas as qualidades energéticas e espirituais do vermelho e do branco. A coloração específica do rosa no corpo sutil lhe dá as seguintes informações:

Rosa brilhante e claro: amoroso, meigo, sensível, sensual, artístico, puro, compassivo, afetuoso, romântico; pode indicar clariaudiência.

Rosa escuro e turvo: imaturo, superficial, desonesto.

Rosa usado na cura. O rosa é usado para curar o pesar, a tristeza e o sentimento de estar separado do Divino. Ajuda a conectar-nos com nossos sentimentos e pode restaurar a jovialidade. O rosa também pode ser usado para aliviar a tensão (tanto a tensão muscular quanto os pensamentos estressantes) e reprime o apetite excessivamente estimulado.

Devido à sua influência reconfortante, é com frequência usado nos projetos de decoração de hospitais e centros de cura no mundo inteiro.

LARANJA — E SUAS TONALIDADES TERAPÊUTICAS

O laranja corresponde aos órgãos reprodutivos, à expressão sexual, às emoções e à criatividade. É a cor da vitalidade, do vigor, da robustez e da boa saúde. É a cor da energia, do entusiasmo, da capacidade de resistência, da produtividade criativa, da audácia e da coragem.

Amarelo alaranjado: inteligente, voltado para os detalhes, perfeccionista, científico, criativo.

Laranja usado na cura. O laranja pode ser usado para estimular o apetite e o sistema digestivo. É uma cor de calor, vibração e animação; é útil para lidar com a apatia, a melancolia e a depressão. O laranja também tem uma influência libertadora na psique, aliviando sentimentos de timidez, introversão e constrição, além trazer alívio para a depressão.

AMARELO — E SUAS TONALIDADES TERAPÊUTICAS

O amarelo é a cor da energia vital positiva, da inspiração, do despertar, da inteligência, da ação, da recreação, do otimismo e da descontração.

Amarelo-claro ou pálido: esperança e otimismo; entusiasmo positivo a respeito de novas ideias; consciência psíquica e espiritual.

Amarelo-limão brilhante: lutas de poder e esforço para manter o controle em um relacionamento pessoal ou comercial; medo de perder o controle, prestígio, respeito e influência.

Amarelo amarronzado escuro: tensão mental, análise excessiva, fadiga mental e estresse; estuda intensamente para um teste ou trabalha demais para cumprir um prazo final.

Amarelo usado na cura. O amarelo energiza, melhora a memória, alivia a depressão e estimula o apetite. Ajuda a equilibrar o sistema nervoso e estimular a mente (inclusive as energias mentais sutis). Na medicina tradicional chinesa, o amarelo estimula o *chi* do meridiano do Baço.

A cor dourada está relacionada com o amarelo. Consulte a seção "O Arco-Íris: Outras Cores Importantes na Cura", neste capítulo, para mais detalhes.

VERDE — E SUAS TONALIDADES TERAPÊUTICAS

O verde se correlaciona com a beleza e capacidade de cura da natureza. Também é a cor do coração emocional e espiritual. Quando visto no campo áurico, o verde geralmente representa um estado de equilíbrio que conduz a uma mudança positiva. Corresponde também ao amor pelos outros — pessoas, animais e a natureza.

Verde-esmeralda brilhante: fortes habilidades de cura; pessoa centrada no amor.

Verde-amarelado: criatividade procedente do coração, comunicação centrada no coração.

Verde floresta escuro ou turvo: ciúme, ressentimento, mentalidade de vítima; culpa a si mesmo e os outros; insegurança e baixa autoestima; ausência de responsabilidade pessoal; sensível à crítica e à atitude defensiva percebidas.

Turquesa: agente de cura, advogado ou terapeuta sábio; compassivo; corresponde ao sistema imunológico.

Verde usado na cura. O verde é relaxante e ajuda a aliviar a ansiedade e a depressão. Ele representa a harmonia com a natureza (a natureza interior e exterior) e é profundamente reconfortante para o corpo e para a mente. O verde ajuda a aliviar quase todo incômodo

CURA DA LUZ BRANCA: Exercício de Energia Cósmica

VOCÊ PODE FAZER este exercício para si mesmo ou usá-lo para ajudar um cliente.

1. Sente-se ou deite-se em um lugar confortável e desative tudo o que possa perturbá-lo. Feche os olhos e inspire de maneira profunda algumas vezes, concentrando-se apenas na respiração. Relaxe e solte-se.

2. Visualize, perceba ou sinta a energia cósmica branca universal entrando na sua cabeça através do chakra da coroa. Atraia a luz branca e deixe que ela desça e se propague para todas as partes do seu corpo — especialmente alguma área que esteja tensa, dolorida ou doente. À medida que a luz passar através de cada parte do seu corpo, conscientize-se da sua unicidade com essa energia. Ao fazer isso, sinta a(s) parte(s) específica(s) do seu corpo relaxando e se abrindo.

3. Deixe a energia descer e passar através dos seus pés, ao mesmo tempo que permite que ela desça pelos seus braços e através das palmas das suas mãos. Passe alguns minutos sentindo essa energia fluindo através das suas mãos e pés.

4. Repita os passos 1 a 3 com uma cor da sua escolha, observando quaisquer sensações, imagens ou sentimentos que surgirem enquanto você estiver trabalhando com essa cor.

5. Quando estiver pronto, e sentindo-se arrebatadoramente saturado de cor e luz, abra os olhos com delicadeza.

ou doença física ou distúrbio emocional. Além de ser benéfico para o coração, o verde também é reconfortante para os pulmões.

AZUL — E SUAS TONALIDADES TERAPÊUTICAS

O azul é uma cor refrescante e calmante. Está associado ao interesse amoroso guiado pela sensibilidade intuitiva. O azul se correlaciona com a garganta e a comunicação que integra a sensação física com a sabedoria superior.

Azul suave: intuitivo, tranquilo; clareza e veracidade na comunicação.

Azul real brilhante: clarividente; forte natureza espiritual; generosidade; indica que a pessoa está no caminho certo ou que novas oportunidades se aproximam.

Azul-escuro ou turvo: medo do futuro; medo de enfrentar ou dizer a verdade; medo da autoexpressão (especialmente a autoexpressão verbal).

Azul usado na cura. Os efeitos calmantes do azul podem ser usados para reduzir a frequência da respiração, baixar a pressão sanguínea ou diminuir a febre e reações inflamatórias. O azul pode ajudar a aliviar as dores de cabeça, bem como equilibrar ou curar a tireoide. A natureza adstringente do azul pode ajudar a eliminar a congestão e a estagnação linfática. No nível emocional, o azul acalma as emoções fortes, como a raiva, a agressividade, a histeria ou a opressão generalizada.

A terapia com luz azul é usada para uma variedade de problemas, desde a cura de irrupções de acne ao alívio de distúrbios do ritmo circadiano, como a síndrome do atraso das fases do sono e o distúrbio afetivo sazonal (SAD).

ROXO — E SUAS TONALIDADES TERAPÊUTICAS

O roxo é a cor do sentimento profundo que surge da sensibilidade intuitiva. Correlacionado com o terceiro olho e a glândula pituitária, o roxo é a cor da intuição visual e do discernimento espiritual. Ele com frequência representa uma transformação positiva e poderosa.

Violeta: poder psíquico, sintonia com o eu superior, idealismo nascido da visão, ser um visionário; arte e magia de natureza espiritual; relaciona-se com a glândula pineal e o sistema nervoso.

Cor de alfazema: imaginação, visão intuitiva, energias etéricas, devaneio.

Anil: filosofia espiritual, contemplação; aumenta as percepções sutis das realidades psíquicas.

Roxo usado na cura. Por atrair a renovação espiritual e a paz interior, o roxo é uma cor poderosa para abrir caminho através da ilusão, negação e dos vícios. O roxo também é bom para aliviar a enxaqueca e transformar a tristeza em fortalecimento.

O ARCO-ÍRIS: OUTRAS CORES IMPORTANTES NA CURA

A cor **prata** significa o despertar da mente cósmica. Também é a cor da abundância espiritual e física. A prata metálica clara indica receptividade a novas ideias baseadas na percepção intuitiva. O cinza escuro ou turvo está relacionado com energias bloqueadas, cautela ou um resíduo de medo que pode ter se acumulado no corpo, o que pode causar problemas de saúde, especialmente se concentrações cinza forem vistas em áreas específicas do corpo.

O **ouro** é a cor da iluminação e da proteção divina. Quando observado dentro do campo áurico, o ouro indica que a pessoa está sendo guiada em direção ao seu bem mais elevado. É a cor da mente espiritual e do pensamento intuitivo, do conhecimento interior e da sabedoria superior. Um ouro metálico brilhante e reluzente se correlaciona com uma pessoa inspirada cuja energia está ativada e cujo poder foi despertado.

O **preto** é uma cor transformativa, seja para o aperfeiçoamento ou para o detrimento da pessoa. Ele atrai ou puxa a energia para si e, ao fazer isso, transforma essa energia. Ele capta a luz e a consome. Pode indicar um ressentimento arraigado e censura de outra pessoa, o que pode se acumular em uma área específica do corpo e se manifestar como um problema de saúde. Se aparecer nos ovários, o preto também pode estar relacionado com um pesar de abortos não liberado. Além disso, também pode indicar uma ferida de vidas passadas ou uma entidade dentro do campo áurico.

O **branco** reflete um estado de luz puro e as qualidades espirituais, transcendentes, etéricas e não físicas das dimensões superiores. Está relacionado com qualidades angélicas, como a pureza e a verdade. Também pode representar uma energia nova, positiva e ainda não designada dentro do campo áurico. Lampejos de luz branca ou centelhas no campo de energia indicam que anjos estão por perto. Também podem sinalizar que uma mulher está grávida ou ficará em breve.

As **cores terrosas** ou tons de terra se correlacionam com o solo, a madeira, os minerais, as plantas e uma estabilidade essencial. Essa paleta de cores indica amor pela terra e é com frequência vista naqueles que trabalham ao ar livre e vivem "perto da Terra" — os agricultores, os ávidos jardineiros, os trabalhadores da construção civil e os guardas florestais, por exemplo. Essas cores geralmente indicam uma conexão positiva com o mundo natural. No entanto, uma energia marrom turva está correlacionada à pessoa se agarrar a alguma coisa devido a um sentimento de insegurança.

Os **arcos-íris**, no xamanismo havaiano, indicam a presença da alma. Imagens de arco-íris no corpo de energia, como feixes de arco-íris emanando das mãos, da cabeça ou do corpo, podem representar um agente de cura (como um agente de cura reiki), um ser das estrelas ou alguém que está vivendo sua primeira encarnação na Terra.

Os **tons pastéis**, como combinações exclusivas de cor e luz, representam a sensibilidade, às vezes no nível emocional e às vezes em um nível intuitivo. As cores pastéis, quando aparecem no campo áurico, também podem indicar a necessidade de paz, serenidade e gentileza.

COMO USAR A COR NA CURA DA ENERGIA SUTIL

Equipado com a lista de referência da seção "Uma Paleta de Significado", você pode examinar intuitivamente a anatomia energética (os campos ou camadas áuricas, os meridianos e os chakras), bem como o corpo físico, a fim de avaliar o seguinte:

- Com relação aos chakras e aos campos áuricos especificamente, as cores apropriadas estão presentes ou não (por exemplo, vermelho no primeiro chakra, laranja no segundo chakra)?
- Qual é a qualidade de cada cor que você vê (por exemplo, límpida, saudável, forte, vívida, turva)?

Quer esteja trabalhando com um cliente ou em si mesmo, você pode conduzir um processo guiado de relaxamento e visualização para avaliar as cores e suas qualidades no corpo de energia. Uma vez que você tenha uma avaliação básica das cores que estão presentes ou ausentes, faça ao Divino ou a um guardião as perguntas necessárias para determinar que cores precisam ser liberadas ou aplicadas. Por exemplo:

- Que cor é mais necessária agora?
- Se você estiver trabalhando com um problema físico específico, como uma perna fraturada ou uma doença renal, faça uma pergunta direcionada: qual cor é a mais apropriada neste momento para ajudar a restabelecer o equilíbrio da perna ou dos rins?
- O mesmo é válido se você estiver trabalhando com um estado emocional: qual cor é a mais apropriada neste momento para ajudar a liberar essa raiva/curar essa mágoa/sentir mais confiança/encontrar perdão?

Tão logo você receba a compreensão e as informações solicitadas, visualize a liberação de quaisquer cores congestionadas, prejudiciais ou negativas e a entrada de cores positivas, saudáveis e terapêuticas. Se estiver trabalhando com um cliente, pode usar as mãos para ajudar a extrair as cores prejudiciais e enviar as cores terapêuticas. Sinta intuitivamente as cores prejudiciais e as cores saudáveis que devem substituí-las. Agora, aponte uma das suas mãos para a área que não é saudável e peça ao Espírito para extrair as cores prejudiciais. Não puxe a energia para a sua mão; em vez disso, visualize-a ondulando sobre a sua mão para ser descartada pelo Espírito. Aponte a outra mão para a área congestionada, e enquanto a energia prejudicial estiver sendo removida, peça ao

Espírito para inserir as cores saudáveis. Essa energia também circula ao redor das suas mãos e entra na área. Você também pode se visualizar (ou orientar seu cliente para que visualize) exalando quaisquer cores estagnadas, que desgastem a vida, e inalando as cores terapêuticas e que melhoram a qualidade vida. Enquanto estiver inalando as cores necessárias para a cura, use seus poderes de visualização e intenção para enviar as cores para onde elas precisem ir.

Além desse procedimento básico para curar com a cor, algumas das seguintes técnicas poderão ser benéficas em situações específicas.

A CURA SIMPLES PELA COR: DOZE TÉCNICAS

As dicas e técnicas da cura pela cor podem ser usadas de forma independente ou para aprimorar um plano de cura mais amplo para seu cliente ou para você mesmo.

Transfira a energia da cor de um objeto. Você pode executar a cura com pedras preciosas ou semipreciosas, água colorida ou outras substâncias naturais que sejam da cor terapêutica apropriada. Segure a substância colorida na mão e transfira as energias negativas para a substância; em seguida, envie as energias positivas da cor para você mesmo ou para o cliente a fim de substituir as energias prejudiciais. O Capítulo 20 contém uma lista abrangente de pedras preciosas e semipreciosas e suas propriedades terapêuticas.

Crie essências de pedras preciosas e semipreciosas baseadas na cor. Escolha pedras com a cor e as propriedades terapêuticas adequadas e crie uma essência de pedras usando o processo descrito em "Essências de Pedras", no Capítulo 20.

Beba água colorida. Use a "solarização" para programar água potável com a frequência de uma cor terapêutica. Coloque uma garrafa de vidro com água sobre um papel, pano ou pedaço de celofane colorido e exponha ambos à luz do sol por uma hora. Beber a água energizada pela cor impregnará seu corpo de energia com a frequência da cor terapêutica.

Use a cromopuntura. Visualize uma cor necessária afluindo para um ponto de acupuntura enquanto pressiona esse ponto. Consulte "Os Dez Pontos de Ouro da Acupuntura" relacionados no Capítulo 12 para conhecer os principais pontos com os quais trabalhar. Os profissionais frequentemente usam várias pulsações ou oscilações geradas por uma máquina que usa eletricidade e varetas de vidro para produzir o efeito mais benéfico.

Use um pêndulo para encontrar cores terapêuticas. Use um pêndulo para determinar que cores são apropriadas para a sua situação de cura (ou do seu cliente). O trabalho com o pêndulo, também chamado de *dowsing*, é descrito no Capítulo 23. Por meio de perguntas que requerem um sim ou um não como resposta, você pode pedir ao pêndulo que lhe diga se cores específicas serão ou não benéficas. Segure um pêndulo sobre uma roda de cores e peça a ele que oscile na direção da cor mais benéfica.

Faça um teste muscular para avaliar as cores. Use o teste muscular para perguntar ao seu corpo, ou ao corpo do seu cliente, que cores precisam ser liberadas e que cores precisam ser acentuadas ou trazidas para o sistema. Consulte a seção "Teste Muscular: Uma Ferramenta de Comunicação Mente-Corpo", no Capítulo 15, para saber como utilizar essa técnica de cinesiologia aplicada.

Aplique luz colorida. Você pode aplicar a luz colorida diretamente ao corpo físico ou sutil direcionando uma fonte de luz (a luz do sol ou uma lâmpada) através de algum tipo de material transparente ou semitransparente que filtre a luz, como vidro, um tecido leve, cristal ou celofane em uma cor terapêutica adequada. Por exemplo, depois de determinar a cor de que você precisa, exponha uma área do seu corpo ou anatomia energética a um feixe de luz solar que esteja brilhando através da janela coberta por celofane na cor selecionada. Se estiver trabalhando com a pele nua, não se exponha a essa luz por mais de quinze minutos.

Use a técnica do saco de surpresas. Prepare um saco com contas de vidro coloridas, bolas de gude ou pedras polidas. Mantendo na consciência a cura física, emocional ou mental, ou o equilíbrio, que você deseja, introduza a mão no saco procurando às cegas até que seus dedos percebam ou sintam o objeto certo — aquele que tem exatamente a cor que você precisa. Carregue o objeto com você durante algumas horas ou dias, conforme sentir necessidade de fazer isso.

Vista a sua cor terapêutica. Avalie intuitivamente que cor(es) promoverá(ão) a cura ou o equilíbrio que você deseja, e use roupas da cor que você precisa. Ao vestir a cor necessária durante um dia inteiro, você é impregnado por essa cor e suas propriedades terapêuticas.

Imprima cor ao seu mundo. Cerque-se de cores que o enalteçam e o inspirem e daquelas que o acalmam e confortam. Por exemplo, escolha as cores das suas paredes ou carpete tendo em mente a vibração que será continuamente irradiada no aposento e, portanto, em você. Se precisar de uma cor específica apenas por pouco tempo, você pode colocar panos coloridos sobre a mobília, escolher quadros com cores específicas, ou simplesmente colocar velas coloridas em um aposento.

Combine cor e as correntes curativas de graça. Quando invocar as correntes curativas de graça para si mesmo ou para um cliente, peça ao Divino que a cor apropriada seja adicionada à corrente. Em seguida, confie e saiba que isso foi feito.

Crie suas visualizações de cura pela cor. Crie suas próprias meditações guiadas detalhadas que envolvam a cura pela cor. A seção "Como Escrever seus Próprios Roteiros de Visualização Guiada", no Capítulo 15, explica como fazer isso (e inclui dicas para você *conduzir* um cliente em visualizações guiadas). Por exemplo, se estiver trabalhando com amarelo, você pode guiar o cliente a vagar por uma floresta, no outono, com choupos amarelo-dourados, vestindo um poncho amarelo e assimilando a energia do sol amarelo. As possibilidades são infinitas.

CURANDO COM A COR:
O Alinhamento Esmeralda

JENNIFER WARTERS, respeitada agente de cura pelo som na Inglaterra, desenvolveu uma técnica exclusiva de alinhamento energético envolvendo a cor,[3] chamada Alinhamento Esmeralda. Nesse processo, quando você se concentra em dois raios do espectro eletromagnético (o quinto raio, que é esmeralda, e o segundo raio, que é azul), a energia é canalizada dos planos vibratórios superiores e do Espírito e desce através da coluna vertebral para todas as partes do corpo, realinhando o nosso padrão energético essencial no nível celular.

O **Raio Esmeralda** liga o Espírito à matéria e realinha a nossa estrutura molecular, devolvendo-a à sua forma original.

O **Raio Azul** fortalece e protege, selando o campo áurico no final do exercício.

Este exercício é particularmente eficaz para tratar os ataques de pânico, a insônia e os problemas de fixação, e também para criar ambientes tranquilos. Ele é ideal para ser usado com as crianças e os idosos, porque proporciona calma e sossego. Ele também aprofunda os processos meditativos e ajuda na cura terapêutica. Warters também recomenda que ele seja usado antes e depois de uma cirurgia.

O PROCESSO DO ALINHAMENTO ESMERALDA

1. Sente-se ou fique em pé em uma posição confortável. Relaxe o corpo. Conscientize-se do ponto de entrada do seu chakra da coroa no alto da cabeça. Respire de maneira descontraída e faça a energia descer pelo seu corpo, do chakra da coroa através da coluna vertebral até as pernas e os pés, liberando qualquer sensação de peso ou desconforto. Encerre deslocando a energia através dos seus pés e depois afastando-a deles.

2. Volte a focalizar o chakra da coroa e depois leve sua percepção consciente para o alto da coluna vertebral. Deixe que sua energia se desloque ao longo dos seus ombros e desça pelos braços, através dos cotovelos e pulsos, e escoe pelos seus dedos para fora do corpo.

3. Inspire de volta a energia dos seus pés e faça-a fluir para cima em direção ao alto da cabeça, acompanhando a coluna vertebral.

4. Sopre a energia de volta no seu corpo através das pontas dos dedos, fazendo-a subir pelos seus braços, ir de um ombro ao outro e subir até o topo da coluna vertebral, finalmente pousando no alto da sua cabeça.

5. Imagine agora que o Divino ou um guia superior está colocando uma reluzente esmeralda no alto da sua cabeça. Surge então um feixe de luz esmeralda.

6. Arraste esse feixe de luz esmeralda diretamente para o centro do seu corpo através da coluna vertebral até o local situado entre os seus calcanhares. Sinta seu corpo endireitar em resposta.

7. Imagine agora que o Divino ou um guia superior está colocando uma esmeralda na ponta de cada ombro. Feixes de luz esmeralda emanam das esmeraldas dos ombros e descem pelos seus braços até as palmas das mãos.

8. Visualize uma energia azul contornando todo o seu corpo, estendendo-se mais ou menos a um braço de distância em todas as direções. Observe essa luz azul selá-lo e protegê-lo dentro do seu calor circular.

9. Respire lentamente e retorne a um lugar confortável no centro do seu corpo.

A CURA AYURVÉDICA COM CORES, PEDRAS PRECIOSAS E SEMIPRECIOSAS E OS PLANETAS

Consta nas escrituras védicas que toda a criação começou a partir da luz divina que emana do Ser Supremo. Acredita-se que as sete cores do arco-íris — os componentes da luz visível — estejam entre os *raios* que formam o corpo do universo. Os poderes desses raios são idênticos aos poderes e qualidades do Divino.

Em textos ayurvédicos, os raios coloridos da criação são unidos aos cinco grandes elementos: terra, água, fogo, ar e éter. Os antigos agentes de cura e estudiosos védicos chegaram à conclusão de que a terra é a cor verde condensada, a água é laranja e anil, o fogo é vermelho e amarelo, o ar é violeta e o éter é azul.

Cada um dos *doshas* (os tipos de constituição do corpo no Ayurveda, discutidos no Capítulo 19) está conectado a um diferente elemento ou elementos e, portanto, é o produto de diferentes cores. O *dosha vayu* ou *vata* combina o ar e o éter, originando-se, portanto, do azul e do violeta. O *dosha pitta* é de fogo e deriva das cores vermelha e amarela. O *dosha kapha* é uma combinação de terra e água, sendo proveniente do laranja, anil e verde. Na filosofia de cura védica, criações materiais sutis e grosseiras se tornam animadas e capazes de funcionar nos níveis físico, emocional e mental devido à presença dessas cores cósmicas. Para permanecer saudável ou recobrar a saúde, os raios dentro das células devem estar em um estado de equilíbrio.

Os agentes de cura védicos observaram que pedras preciosas contêm a maior concentração dos raios de luz encontrada no planeta. Na astrologia védica (o sistema astrológico *jyotish*), as sete pedras a seguir estão entre as mais potentes ferramentas de cura disponíveis. Cada uma delas está ligada não apenas a um dos raios, mas também a um dos sete corpos planetários.

O **rubi** emite o mesmo raio que o Sol — vermelho.

O **coral** vermelho emite o mesmo raio que Marte — amarelo.

A **safira amarela** emite o mesmo raio que Júpiter — azul.

A **pérola** emite o mesmo raio que a Lua — laranja.

A **esmeralda** emite o mesmo raio que Mercúrio — verde.

O **diamante** emite o mesmo raio que Vênus — anil.

A **safira azul** emite o mesmo raio que Saturno — violeta.

Nas suas sessões de autocura e nas sessões com os clientes, você pode trabalhar com essas combinações de pedras, planetas e cores, usando as técnicas de avaliação intuitivas delineadas neste capítulo. Quer utilize as pedras efetivas ou invoque as propriedades de cura delas (como foi feito com os remédios das plantas espirituais, descritos no Capítulo 20), você pode usar esse antigo conhecimento para a cura em todos os níveis no momento atual.

Agradeço à Vedic Cultural Fellowship por inspirar este recurso.[4]

23

SÍMBOLOS VIBRACIONAIS
E ORÁCULOS

"Descobri que com as cores e formas eu podia dizer coisas
que não conseguiria dizer de nenhuma outra maneira
— coisas para as quais eu não tinha palavras."

GEORGIA O'KEEFFE

Toda cura da energia sutil, destilada até sua singela essência, envolve modificar frequências vibratórias por meio da dinâmica de campo. Na física quântica, sabe-se que uma simples mudança pode alterar as qualidades vibratórias de um objeto e, por conseguinte, os seus efeitos. Neste capítulo, vamos investigar a transformação vibratória que ocorre quando invocamos algumas das mais antigas ferramentas conhecidas pelos agentes de cura da energia sutil: as formas, os símbolos e os números. Vamos também examinar os principais oráculos aos quais há éons os seres humanos recorrem para descobrir e compreender os padrões e os ciclos da vida.

O PODER DAS FORMAS:
OS SÍMBOLOS PRIMORDIAIS DA VIDA

No meu livro *Energetic Boundaries* (2011), discuti o poder das formas e o impacto delas nos nossos limites energéticos:

"Pesquisas conduzidas pelo arquiteto egípcio dr. Ibrahim Karim ao longo de um período de trinta anos demonstraram os efeitos surpreendentes das formas geométricas. Um dos estudos, dirigido pelo Centro Nacional de Pesquisas Egípcias, mostrou que formas simples eram capazes de impedir a reprodução de bactérias. Com muita frequência, ele cercava os participantes dos seus experimentos com materiais

321

de formas variadas, como triângulos, quadrados ou círculos; ele também criou um extenso índice de formas estimulantes que integram outras formas, como espirais e linhas, cada uma das quais promove diferentes mudanças, como a cura das doenças do coração ou o crescimento de novas células no corpo. Outro projeto, que foi avaliado pelo Departamento de Agricultura Egípcio, descobriu que as galinhas cresciam mais saudáveis e mais rápido em um ambiente cuja energia estivesse equilibrada pelo método de Karim de usar as formas, chamado de BioGeometria, do que quando tomavam antibióticos e hormônios de crescimento. Na Holanda, o professor Peter Mols, da Universidade de Agricultura de Waneningen, descobriu que os métodos de Karim podiam ser usados no lugar de pesticidas e fertilizantes artificiais para cultivar culturas agrícolas orgânicas saudáveis."[1]

Você pode trabalhar de várias maneiras com as formas. Por exemplo, visualizar uma forma em volta dos seus limites energéticos os fortalecerá. Você pode visualizar uma forma separada envolvendo todos os seus limites energéticos ou visualizar um limite particular como uma forma específica. Por meio da intuição visual, você pode procurar formas que talvez estejam presentes nos seus campos ou corpos de energia e causando problemas. Por meio da visualização, você pode reparar formas prejudiciais ou inserir novas formas compatíveis com as suas metas de cura. Independentemente de como você escolher trabalhar e proceder com as energias sutis dessas formas comuns, espero que aprecie descobrir como elas podem ser uma parte do seu kit de ferramentas terapêuticas.

AS FORMAS PRIMÁRIAS

Existem centenas de formas diferentes, mas quatro das mais básicas — o quadrado, o círculo, o triângulo e a cruz — também são as mais poderosas. Os significados essenciais e os poderes de cada uma, descritos nos seguintes trechos de *Energetic Boundaries*, representam uma consolidação multicultural e multidimensional do simbolismo esotérico:

Quadrado. "O quadrado é o símbolo da estabilidade e da força. Os cantos contêm a energia mais ativa e estimulam reações quando tocam alguma coisa (ou alguém). Se você quiser manifestar alguma coisa, visualize um quadrado com o pedido dentro dele e, do lado de fora, os cantos tocando todas as partes dessa imagem maior [...]

Inserir um quadrado (ou um retângulo) em um centro ou campo energético o protegerá e lhe proporcionará firmeza e estabilidade. Quando você examinar psiquicamente seu campo ou um centro de energia, se encontrar um pequeno quadrado alojado nele, veja se existe uma substância dentro da forma; o que quer que você encontre dentro do quadrado é alguma coisa que você está armazenando, reprimindo ou escondendo. Com frequência ocultamos sentimentos, memórias, energias de outras pessoas, partes da nossa alma e sonhos. Quando reprimimos uma quantidade suficiente de sentimentos, criamos a depressão [...]

Quadrados deformados, ou aqueles com lados ou cantos interrompidos, indicam uma proteção incompleta ou violações de limites, ou habilidades, pensamentos ou dons inexplorados. A reparação desses quadrados possibilitará que cada um retome seu propósito correto."

Círculo. "O círculo promove os relacionamentos, a harmonia e a conexão. Um círculo visualizado entre duas ou mais pessoas (ou seres vivos) provoca uma troca de energia. Verifique a energia. Se ela for radiante e amorosa, a troca é positiva. Se for negativa ou escura, a troca o está prejudicando e criando uma síndrome [um problema recorrente de limite energético].

Estabelecer um círculo ao redor de nós mesmos, por meio de um ou de todos os limites energéticos, enfatizará a totalidade e enviará uma energia de amor para os outros. Isso também criará um 'círculo sagrado', um espaço protegido no qual somente o amor pode entrar. Você pode traçar psiquicamente um círculo ao redor de uma parte sua, como a sua criança interior ou uma necessidade, e mantê-la em segurança.

Se você captar constantemente energia dos outros ou do ambiente, dê um passo adiante e imagine um círculo (o melhor é um círculo prateado) traçado debaixo dos seus pés que o acompanha para qualquer lugar que você vá. Esse círculo purificará o chão onde você caminha e brilhará para cima através de todo o seu campo, desviando as energias negativas.

Um círculo incompleto imprensado no seu campo de energia ou estendendo-se entre você e outra pessoa indica um relacionamento rompido e, potencialmente, traição ou desgosto para você. Se consertar o círculo, você conserta o relacionamento. Mas antes de fazer isso, certifique-se de que deseja se relacionar de novo com a outra pessoa; talvez seja do interesse de ambos dissolver inteiramente o círculo.

Círculos menores dentro de um campo ou no corpo podem conter seus problemas de relacionamento, seus verdadeiros sentimentos a respeito de um relacionamento ou uma parte sua que você não deseja revelar. Se encontrar um círculo dentro de um limite energético, verifique que substâncias ou energias ele contém.

A espiral é uma forma de círculo. As espirais no sentido anti-horário levam a energia para fora, de modo que podem ser usadas para retirar energias do seu campo. As espirais no sentido horário trazem a energia para dentro, de modo que podem ser usadas para nos ligar a fontes de energias positivas."[2]

Dica: Outra maneira de utilizar círculos para a cura é traçar um círculo ao redor de alguma coisa que você gostaria de reforçar ou ampliar, como uma ideia, um desejo, um sonho ou até mesmo uma energia terapêutica.

Triângulo. "O triângulo está relacionado com a pirâmide e representa a criatividade, a atividade mental e a conexão com o Divino. O triângulo intensificará ou ampliará a energia, de modo que você deve ter cuidado com o que coloca energeticamente dentro dele. O triângulo pode aumentar as dívidas ou a abundância, a doença ou a cura.

Use um triângulo ao redor do seu corpo para promover atividade e crescimento. Digamos que você deseje escrever um livro ou um relatório. Pegue a parte principal da sua ideia, insira-a em um triângulo e observe a sua criatividade explodir.

Os triângulos podem ser inseridos em qualquer limite ou lugar dentro dele que precise de uma cura para promover a mudança e a transformação. Um triângulo com falhas ou manchado indica um fracasso, um lugar no qual você não está pensando de maneira lógica ou apropriada. Um triângulo com falhas conectando você a outra pessoa, a um emprego, às suas finanças ou a um projeto pode indicar que você não está percebendo exatamente o que está acontecendo ou que suas interações estão incorretas e precisam ser corrigidas."[3]

Dica: Adicionar um triângulo a um chakra fortalecerá esse chakra, atraindo mais perspectiva, segurança e crescimento.

Cruz ou X. "O X é uma forma de cruz, e representa as propriedades mágicas de uma encruzilhada. Quando vista em forma de cruz, como na forma de um T, a cruz representa proteção. O X também obstrui ou bloqueia. Ele impede a passagem da negatividade e protege contra saqueadores, visíveis e invisíveis. Dependendo do motivo pelo qual ele está presente, também pode bloquear a sabedoria, a verdade e o amor.

Veja, por exemplo, a utilização da suástica na Alemanha nazista. Nas origens hindus e budistas da antiguidade, a suástica representava o que era auspicioso e eterno. Ao inverter o fluxo da cruz e torná-la mais parecida com um X do que com um T, os nazistas apagaram o livre-arbítrio dos seus seguidores e inseriram uma mensagem nos seus limites energéticos. Quando vejo um X no campo de energia ou no chakra de uma pessoa, sei que ela tem uma marca energética que diz ao mundo para maltratá-la de alguma maneira. Essas marcas podem nos impedir de encontrar um(a) companheiro(a), ganhar dinheiro, conseguir um emprego ou obter uma cura. Elas com frequência indicam a presença de uma síndrome [um problema recorrente de limite energético], porque as marcas de energia preservam padrões energéticos repetitivos. É importante apagar essas marcas de energia para se libertar de antigos padrões."[4]

O SIGNIFICADO DAS FORMAS

O ACESSO INTUITIVO ÀS formas presentes no corpo sutil é na verdade um método pragmático de executar o diagnóstico e a cura. Ao diagnosticar questões energéticas, será interessante que você preste atenção às áreas do corpo ou do corpo de energia que contêm símbolos nocivos. Ao conhecer o significado do símbolo interrompido ou deformado, você pode começar a trabalhar nas questões relacionadas. Visualizar ou focalizar energeticamente os significados dos símbolos que expandem o espírito fornece energia para a correção dos problemas.

FORMAS QUE EXPANDEM O ESPÍRITO

Círculo	Totalidade
Quadrado	Base
Retângulo	Proteção
Triângulo	Preservação e imortalidade
Espiral	Criação e ciclos
Estrela de cinco pontas	Alquimia e movimento
Estrela de seis pontas	Ressurreição
Cruz	Conexão humano-divina e proteção espiritual

FORMAS NOCIVAS

Círculo alterado	Mostra áreas de ferida, lesão, dano ou separação
Quadrado alterado	Indica limites ineficientes ou dano causado por sistemas negativos, como sistemas familiares
Retângulo alterado	Revela áreas expostas ao perigo
Triângulo alterado	Mostra áreas vulneráveis a indisposições, doenças, forças desequilibradoras e a morte
Espiral alterada	Indica finais abruptos e áreas fora de ritmo ou fora dos ciclos apropriados
Estrela de cinco pontas alterada	Aponta para áreas que estão sufocadas, excessivamente contidas ou reprimidas
Estrela de seis pontas alterada	Mostra áreas de imobilidade, desespero e depressão; mostra também a influência de forças negativas
Cruz alterada	Indica uma dependência excessiva do ego, do eu ou de outras pessoas
Um X	Demonstra vulnerabilidade ao mal ou a influências negativas

OS YANTRAS: CONDUTOS DE ENERGIA SUTIL

Cada chakra do corpo de energia humano está associado a uma frequência vibratória, uma cor e um som distintos. No misticismo oriental, o campo de energia sutil de cada um dos sete chakras do interior do corpo também está associado a uma forma geométrica específica. Essas formas são chamadas de *yantras*, e são usadas na meditação como recursos de centralização que também liberam as energias e os dons dos chakras. Consulte a tabela "Os Yantras dos Chakras" para descrições das formas e dons associados a cada chakra.

Focalizar os *yantras* também nos permite interagir com as emoções e qualidades dos chakras correspondentes. Claude Swanson, Ph.D., é um pesquisador que escreveu extensamente a respeito dessa poderosa prática no livro *Life Force: The Scientific Basis*.[5]

O exercício a seguir é um processo simples para que você coloque a atenção nos *yantras* a fim de desbloquear, desobstruir, ativar e *animar* cada um dos chakras. Se você não obtiver resultados em um ou dois chakras específicos e os *yantras* correspondentes, apenas aplique as instruções da maneira apropriada e vá diretamente para as informações que se referem aos chakras com os quais você deseja interagir.

1º passo: preparação. Com o seu diário ou um caderno e uma caneta na mão, vá para um lugar confortável e tranquilo onde você possa relaxar e se concentrar. Se estiver focalizando os sete chakras do interior do corpo, é interessante que destine de quinze a vinte minutos a este exercício. Se desejar, pode acentuar a energia meditativa do ambiente acendendo uma vela e tocando uma música instrumental suave.

2º passo: símbolos. Concentre-se em cada um dos sete chakras primários, um por um, usando a tabela "Os Yantras dos Chakras", que você encontrará a seguir, depois do exercício. Para cada chakra, visualize o símbolo ou as formas associados — o *yantra*. Primeiro, leia a respeito da flor de lótus que é exclusiva de cada chakra (na cor e no número de pétalas). Em seguida, leia a respeito do símbolo que tradicionalmente está contido no círculo interno da flor de lótus. Veja esse símbolo no seu olho mental. Se desejar, trace o símbolo no papel que você tem na sua frente.

3º passo: as emoções e os dons. Enquanto você se concentra no *yantra*, conscientize-se das emoções associadas a cada chakra, bem como os dons específicos de cada chakra. Para este exercício, as emoções são especificamente aquelas associadas ao estágio de desenvolvimento de cada chakra no início da vida (consulte "O Desenvolvimento dos Chakras", no Capítulo 4). Ao se concentrar nos *yantras*, que amplificam essas emoções e os dons dos chakras, você promove a liberação de qualquer energia paralisada e abraça os poderes de cada chakra que expandem a vida.

OS YANTRAS DOS CHAKRAS

Chakra	Flor de Lótus	Símbolo dentro do Lótus (o *Yantra*)	Emoções que se Originam desse Chakra	Dons
Primeiro	Quatro pétalas vermelhas	Um quadrado com um triângulo invertido dentro do quadrado	Sentimentos a respeito do eu e do mundo, o direito de existir e sentimentos primitivos, como a culpa, o terror, a fúria, o júbilo e a vergonha	Manifestação
Segundo	Seis pétalas vermelho-alaranjadas	Uma lua crescente dentro de um círculo	Sentimentos sutis, escolhas a respeito de quais sentimentos deve sentir e quais deve reprimir	Criatividade e compaixão
Terceiro	Dez pétalas amarelas	Um triângulo invertido	Medo e autoestima	Habilidades administrativas e acuidade mental
Quarto	Doze pétalas verdes	Dois triângulos entrecruzados que criam uma estrela de seis pontas	Compaixão, amor, gratidão e outras emoções baseadas no coração	Cura e relacionamento com os outros
Quinto	Dezesseis pétalas azuis	Um triângulo invertido com um círculo dentro, simbolizando a lua cheia	Frustrações guardadas, orgulho, desilusão, grandeza e a expressão madura de necessidades e sentimentos	Comunicação, inclusive a oratória, a escrita e a musicalidade
Sexto	Duas grandes pétalas roxas/anis, uma de cada lado	Um triângulo invertido	Sentimentos a respeito do eu e da autoimagem, além de sentimentos a respeito do nosso gênero e as suas capacidades	Visão e estratégia
Sétimo	O lótus de mil pétalas	Nenhuma forma, apenas o espaço aberto — a vivenda infinita que às vezes é chamada de vazio	Confusão a respeito das nossas metas e propósito; todos os sentimentos que se relacionam com o senso de pertencimento e as escolhas a respeito de a quais grupos ou sistemas deve aderir	Criar o bom a partir do mau, servir os outros

4º passo: comunicação inspirada. Anote qualquer coisa que lhe ocorra quando você se concentrar em cada um dos *yantras* dos chakras. Pode ser uma palavra fortalecedora, uma ação ou talvez uma nova decisão. Receba simplesmente a comunicação que a sua orientação superior lhe transmite.

O PODER DO PÊNDULO E OS CHAKRAS: AVALIANDO OS CORPOS DE ENERGIA

O pêndulo é um objeto com peso suspenso em uma corrente ou cordão. Ele é usado para a adivinhação ou o *dowsing*, que são métodos simples de obter informações às quais sentidos físicos normais são incapazes de ter acesso em um nível consciente. Como o pêndulo é capaz de oferecer ideias ou informações no nível vibratório sutil, ele é uma excelente ferramenta para detectar desequilíbrios nos chakras e nos campos de energia.

Quando um pêndulo fica livre para oscilar à vontade, ele responde à frequência eletromagnética de um chakra, no lado de trás e na frente. Quando segura um pêndulo sobre a área de um chakra, você está basicamente avaliando a roda externa do chakra. Se esta estiver se movendo no sentido horário, a roda interna provavelmente estará fazendo a mesma coisa. A roda interna quase sempre gira no sentido horário, a não ser na presença de uma crise extrema, como um nascimento ou uma morte.

Você pode fazer uma avaliação dos chakras de um cliente por meio do pêndulo, o que geralmente irá refletir o movimento da roda externa. A melhor maneira de analisar a roda interna é por intermédio da sua intuição, mas em geral ela estará girando no sentido horário. É a roda externa que reflete os nossos problemas, programas, alegrias e angústias e, por causa disso, muda com muita frequência. Você pode usar o pêndulo seguindo estes simples passos:

1. Peça ao cliente que se deite de costas. Fique em pé ao lado deles, segurando o pêndulo de 15 a 30 centímetros sobre o centro de um chakra. Para testar os chakras que estão embaixo dos pés e acima da cabeça, bem como o décimo primeiro e o décimo segundo chakras que circundam o corpo, peça ao cliente que se deite e segure o pêndulo sobre os locais apropriados.

2. A forma, a direção, o movimento e a amplitude do pêndulo que gira indicarão a abertura e a rotação de cada chakra. (Consulte "A Estrutura dos Chakras", no Capítulo 4.) A ausência de movimento do pêndulo poderia indicar a falta de confiança de um cliente no processo ou um chakra completamente bloqueado. Pequenas oscilações podem mostrar que o chakra não está aberto o suficiente; oscilações grandes e irregulares indicam que o chakra está aberto demais e talvez esteja absorvendo energias das outras pessoas. Teste para verificar se o lado posterior do chakra e os chakras logo acima ou abaixo da área problemática estão abertos, fechados, horizontais ou diagonais como uma compensação. Eis o que diferentes oscilações poderão indicar:

   A oscilação é principalmente vertical: o cliente carece de discernimento prático nesse chakra.
   A oscilação é principalmente horizontal: o cliente carece de perspectiva espiritual nesse chakra.
   A oscilação se inclina para o lado superior direito ou feminino do corpo do cliente: o chakra está carente de uma energia masculina.
   A oscilação se inclina para o lado superior esquerdo ou masculino do corpo do cliente: o chakra está carente de uma energia feminina.
   A oscilação é muito restrita: o chakra não está aberto o suficiente.
   A oscilação é extremamente ampla: o chakra está aberto demais.

A oscilação é no sentido anti-horário: o chakra pode estar processando ou liberando energia; pode também estar perdendo energia.

A oscilação é no sentido horário: o chakra está funcionando bem.

3. Uma vez que tenha observado um padrão potencialmente prejudicial, você pode lidar com o problema e depois voltar a testar a oscilação do chakra para verificar se foi corrigida.

Você também pode usar um pêndulo para avaliar estágios de desenvolvimento dos chakras. Por exemplo, junto com as informações que receber de um cliente a respeito do que está acontecendo na vida dele neste momento (por meio do diálogo, da observação, da percepção intuitiva e de outros recursos), você pode ao mesmo tempo investigar se o problema principal dele começou quando ele era bebê, na infância ou na idade adulta.

Existem duas maneiras de avaliar o estágio de desenvolvimento infantil no qual um problema se desencadeou: você pode avaliar qual chakra está mais danificado e consultar a seção "Desenvolvimento dos Chakras", no Capítulo 4, para verificar a idade em que esse chakra se desenvolveu. Você também pode usar um pêndulo sobre o chakra danificado. Primeiro, faça uma pergunta que requer um sim ou um não como resposta para definir que movimentos do pêndulo indicam o sim e o não. Em seguida, vá passando pelos estágios da infância, pedindo que a energia do chakra forneça uma oscilação afirmativa quando você disser a idade apropriada.

GEOMETRIA SAGRADA: SINTONIZANDO-SE COM AS LEIS MÍSTICAS DA CRIAÇÃO

A geometria é uma parte importante da energia de cura porque as energias sutis com frequência se organizam em uma forma e configuração. Um campo de estudo chamado *cimática* demonstrou que diferentes sons podem assumir formas geométricas ou configurações visuais diversas. Por causa da habilidade transformacional das vibrações de mudar de uma forma para outra, quase como uma metamorfose, os agentes de cura ao longo da história invocavam a cura visualizando ou usando sons que evocam os poderes específicos de formas geométricas e vice-versa. Eles também construíam instrumentos de cura em vários formatos.

A lista a seguir exibe as mais poderosas formas geométricas universais ao longo do tempo e, quando apropriado, mostra maneiras pelas quais você pode usar o som ou a visualização para a cura. Esta seção também revela uma maneira fácil de construir um instrumento de cura baseado no conceito geométrico que está sendo descrito.

UMA OLHADA RÁPIDA NOS CONCEITOS GEOMÉTRICOS

Ondas senoidais. As ondas senoidais são usadas para representar a frequência, as ondas e as vibrações, a medição subjacente da energia. Todos os tons são ondas sonoras, o que significa que a cura pelo som envolve usar ondas senoidais para melhorar a saúde e o bem-estar.

As ondas senoidais lembram outra forma de onda, chamada *onda quadrada*. Enquanto as ondas senoidais são usadas para a regeneração e a cura, as ondas quadradas servem para eliminar patógenos.

Existem inúmeros equipamentos comerciais que geram tons de cura, bem como músicas para se ouvir com fones de ouvido. (O aparelho Rife é um produto comercial que usa ondas quadradas.) De um modo geral, quase todos os produtos e músicas comerciais produzem ondas cerebrais. (Ver o Capítulo 15, "A Mente Sutil", para mais informações sobre cura com ondas cerebrais.)

Você pode transformar seu próprio corpo em um gerador de ondas senoidais. Fique de pé, com os pés afastados na largura dos ombros. Curve ligeiramente os joelhos e coloque a mão esquerda alguns centímetros à frente e abaixo da barriga, com a palma para cima. Coloque a mão direita alguns centímetros à frente e abaixo do peito, com a palma para baixo. Mova as mãos na direção uma da outra até que troquem de posição. Repita o processo. Trauteando, cantando ou cantarolando para harmonizar o corpo, a mente e a alma enquanto executa esse movimento de mãos, você harmonizará entre si as partes superior e inferior de seu sistema de chakras, integrando seu eu celestial e seu eu terreno, e dando suporte à sua intenção.

A sequência de Fibonacci. Esta é uma série numérica na qual cada número, exceto os dois primeiros, é a soma dos dois anteriores. A maneira mais fácil de ter acesso ao poder dessa sequência é recorrer a um diapasão de Fibonacci. Essa ferramenta sonora equilibra o sistema nervoso, ajuda a curar traumas e vícios, intensifica o estado de consciência e estimula a criatividade.

O toro. Quando um círculo gira em torno de uma linha traçada no mesmo plano, mas sem que haja interseção de ambos, uma superfície geométrica semelhante a uma rosquinha — o toro — é criada. A curadora e escritora Amara Karuna desenvolveu vários métodos para acessar o poder do toro, acreditando que essa forma pode aumentar a vitalidade, gerar uma corrente eletromagnética mais alta e mais protetora no corpo, eliminar bloqueios, e curar dores físicas e doenças crônicas.

Você pode transformar seu corpo em um instrumento de cura baseado no toro visualizando-o no centro de fluxos de energia que se projetam de seu corpo cerca de um metro, em forma de espiral. Ao inspirar, imagine essas linhas de energia subindo dos pés até o alto da cabeça. Ao expirar, observe os jatos de luz fluindo para fora e enrodilhando-se em volta de seu corpo. Em seguida, note como essas linhas formam espirais dentro e fora de seu corpo a cada respiração.[6]

A seção áurea. A seção áurea é um segmento de linha cortada em duas segundo a proporção áurea (associada à espiral dourada, uma espiral em curva contínua que encontramos na natureza). Uma maneira de ter acesso ao poder da seção áurea é trabalhar com a "frequência de equilíbrio", nome dado à soma de 360 hertz. Essa frequência deriva da seção áurea e propicia contentamento, cura e equilíbrio saudável. Fato interessante, os astronautas da NASA provaram, há muito tempo, que a Terra emite um tom de 360 hertz no espaço.[7] Você pode usar um diapasão com essa proporção ou tons nessa altura em seus fones de ouvido.

O Merkaba. Consistindo de dois tetraedros que se voltam para direções opostas, mas se interpenetram, o Merkaba é considerado um veículo graças ao qual a alma viaja ou se abre para uma consciência superior. Meditando com o Merkaba, segurando ou usando algo em seu formato, você conseguirá ativar os dois hemisférios de seu cérebro, acelerar o crescimento espiritual, restaurar o fluxo de *prana* pela glândula pineal, e desenvolver habilidades telepáticas e intuitivas. Poderá também imaginar todo o seu campo energético sob essa forma enquanto viaja, pratica visão remota e outras incursões ao mundo espiritual. Como veículo para viagens extrassensoriais, o Merkaba oferece proteção e intensifica as experiências psíquicas.

Os sólidos platônicos. Os sólidos platônicos são cinco formas consistentes e tridimensionais: tetraedro, cubo, octaedro, icosaedro e dodecaedro, cada qual com ângulos e lados congruentes. Platão associava essas formas aos quatro elementos e ao céu. Qualquer deles, impresso ou em 3-D, pode ser usado como *yantra* durante a meditação. Fixe o olhar em um desenho do sólido ou segure um cristal ou outro objeto na forma escolhida. Pode também imaginar-se rodeado por um desses sólidos ou inserir um deles num dado campo energético. Finalmente, é possível dispor objetos dessa forma em casa ou no escritório para incrementar a energia do local.

Cada sólido platônico possui as seguintes propriedades, além das já descritas acima:

Esfera: completude, infinito, maior autoconsciência.
Cubo: firmeza, menor volatilidade; retarda o que se move rápido demais, como os agentes estressantes.
Tetraedro: saúde, expansão da mente.
Octaedro: paz, amor e evolução espiritual; maior autoconsciência e compreensão intuitiva da vida.
Dodecaedro: meditação e concentração; vínculos com o eu superior; ajuda a compreender melhor o que está acontecendo na vida e por quê.
Icosaedro: vincula sexualidade e emoções; facilita o movimento e o fluxo de abundância.[8]

Cubo de Metatron. Base para os sólidos platônicos, o cubo de Metatron contém dois tetraedros, dois cubos, um octaedro, um icosaedro e um dodecaedro. Diz-se que representa a rede de nossa consciência e a matriz de nosso universo. Ao olhar para o cubo de Metatron, você vê simultaneamente todos os sólidos platônicos. Pode usá-lo como mandala, enquanto firma a intenção de manifestar alguma coisa ou conseguir uma cura. E pode também, ao fazer o mesmo, imaginar todo o seu campo de energia dentro do cubo.

A Flor da Vida. Padrão muitas vezes encontrado em outras figuras geométricas sagradas, a Flor da Vida se compõe de círculos uniformemente espaçados e sobrepostos que lembram pétalas. É considerada um molde universal para a cura e contém todos os sólidos platônicos, simbolizando assim a conexão entre o físico e o espiritual. Diz-se que funciona como uma espécie de janela aberta para perspectivas superiores. Uma das melhores maneiras de você ter acesso a seu poder é usá-la como mandala: concentre-se em sua forma enquanto reflete sobre um problema. Deixe que sua mente capte o aspecto da Flor que mais o fascina. Peça então ao Espírito que revele, por intermédio desse aspecto, aquilo que antes escapava à sua percepção.

O PODER DOS NÚMEROS: SÍMBOLOS UNIVERSAIS DE VIDA

Os números contam uma história. Conforme esclareci em *Energetic Boundaries*:

"Para os grandes sábios da antiguidade, os números encarnavam os princípios fundamentais do universo e ofereciam as únicas explicações verdadeiras para os enigmas da realidade. Hoje, muitos cientistas usam matemática, frequências, geometria e outras abordagens baseadas nos números para explicar a cura, criando novas modalidades terapêuticas e resolvendo os quebra-cabeças da medicina. Esse conceito é parte de uma tradição mística e esotérica chamada numerologia, que estuda os números com vistas a aplicações práticas. Ao longo do tempo, diversas culturas reduziram a realidade a equações numéricas."[10]

Os números eram a base do antigo pensamento sumeriano e também de modalidades terapêuticas entre seitas hindus, védicas, egípcias, tibetanas, maias, siberianas, chinesas, judaicas cabalísticas, cristãs e transculturais. Alguns cabalistas, por exemplo, analisavam o Livro de Ezequiel, do Velho Testamento, e os livros apócrifos de Enoque e 4 Esdras (o quarto livro de Esdras, parte de 2 Esdras dos Apócrifos) para descobrir os significados ocultos de números e letras. Nas escrituras hindus, com frequência se correlacionam números com corpos astrológicos e seus supostos aspectos. O Ayurveda, sistema de cura indiano-oriental, não raro utiliza o número de uma pessoa (determinado pela data do nascimento e uma fórmula baseada em seu nome) para diagnosticar doenças e fornecer soluções holísticas. Pitágoras, o grande filósofo e matemático grego, supunha que o universo fosse perfeitamente ordenado e estivesse em perpétua evolução, sujeito aos ciclos progressivos que era possível medir com os números de um a nove.

Os significados dos números que damos aqui foram extraídos das filosofias egípcia, caldaica e pitagórica, e revelam duas maneiras de aplicar sua energia: (1) as energias essenciais dos números para o completo bem-estar e plenitude, e (2) o poder dos números para ampliar os limites energéticos. Tais como as formas, os números podem ser objeto de visualização e meditação — podem até ser aplicados à pele como suporte vibracional.

OS NÚMEROS E SUA ENERGIA ESSENCIAL

Eis os significados essenciais dos números de 1 a 10 e outros que selecionamos por seu poder especial.

- **1:** Gera e inicia; invoca o Criador; atende às suas necessidades e coloca você em primeiro lugar.
- **2:** Representa o par e a dualidade; harmoniza os relacionamentos; gera relacionamentos saudáveis, poder compartilhado.
- **3:** Reflete otimismo; é o número da criação; traz, conjuntamente, o começo e o fim; elimina o caos.

4: Significa alicerce e estabilidade; proporciona firmeza; gera equilíbrio.

5: Incentiva a promoção e o progresso; abre espaço para tomadas de decisão; desenvolve a capacidade de ir aonde se queira.

6: O número da solidariedade; revela a presença de luz e treva, bem e mal, e as escolhas intermediárias.

7: Representa o princípio divino; abre-nos para o amor e a graça, eliminando dúvidas sobre o caminho divino.

8: Símbolo de poder e infinito; estabelece padrões recorrentes e ilumina o karma. Usado para extinguir síndromes ou padrões antigos e arraigados.

9: Representa mudança e harmonia; elimina o velho e abre caminho para um novo ciclo; pode afastar o mal.

10: Significa construção e recomeço; é o número da matéria física; pode instaurar o céu na Terra.

11: Representa inspiração; libera as mitologias pessoais; dá acesso aos poderes divinos; soluciona problemas de autoestima.

12: Significa domínio sobre os dramas humanos; dá acesso ao eu divino, mas continua ligado à humanidade; excelente para o perdão.

22: Para o êxito em tudo que você fizer em parceria com o Divino.

33: Para ensinar e aceitar nossa própria sabedoria. Invoca bravura e disciplina.[10]

OS NÚMEROS E OS LIMITES ENERGÉTICOS

Gosto de trabalhar com números para diagnose e cura, mas tenho uma preferência especial por sua capacidade de ampliar e nivelar os limites energéticos.

Você pode, intuitivamente, visualizar um dado número superposto à parte externa de um limite fraco ou distorcido, ou na área do corpo físico (por exemplo, o coração, a parte inferior das costas, o sangue) e do corpo energético (por exemplo, um chakra, um meridiano) mais afetada pelo problema do limite. A frequência do número permeará todo o seu biocampo de energia, um dos quatro limites energéticos descritos no Capítulo 7, ou um campo áurico específico, operando ali uma mudança. Por exemplo, se você absorve facilmente os sentimentos dos outros, caso visualize o número 1 em seu segundo campo áurico ou limite emocional, conseguirá diminuir a dependência ou a absorção de sentimentos alheios, reconectando-se com os seus próprios.

Eis como os números podem dar conta de vários problemas comuns de limites energéticos, que esgotam nossa força vital.

1: Ajuda a resolver problemas de vitimização que nos levam a colocar os outros em primeiro lugar ou depender de sua energia.

2: Permite-nos ser parceiros de nossos semelhantes sem por isso renunciar ao nosso poder.

3: Determina os limites da saúde, especialmente para quem é suscetível a intromissões psíquicas ou ambientais.

4: Proporciona firmeza e estabilidade, especialmente quando os outros sugam com frequência nossas energias mentais ou emocionais.

5: Impede que nos ocupemos exclusivamente dos problemas alheios e fiquemos sobrecarregados. Rompe padrões repetitivos.

6: Protege-nos contra forças maléficas, como as intromissões psíquicas, permitindo-nos defender nossa integridade graças à fixação de limites energéticos saudáveis. Ajuda a obter benefícios de um padrão repetitivo inconsciente e a adotar modos de vida mais satisfatórios.

7: Invoca a assistência divina, que nos auxilia a resolver quaisquer problemas de limites.

8: Interrompe ou encerra ciclos e relacionamentos que nos sufocam ou nos deixam presos a padrões pouco saudáveis.

9: Assinala o fim de um problema de limite ou padrão prejudicial, confirmando que estamos prontos para ir adiante e encarar novas possibilidades.

10: Reforça as intenções ou redireciona a energia.

11: Permite o acesso à orientação espiritual e transforma a história de vida que gera nossos problemas de limites.

12: Estimula o perdão no limite espiritual (ver Capítulo 7).

13: Ajuda-nos a progredir.

14: Abre-nos para nossa própria sabedoria.

24

O AMBIENTE ENERGÉTICO

"O problema não é a bactéria, mas o terreno."

LOUIS PASTEUR (EM SEU LEITO DE MORTE)

Somos feitos de energia, como tudo à nossa volta. Embora invisível ao olho humano, ela está constantemente interagindo conosco — e nós estamos constantemente interagindo com ela. Nossa saúde e bem-estar são fortemente afetados pelas coisas que nos cercam, ainda que imperceptíveis; portanto, podemos fazer muito para trazer harmonia e equilíbrio aos lugares que frequentamos no dia a dia.

Com base nas informações do Capítulo 2 sobre campos energéticos, este capítulo trata dos elementos fundamentais necessários para criarmos saúde pessoal e ambiente profissional saudáveis. Incluímos também discussões sobre os riscos elétricos e magnéticos em casa e à nossa volta, bem como sugestões para resolver essas perturbações energéticas; métodos para a cura com ímãs; e uso do antigo sistema feng shui para criar um espaço sagrado.

PERIGOS ELÉTRICOS E MAGNÉTICOS: EM CASA E À NOSSA VOLTA

Os praticantes holísticos estão cada vez mais atentos aos efeitos da energia que nos cerca, inclusive os campos eletromagnéticos criados pelo homem, os quais nos afetam principalmente em casa e no trabalho. A radiação eletromagnética (REM) gera eletropoluição. Nossas casas são verdadeiras placas de Petri para a REM, capazes de provocar tudo, desde o agravamento de doenças até a intensificação do estresse. A REM existe em volta de fios elétricos, ferramentas elétricas, fornos elétricos, fornos de micro-ondas, aquecedores, caldeiras, geladeiras e aparelhos de televisão, projetando-se deles por vários centímetros ou metros mesmo quando estão desligados. A exposição contínua pode agravar as condições discriminadas no Capítulo 2.

As energias magnéticas da Terra também exercem impacto negativo em nosso humor e fisiologia, o que é conhecido como estresse geopático (ver Capítulo 2). Devido às irregularidades dos campos da Terra, podemos experimentar alterações do sono, níveis mais altos de ansiedade, distúrbios de humor e problemas comportamentais, além de vários outros sintomas preocupantes.

Nosso sistema energético responde negativamente tanto à REM quanto ao estresse geopático; mas o funcionamento de nossos campos, canais e centros energéticos melhora quando modificamos o ambiente e diminuímos os efeitos desses fatores em nossa vida. Eis algumas dicas para reforçar nossos sistemas debilitados a partir da mudança do mundo que nos cerca.

COMO DIMINUIR A REM EM CASA (OU NO TRABALHO)

- Economize eletricidade. Faça manualmente o que for possível.
- Desligue da tomada todos os aparelhos, exceto a geladeira, quando não estiver usando-os.
- Fortaleça seu sistema imunológico com uma dieta orgânica, rica em nutrientes.
- Substitua produtos de uso doméstico ou de cuidados pessoais por outros livres de substâncias químicas.
- Ande descalço. Isso faz com que a REM se transfira para o chão.
- Tire aparelhos elétricos de seu quarto. Use um despertador a pilha em vez do elétrico.
- Evite lâmpadas halogênicas ou fluorescentes de baixa voltagem.
- Certifique-se de que celulares e computadores estejam desligados após o uso.
- Não use cobertores elétricos.
- Durma em uma cama sem componentes metálicos.
- Proteja-se da radiação com estes remédios homeopáticos: *Fucus vesiculosus*, *Sodium alginate*, *Phosphorus* e *Strontium*. (Ver "Homeopatia: Medicina Vibratória dos Reinos da Natureza", no Capítulo 20.)
- Elimine a REM de seu campo áurico recorrendo às técnicas explicadas na seção "Limpeza da Aura", no Capítulo 11.
- Use a terapia do campo magnético descrita na seção "Terapia do Campo Magnético" adiante, a fim de ajudar a limpar o campo áurico.

PARA ALIVIAR O ESTRESSE GEOPÁTICO

O estresse geopático ocorre frequentemente nos pontos em que foi interrompido o fluxo de energia natural da Terra. Essa interrupção pode ser causada por aspectos naturais como encostas, ravinas, rios e falhas geológicas, mas também por criações humanas como muros, paredes, cercas, beirais de telhado e fios elétricos, de telefone ou telégrafo. A energia bloqueada ou desviada cria o que chamamos de linhas de estresse.

O método mais comum para aliviar o estresse geopático consiste em examinar o ambiente em busca de linhas de estresse e depois aterrá-las para que não entrem mais em seu espaço.

A radiestesia, um tipo de divinação usado para avaliar as condições naturais ou localizar certos fenômenos da natureza, pode ser valiosa na busca de linhas de estresse. Os dois métodos de radiestesia mais fáceis empregam uma bússola e um pêndulo.

Radiestesia com bússola. Gire a bússola até que a agulha aponte diretamente para o norte e mova-a sem pressa pela área que esteja testando. Quando passar por cima de uma perturbação energética, a agulha se afastará do norte.

Radiestesia com pêndulo. Você poderá fazer facilmente um pêndulo com uma fita de metal e uma pedra suspensa (ou outro objeto qualquer). Em seguida, firme e equilibrado, determine quais movimentos indicarão o "sim" e o "não". Depois, caminhando por um local específico, faça perguntas cuja resposta seja "sim" ou "não", como "Esta área está provocando estresse geopático?".

Após descobrir as linhas de estresse, aterre-as usando uma das técnicas a seguir:

- Insira um grampo de cobre ou bronze, um anel de cobre ou um alfinete de aço na linha de estresse.
- Bloqueie a linha com uma barreira de cortiça. Poderá colocar placas ou um tapete de banheiro, de cortiça, sob a cama caso a linha de estresse o afete quando está dormindo ou nas imediações caso ela o afete em outros lugares. A cortiça vem do carvalho, que evoluiu para ter sua própria defesa contra o estresse geopático.
- Anule a linha com um dos muitos dispositivos de neutralização eletrônica existentes no mercado (como o Powerhouse de bobina dupla Lakhovsky e outros oferecidos pela Energy Store). Há também pingentes disponíveis na organização BioGeometry e no Vesica Institute, que ajudam a controlar a REM e atendem às necessidades de cura pessoais.[1]
- Anule a linha com cristais, que podem ser enterrados ou postos nos cantos do aposento. Ver a seção "Gemas: Pedras de Luz", no Capítulo 20, para escolher a gema ideal.

Em casa, você pode simplesmente dar nova disposição aos móveis, afastando a cama, o sofá ou a escrivaninha da linha de estresse.

TERAPIA DO CAMPO MAGNÉTICO

A terapia do campo magnético diagnostica e trata as dores físicas e emocionais, aliviando os sintomas e as causas da doença. Ímãs e dispositivos eletromagnéticos estão sendo usados amplamente para aliviar a dor, ajudar na cura de ossos fraturados e suprimir o estresse.

Uma pesquisa do dr. Albert Roy Davis concluiu que os campos magnéticos negativos são benéficos para organismos vivos, enquanto os positivos são prejudiciais. Robert Becker, cirurgião ortopedista, concluiu que correntes elétricas fracas podem promover a regeneração de ossos quebrados; e o dr. Kyoichi Nakagawa, diretor do Hospital Isuzu em Tóquio, descobriu uma condição chamada "síndrome da deficiência de campo magnético", que resulta da exposição decrescente aos campos magnéticos naturais da Terra e pode provocar cefaleias, vertigens, contrações musculares, dores no peito, insônia e muito mais.[2]

Os ímãs, além de colaborar em inúmeros processos de cura, ajudam a diminuir a REM e o estresse geopático. As energias magnéticas se movem em espirais e podem desviar energias REM nocivas. Antes de usar ímãs e dispositivos magnéticos, é necessário entender a diferença básica entre os polos norte e sul do ímã e o que eles afetam. Você conseguirá determinar essa diferença suspendendo o ímã por um barbante. O lado que aponta para o norte é chamado polo norte ou polo negativo; o que aponta para o sul, polo sul ou polo positivo. Você também pode mover lentamente um ímã para a extremidade norte da bússola. Se a agulha continuar apontando para o norte, então você usou o polo sul do ímã.

O polo norte de um ímã detém o crescimento de excrescências e infecções. Use-o para infecções, fluxo menstrual, gengivas inflamadas e dentes doloridos, inflamações em geral e depósitos de cálcio nas articulações. Ele pode contrair tecidos, diminuir a atividade e aliviar dores. O polo sul estimula o crescimento de tecidos em sistemas vivos, inclusive bactérias. Aumenta a força muscular, além de ajudar nos problemas de próstata e na prevenção de abortos. O polo sul é útil também nos casos de congestão não infecciosa e pode fomentar a atividade de qualquer tecido sobre o qual seja colocado. Não use o polo norte se você estiver grávida, pois ele costuma provocar aborto durante o primeiro trimestre. Evite-o em casos de congestão sem infecção ou de fraqueza muscular.[3] Por fim, não recorra a ímãs se tiver marca-passo ou desfibrilador automático, implante coclear ou sistema de infusão contínua de insulina. Os ímãs jamais devem ser colocados sobre uma ferida aberta.

A outra consideração para a escolha de ímãs é a intensidade do campo magnético, que se detecta pela unidade de medida chamada gauss. Quanto mais alto o número, mais poderoso é o ímã.

Os ímãs mais eficazes para fins de cura são chamados médicos ou terapêuticos. Você poderá adquirir ímãs unipolares ou bipolares. Os unipolares foram artificialmente criados para ter o polo norte de um lado e o polo sul de outro. Os bipolares têm os dois polos de um lado só. Em geral, as pessoas usam o ímã unipolar para obter os efeitos de um dos polos sem a interferência do outro.

Seguem-se algumas técnicas de terapia com ímãs:

- Usar camas e cobertores magnéticos para reduzir o estresse e promover o sono. (Não são recomendados para pessoas com distúrbio bipolar.)
- Colocar um campo magnético negativo no alto da cabeça para promover o sono. Você poderá fixar um pequeno ímã no local com esparadrapo. Poderá também adquirir uma almofada magnética composta de pequenos ímãs negativos e dormir com ela perto da cabeça; ou colocá-los dentro do travesseiro.
- Usar pequenos ímãs *tai-ki* japoneses para estimular pontos de acupuntura.
- Colocar pequenos ímãs em forma de disco (neodímio cerâmico ou óxido de ferro) ao redor da cabeça para prevenir pânico, convulsões, alucinações e outros males.
- Usar joias ou discos magnéticos em áreas inflamadas ou doloridas.

COMO USAR ÍMÃS DE POLO NORTE

Os ímãs de polo norte, considerados mais seguros, são por isso mesmo os de uso mais comum. Você poderá usar os de polo sul, mas com moderação, já que eles promovem crescimento. Os de polo norte costumam ser empregados com mais frequência na intensidade de 2.000 a 4.000 gauss. Apresentamos a seguir um tratamento para problemas como artrite ou outras condições dolorosas.

1. Escolha um ímã unipolar para que o polo sul não afete o tecido vivo lesionado.
2. Coloque o ímã, com o lado norte para baixo, diretamente sobre a área lesionada. Você poderá fixá-lo ali diretamente com esparadrapo ou bandagem, ou ainda inseri-lo num saquinho de algodão e prendê-lo à pele.
3. Mantenha o ímã no lugar por até doze horas. Retome esse tratamento um dia ou dois após constatar que ele efetivamente aliviou sua dor.[4]

FENG SHUI: A ARTE DO ESPAÇO SAGRADO

O feng shui é uma ciência e arte chinesa criada há 3 mil anos. Com ela, equilibra-se a energia de um espaço para melhorar a saúde. Existem várias escolas de feng shui, mas todas recomendam algumas ações básicas:

Arrume a bagunça. Rivalizando com a poluição eletromagnética ou o estresse geopático, temos a bagunça, que vai se acumulando em nossas casas e escritórios. Dos armários e guarda-roupas até os porões e mesmo as mesas de computador, a bagunça provoca estagnação das energias sutis e pode provocar desânimo, confusão e irritação. Se você se sentir incapaz de arrumar toda a bagunça, comece por um armário, um canto, uma gaveta ou uma bolsa de cada vez.

Intensifique sua iluminação. Abra as cortinas e deixe a luz natural entrar ao máximo em sua casa ou escritório. Use lâmpadas de alta eficiência luminosa.

Melhore a qualidade do ar que você respira. Abra as janelas, traga para dentro de casa plantas oxigenadoras e considere usar um purificador de ar.

Ponha beleza em casa. Coloque em seu espaço plantas oxigenadoras, flores frescas, objetos sagrados que tenham significado para você, velas e música. Todos esses itens podem, de maneira sutil (ou drástica), alterar as energias de um espaço, ajudando a reduzir o impacto da REM e de outros poluidores.

Abra-se para a prosperidade. Instale sua escrivaninha com a parede às costas, para ter uma vista ampla da sala e da porta. As oportunidades se multiplicam quando sua visão se expande. Você poderá também colocar na parede um pôster motivador. Disponha todos os seus móveis de modo que fiquem voltados para a porta, a fim de assegurar a fluidez do *chi* e um fluxo de prosperidade para cada área de sua vida.

Use espelhos. O *chi* não flui em becos sem saída. Use espelhos nas extremidades dos corredores para criar a ilusão de infinito e manter esses espaços abertos; assim, o *chi* se moverá livremente por eles.

Selecione as cores cuidadosamente. Em geral, cores serenas e neutras, sobre texturas macias, asseguram um ambiente tranquilo. Evite cores brilhantes, exceto para dar realce, pois elas estimulam demais a mente e o corpo. (Ver também "As Cores e os Cinco Elementos" neste capítulo.)

Deixe a água fluir. A água corrente incentiva a criatividade e o fluxo das emoções. A água representa a abundância. Instale uma pequena fonte em seu espaço para ter ali um pouco de água em movimento.

Cuidado com os relógios. Ponha relógios na cozinha, na sala ou no escritório — mas nunca na entrada. Você não quererá que as pessoas vejam um relógio logo ao chegar e concluam que há limite de tempo para a visita. Evite também pendurar um relógio muito grande em seu quarto. Ali é lugar para você ouvir seu relógio interno, não um relógio artificial. Como regra, não use relógios metálicos, que podem inibir a saúde e a alegria dos familiares.

SEJA SEU PRÓPRIO MESTRE DE FENG SHUI

Recorra a este simples exercício intuitivo para descobrir se há mudanças a fazer em seu ambiente e, assim, incrementar o bem-estar em todas as áreas de sua vida.

Valendo-se da intuição, sintonize-se com cada cômodo de sua casa (e de seu local de trabalho, caso queira fazê-lo). Recorra, para isso, à meditação ou caminhe pelo recinto a fim de unir as faculdades sensoriais e sutis. De que modo a energia do ambiente está afetando seu bem-estar? Conseguirá dar mais atenção à parte da casa ou do escritório que representa uma área de sua vida que você deseja melhorar? Caso mude de lugar os móveis e utensílios, a energia do espaço mudará também? Você precisa organizar a bagunça? Há algo em que queira aplicar uma simples "cura" feng shui, como uma planta verde, uma toalha vermelha, uma pedra angular ou uma tigela com água? Faça uma lista das impressões e ideias que lhe ocorrerem.

CORES DOS CINCO ELEMENTOS

PARA GERAR EQUILÍBRIO em seu espaço, assegure-se de ter pelo menos uma cor de cada um dos cinco elementos feng shui em cada cômodo.

Fogo: vermelho, laranja, tons de rosa, púrpura e amarelo-vivo. Use em qualquer cômodo onde esteja procurando reconhecimento e energia extra. Essas cores frequentemente são usadas na parte sul da casa para invocar paixão.

Madeira: marrom e verde. Geralmente usadas nas partes sul e leste da casa, a fim de estimular a cura e promover a saúde; podem, no entanto, ser usadas em qualquer lugar com esses objetivos.

Água: azul e preto. Encorajam a abundância em todas as áreas da vida. Promovem calma e renovação; se usadas na parte norte da casa, purifica e reconforta.

Terra: amarelo-claro e marrom-claro ou bege. Promovem a estabilidade e enriquecem a nutrição. Especialmente úteis nas partes sudoeste e nordeste da casa.

Metal: cinza, branco e prata. O metal ajudará você a concentrar-se; use-o quando precisar de eficiência e exatidão. Instale-o na área noroeste de sua casa para incrementar esses traços.[5]

Você poderá usar praticamente qualquer coisa que tenha cor, como pinturas, plantas, pedras, velas, tecidos etc.

CONCLUSÃO
DO CORPO SUTIL AO EU PRIMÁRIO

"A cura de si próprio está ligada à cura dos semelhantes."

YOKO ONO

É oportuno que você conclua sua jornada pelo mundo da energia sutil com mais um exercício, concebido para integrar as três partes de sua anatomia energética e, ao mesmo tempo, restabelecer sua totalidade intrínseca.

Um brilhante pesquisador das modalidades de cura regenerativa, o dr. Grant McFetridge, aventou a hipótese conhecida como "teoria da célula primária". Desenvolveu-a enquanto estudava conceitos como picos de consciência, intensificação de desempenho e percepção espiritual. Seu objetivo era, e é, propiciar ao indivíduo uma qualidade superior de vida — uma qualidade excepcional, na verdade. Ele acredita que o pico de consciência, ou condição perfeita de existência, não é algo que ganhamos ou adquirimos: é algo que *readquirimos.* Embora temporariamente bloqueado pelas distrações e traumas da vida humana, o pico de consciência existe como consciência plena, lúcida, em apenas uma célula. Segundo a teoria de McFetridge, todas as outras células do corpo são extensões dessa única célula primária.[1] Isto é, nossa célula primária contém todas as energias, poderes e informações de que precisamos para nos tornar o eu mais completo de que somos capazes. Incluídas nessa fórmula estão as estruturas que por fim se desenvolvem em chakras, meridianos e campos áuricos, como também organelas nas quais se acham as energias que representam nossa mente e alma. Tudo já está no lugar.

Pense nas estruturas que compõem o interior de sua célula primária ou eu, inteiramente prontas para se expressarem ao máximo. Acrescente mais uma informação. Essa célula primária, que passa a operar dentro de você a partir do momento da concepção, está ligada à fonte criativa do universo. Como esse fluxo divino de luz jorra para nossa célula primária, permeando-nos por inteiro no nível mais elevado do real, estamos eternamente prontos para a totalidade. A percepção dessa gloriosa e pujante realidade — uma plenitude do ser que não pode ser destruída por nenhum choque, doença, traição ou perda — é talvez uma das mais eficientes ferramentas ao alcance do curador de energia sutil. À medida que essa percepção se aguça, você passa a reconhecer mais e mais a natureza primária dos outros, valendo-se desse conhecimento no convívio com eles.

Para trabalhar com essa percepção (abrir-se para ela, expandi-la), precisamos mergulhar num estado meditativo leve, que você agora já conhece bem.

1. Feche devagar os olhos e respire lenta e profundamente. Caso sinta alguma tensão no corpo ou na mente, dirija a respiração para essa área, banhando-a com o calor e o brilho de sua luz interior.

2. Rejubile-se por ter chegado à página final deste livro, pela paixão e compaixão que conduziram sua busca de saúde e cura.

3. Concentre-se no ponto localizado entre as sobrancelhas e logo acima delas, seu sexto chakra, o centro de energia azul ou violeta conhecido como terceiro olho. Visualize uma bolha luminosa, com tons de púrpura, azul ou rosa tingido de amarelo. Imagine essa bolha como sua célula primária — o núcleo de sua consciência, o estado de unicidade que sabe existir no mais íntimo de seu ser.

4. Faça outra respiração lenta e profunda. Atente então para sua célula primária, seu eu primário. O que sente? O que vê? O que ouve? O que *sabe* sobre você mesmo no estado de máxima consciência, poder e amor?

5. Pergunte a seu eu primário o que ele quer que você aprenda sobre sua jornada como praticante da energia sutil. Inspire e deixe que a mensagem chegue. Ela pode ser uma sugestão específica sobre um campo de estudo a explorar, um novo curso de ação a tomar. Ou ainda um esclarecimento sobre seu objetivo como praticante da energia sutil. O que você considera mais importante saber agora a respeito de seu trabalho com a energia sutil?

6. Procure ver ou conhecer a contribuição que dá — a contribuição que só você pode dar.

7. Munido desse conhecimento, empreenda a viagem de volta do sexto chakra para o recinto onde está sentado. Registre em seu diário ou em uma folha de papel o próximo passo que dará em sua jornada de energia sutil.

Agora reserve alguns minutos para refletir sobre o compromisso que assumiu consigo mesmo. Consegue sentir que, graças a esse autoconhecimento, é capaz de reconhecer seus poderes e aptidões como curador? Que, aceitando um futuro destinado à cura, está abrindo para si um caminho mais saudável?

Há uma bonita prece de bênção cherokee que talvez o encoraje no rumo de um futuro ainda mais pleno de alegria e felicidade. Ela o envolverá no mesmo espírito que, aos olhos do Grande Espírito, você já é.

Possam os Tépidos Ventos do Céu
soprar mansamente sobre tua casa.
Possa o Grande Espírito
abençoar todos os que nela entrem.
Possam teus mocassins
deixar pegadas felizes
em muitas extensões de neve,
e possa o Arco-Íris
pousar sempre em teu ombro.

NOTAS

2. CAMPOS DE CURA — A ENERGIA QUE NOS CERCA

1. Catherine Brahic, "Does the Earth's Magnetic Field Cause Suicides?", *New Scientist* (24 de abril de 2008). Disponível em: <www.newscientist.com/article/dn13769-does-the-earths-magnetic-field-cause-sucicides.html>.
2. Nigel e Maggie Percy, "The Cause of Cancer? What Doctors Have Said", Sixth Sense Consulting, disponível em: <www.professional-house-clearing.com/cause-of-cancer.html>. Elora Gabriel, "Geopathic Stress and Radiation: A Breakthrough in Earth Healing", *Explore!*, 9, nº 1 (1999). Artigo on-line, disponível em: <www.rubysemporium.org/geo_stress.html>.
3. William Bengston, *The Energy Cure* (Boulder, CO: Sounds True, 2010).
4. Judy Jacka, *The Vivaxis Connection: Healing Through Earth Energies* (Newburyport, MA: Hampton Roads, 2000).

4. CORPOS DE CURA — OS CHAKRAS

1. Ver Cyndi Dale, *The Complete Book of Chakra Healing* (Woodbury, MN: Llewellyn Publications, 2009) e *Advanced Chakra Healing* (Berkeley, CA: Crossing Press, 2005).
2. David Furlong, *Working with Earth Energies* (Londres: Piatkus Books, 2003). Katrina Raphaell, The Crystal Academy of Advanced Healing Arts, site: <www.webcrystalacademy.com>.

6. A INTUIÇÃO E A CONFIANÇA

1. Cyndi Dale, *The Intuition Guidebook* (Minneapolis: Deeper Well Publishing/Brio Press, 2011).

11. A CURA DO CAMPO ÁURICO

1. Stephen Barrett, Chios Energy Healing, disponível em: <www.chioshealing.com>.
2. Leslie Swartz e Elmarie Swartz, Healing Journeys Energy School of Energy Healing, disponível em: <www.healing-journeys-energy.com>.

12. A CURA PELA IMPOSIÇÃO DAS MÃOS

1. Dorothea Hover-Kramer, *Healing Touch: Essential Energy Medicine for Yourself and Others* (Boulder, CO: Sounds True, 2011), p. 12.
2. Sanjay Pisharodi, "Ten Acupressure Points Lead to a Healthy, Wholesome Life", *NaturalNews.com*, 21 de outubro de 2011. Disponível em: <www.naturalnews.com/033933_accupressure_health.html#ixzz1n44S1WRh>.
3. Michael Reed Gach, *Acupressure's Potent Points: A Guide to Self-Care for Common Ailments* (Nova York, NY: Bantam, 1990).
4. Esses sete exercícios foram adaptados dos seguintes artigos on-line: Melissa Smith, "Acupressure Points for Healing", *Livestrong.com*, 2 de setembro de 2010. Disponível em: <www.livestrong.com/article/213496-acupressure-points-for-healing/#ixzz1n3zAJ5Xs>. Sumei FitzGerald, "Anti-Anxiety Acupressure Points", *Livestrong.com*, 18 de agosto de 2011. Disponível em: <www.livestrong.com/article/516869-anti-anxiety-acupressure-points/#ixzz1n40ktXAk>. Melissa Smith, "Acupressure Points for Neck Pain", *Livestrong.com*, 2 de setembro de 2012. Disponível em: <www.livestrong.com/article/227586-acupressure-points-for-neck-pain/#ixzz1n40P3Ezf>. Melissa Smith, "Facial Acupressure", *Livestrong.com*, 28 de setembro de 2010. Disponível em: <www.livestrong.com/article/260944-facial-acupressure/#ixzz1n40AzAMZ>. Melissa Smith, "Acupressure Points for Metabolism", *Livestrong.com*, 14 de junho de 2011. Disponível em: <www.livestrong.com/article/278680-acupressure-points-for-metabolism/#ixzz1n3zm1G7Q>. Meg Kramer, "Acupressure Points for Allergies", *Livestrong.com*, 9 de setembro de 2011. Disponível em: <www.livestrong.com/article/539688-acupressure-points-for-allergies/#ixzz1n3zMnH1e>.
5. Valerie Lis, MA, especialista e treinadora formada em EFT, EFT Simples, disponível em: <www.simpleeft.com>.

13. A CURA ESOTÉRICA MODERNA

1. Jacka, *The Vivaxis Connection*, op. cit.
2. Jack Angelo, *Distant Healing: A Complete Guide* (Boulder, CO: Sounds True, 2008).

14. MOVIMENTO DE CURA

1. Gertrud Hirschi, "Finger Meditations, a.k.a. Mudras", disponível em: <www.innerself.com/Meditation/finger_mudras.htm>. Artigo extraído de Gertrud Hirschi, *Mudras: Yoga for Your Hands* (San Francisco: Weiser, 2000).

15. A MENTE SUTIL — DA MEDITAÇÃO À REPROGRAMAÇÃO SUBCONSCIENTE

1. Jon Kabat-Zinn, *Full Catastrophe Living: Using the Wisdom of Your Body and Mind to Face Stress* (Nova York: Delta, 1990).
2. Sue Schmidt, "Brain Wave Therapy", disponível em: <www.mindpower1.net/brainwaveinfo.html>.
3. Vianna Stibal, "About Vianna Stibal", disponível em: <www.thetahealing.com>.
4. Cyndi Dale, *The Subtle Body: An Encyclopedia of Your Energetic Anatomy* (Boulder, CO: Sounds True, 2009), p. 106.
5. Franz Bardon, *Initiation into Hermetics*, trad. Dieter Rüggeberg (Salt Lake City, UT: Merkur, 2001). Edição original alemã, 1956. Primeira edição inglesa, 1962.

17. A CURA DOS ANTIGOS

1. Carlos Castañeda, *The Teachings of Don Juan: A Yaqui Way of Knowledge* (Berkeley, CA: University of California Press, 2008). Os yaquis são um povo tribal nativo do norte do México e do Arizona. Embora seja ficção, o livro de Castañeda se baseia em experiências reais. Descobri que sua informação xamânica é consistente com minhas próprias experiências.
2. Jon Whale, "Core Energy: Shifting the Assemblage Point", *Positive Health*, nº 17 (janeiro de 1997). Disponível em: <www.positivehealth.com/article/energy-medicine/core-energy-shifting-the-assemblage-point>.

18. A CURA PELA RESPIRAÇÃO

1. Amir Farid Isahak, "The Ki to Longevity" (7 de maio de 2007), *SuperQiGong.com*. Disponível em: <www.superqigong.com/articlesmore.asp?id=123>. S. Tsuyoshi Ohnishi e Tomoko Ohnishi, "The Nishino Breathing Method and Ki-energy (Life-energy): A Challenge to Traditional Scientific Thinking", *Evidence-Based Complementary and Alternative Medicine*, 3, nº 2 (junho de 2006), pp. 191-200.

20. A CURA DO MUNDO NATURAL

1. James Mattioda, Ph.D., DHom (Med), proprietário da Arcana Empothecary, San Diego, Califórnia, site: <www.ArcanaEmpothecary.com>.
2. "Dangerous Essencial Oils", disponível em: <www.eethomp.com/AT/dangerous_oils.html>.
3. Jodi Baglien, aromaterapista clínica formada, well-being + wisdom studio, Osseo, Minnesota, site: <www.JodiBaglien.com>.
4. "The 38 Bach Flower Remedies, in Dr. Bach's Own Words". Disponível em: <www.nelsonnturalworld.com/en-us/us/our-brands/bachoriginalflowerremedies/>.
5. Tim Simmone, site: <www.ChargedWater.com>.
6. "Liquid Crystals Light Way to Better Data Storage", artigo on-line em *ScienceDaily*, 24 de junho de 2010. Disponível em: <www.sciencedaily.com/releases/2010/06/100622095050 htm>.
7. John Matson, "Crystal Memory Allows Efficient Storage of Quantum in Light", 29 de junho de 2010. Disponível em: <www.blogs.scientificamerican.com/observations/2010/06/29/crystal-memory-allows-efficient-storage-of-quantum-information-in-light/>.

21. A CURA PELO SOM

1. Kay Grace, CAEH, especialista em cura pelo som e educadora, Minneapolis, Energy Express, site: <www.energyexpress.com>.
2. Ken Cohen, *The Way of Qigong: The Art and Science of Chinese Energy Healing* (Nova York: Ballantine Books, 1999), pp. 165-166. Citado em Joseph F. Morales, "Six Healing Sounds", *Baharna.com*, disponível em: <www.baharna.com/chant/six_healing.htm>.
3. Michael Baird, "Reiki and the Healing Drum", The International Center for Reiki Training: Reiki Articles (2000), disponível em: <www.reiki.org/reikinews/Reiki%20and%20the%20Healing%20Drum.htm>.
4. Susan Govali, Singing from the Center, site: <www.singingfromthecenter.com>.

22. A CURA PELA COR

1. "Sunlight Can Prevent Cancer (& Other Illness)", coletânea de artigos extraídos do site Healing Cancer Naturally. Disponível em: <www.healingcancernaturally.com/sunlight-prevents-

-cancer.html>. Oliver Gillie, "Article 38: Sunlight Prevents Cancer", artigo on-line disponível em: <www.msrc.co.uk/index.cfm/fuseaction/show/pageid/1089>.

2. Joseph Mercola, "Light as a Nutrient", artigo on-line disponível em: <www.iaath.com/light.htm>.

3. Jennifer Warters, BSc, MA, professora e praticante da cura pelo som, Reino Unido, site: <www.rainbowlightfoundation.net/Jennifer_Warters.html>.

4. Howard e Jennifer Beckman, "Healing with Color and Gems", disponível em: <www.vedic-world.org/healing-with-color-and-gems/>.

23. SÍMBOLOS VIBRACIONAIS E ORÁCULOS

1. Abraham Karim, "The Science of BioGeometry", disponível em: <www.rexresearch.com/biogeom/biogeom.htm>.

2. Cyndi Dale, *Energetic Boundaries: How to Stay Protected and Connected in Work, Love, and Life* (Boulder, CO: Sounds True, 2011), pp. 111-113.

3. Ibidem, pp. 113-114.

4. Ibidem, p. 114.

5. Claude Swanson, *Life Force: The Scientific Basis: Volume 2* (Tucson, AZ: Poseidia Press, 2009).

6. Mary Desaulniers, "The Torus of Life Healing Meditation", disponível em: <www.suite101.com/article/the-torus-of-life-healing-meditation-a211628>.

7. "Healing with Frequencies", disponível em: <www.altered-states.net/barry/newsletter420/>.

8. "Platonic Solids", disponível em: <www.crystalwellbeing.co.uk/catalogueplatonicsolids.php>. Ilona Anne Hress, "How to Use Platonic Solids for Personal Growth and Evolutionary Development", disponível em: <www.growingconsciousness.com/?p=47>.

9. Richard Gerber, *Vibrational Medicine* (Rochester, VT: Bear & Company, 2001), p. 371.

10. Dale, *Energetic Boundaries*, pp. 115-116.

24. O AMBIENTE ENERGÉTICO

1. The Energy Store Geopathic and Electro-Stress Balancing (site: <www.geopathic-stress.info>). BioGeometry (site: <www.biogeometry.com/english>). The Vesica Institute (site: <www.vesica.org>).

2. "Magnetic Field Therapy", artigo on-line no site Alternative Medicine Online, um projeto estudantil de aprendizado incluído em ThinkQuest Library. Disponível em: <www.library.thinkquest.org/24206/magnetic-field-therapy.html>.

3. Channary Houle, "How to Use Medical Magnets", disponível em: <www.magnetic-therapy--living.com/medical-magnets.html>. BiomagScience, "Which Side of a BioMagnet to Use? Because It Matters!", disponível em: <www.biomagscience.net/magnet-therapy/which-side--biomagnet-use-it-matters>.

4. Donn Saylor, "How to Heal With Magnets", artigo *online* em eHow.com. Disponível em ehow.com/how_5533338_heal-magnets.html.

5. Christine Tran, "Transforming White Walls with Feng Shui Colors", disponível em: <www.goarticles.com/article/Transforming-White-Walls-with-Feng-Shui-Colors/3131198/>.

CONCLUSÃO: DO CORPO SUTIL AO EU PRIMÁRIO

1. Grant McFetridge, Ph.D., Institute for the Study of Peak States, site: <www.PeakStates.com>.

AGRADECIMENTOS

A confecção de um livro como este é complexa. Os conceitos e técnicas aqui discutidos veiculam energias conhecidas e desconhecidas; assim também, pessoas conhecidas e desconhecidas merecem aplausos.

Sou muito grata a Debra Evans e Amy Rost, editoras incríveis que transformaram minhas palavras em jorros de luz e vigorosos arroubos de inspiração. Do recesso mais profundo — e mais sutil — do meu coração, agradeço ao meu gerente, agente literário e amigo Anthony J. W. Benson, bem como à equipe da Sounds True, cuja vontade de fazer o bem ao mundo torna minha obra, e a de outros, possível. Um agradecimento especial a Tami Simon, fundadora, e Jennifer Brown, editora de aquisições, que ajudaram tantos de nós a colher estrelas e plantá-las na terra. E como não agradecer a meus filhos, Michael e Gabriel, que durante tantos anos tiveram de suportar ver os papéis de sua mãe (em lugar de comida) inundando a mesa da cozinha?

Este livro também deve agradecimentos a uma estirpe diferente. Nossa compreensão do corpo sutil e suas práticas poderosas é a culminância do trabalho de milhares, se não milhões, de sábios, místicos, xamãs, curadores, filósofos e médicos dedicados. Esses mestres do coração, da luz e do mistério agora se ocultam nas sombras, mas sua sabedoria foi preservada e transmitida de geração em geração. Além de agradecer a esses antepassados e antepassadas, devemos igualmente ser reconhecidos aos praticantes da energia sutil, profissionais ou leigos, que consolidam e ampliam o antigo conhecimento da medicina sutil. A todos vocês, dedico este livro.

ÍNDICE REMISSIVO

U

unção com óleos essenciais, 283
unihipili, 244
Usui, Mikao, 153
útil, um pedido para ser, 220-21

V

valeriana, 277
valores, 74, 74 (fig.)
Vaso da Concepção (Ren Mai), 41, 44, 45, 46 (fig.), 164
Vaso Governador (Du Mai), 41, 45, 47 (fig.)
Vedic Cultural Fellowship, 320
Velocidade
    da energia sensorial (física), 20
    da energia sutil, 20, 27
    da luz, mais rápido do que a, 33
verde (cor), 313-14, 343
vergonha, alimentos gordurosos e, 262
vermelho, 311
    feng shui, uso do, 343
vervain, 286
Vesica Institute, 339
Vibrational Medicine (Gerber), 332
vine, 286
visão remota, 178-80
visualização
    aplicações populares da, 212
    como escrever os seus próprios roteiros de, 208-13
    dicas para a condução de, 211
    Portal Teta, 204-07, 209
Vivaxis, 34, 180-82
    aplicação na cura das doenças, 181
    aplicação no fundamento, 182-83
Vivaxis Connection, The (Jacka), 34

W

walnut, 286
Warters, Jennifer, 319

Water Violet, 286
Whale, Jon, 240
white chestnut, 286
wild oat, 286
wild rose, 286
willow, 286
Working with Earth Energies (Furlong), 64

X

X (forma), 324-25, 325 (tabela)
Xamãs/xamânica
    animais de poder e, 232
    definições e descrições dos, 235
    jornada, 232-38
    jornada, meditação guiada na, 232-38
    mundos dos, 231-32
    problemas importantes que podem ser abordados por meio dos, 231
    recuperação da alma e, 231

Y

yang, 40. *Ver também* yin e yang
yantras, 326-27, 327 (tabela)
yin e yang, 40, 50
    ciclo e elemento correto, 50
    desequilíbrios, emoções e, 52
    meridiano do Rim e, 43
    meridianos, 53
Yin Tang, 165
Yoga
    acu-yoga, 185-90
    respiração diafragmática ou yogue, 189
    Yoga Sūtras (Patanjali), 253-54

Z

Zhang, Changlin, 48
zímbolos, 332
zona branca, 173-74

Impresso por :

gráfica e editora

Tel.:11 2769-9056